D1725304

Balázs Bojkó
Einfach Paleo

Balázs Bojkó

EINFACH PALEO

So wurde ich durch die Steinzeit-Ernährung gesund

Allegria

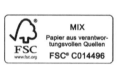

Allegria ist ein Verlag der Ullstein Buchverlage GmbH

ISBN: 978-3-7934-2287-7

© 2015 by Ullstein Buchverlage GmbH, Berlin
Lektorat: Vera Baschlakow
Umschlaggestaltung: X-Design, München
Gesetzt aus der Minion
Satz: Keller & Keller GbR
Druck und Bindearbeiten:
GGP Media GmbH, Pößneck
Printed in Germany

Inhaltsverzeichnis

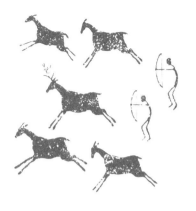

Einleitung: Evolution und Paleoismus

Entwicklung ist das Schlüsselwort in der heutigen Welt und in allen Lebensbereichen wie Technologie, Arbeitswelt, Medizin, Sport und auch im persönlichen Leben. Entwicklung ist die Voraussetzung für das Überleben vieler Unternehmen, eine Art Anpassung an die schnell und ständig sich verändernde Marktsituation. Entwicklung ist der Antrieb unserer Gesellschaft, und das Tempo beschleunigt sich rapide. Wer nicht mithalten kann, bleibt buchstäblich auf der Strecke, während die anderen an ihm vorbeiziehen. Das ist die knallharte moderne Evolution. Grundsätzlich ist »Entwicklung« ein spannender Prozess, bei dem neue Wege und Technologien entdeckt werden, die unser Leben in kurzer Zeit radikal verändern können.

Der Mensch entwickelte sich über einen Zeitraum von mehreren Millionen Jahren, um einer der anpassungsfähigsten Organismen auf der Erde zu werden. Aber ist er wirklich fähig, sich an die heutigen raschen und tief greifenden Änderungen erfolgreich – also beispielsweise ohne Krankheiten – anzupassen? Die Kommunikation zwischen Menschen hat sich in den letzten zwanzig Jahren mit dem Mobiltelefon und in den letzten zehn Jahren mit Smartphones deutlich verändert. Unsere Arbeit wird zunehmend spezialisiert, und wir verbringen mehr

Zeit im Sitzen als beispielsweise vor fünfzig Jahren. Gestresst zu sein klingt fast positiv, denn wer ständig unter Druck steht, gilt als eine wichtige Person. Wir haben wenig Zeit zum Essen und für Bewegung. Das Nichtstun und die stille Beobachtung – beispielsweise Meditation – gilt als nutzlos, denn sie dienen scheinbar keiner Entwicklung. Die direkte und für unsere Gesundheit und unser Wohlbefinden so wichtige Verbindung zur Natur, in der wir Menschen mehr als 99 Prozent unserer Entwicklungszeit als Jäger und Sammler verbrachten, geht langsam verloren. Die Folge ist die zunehmende Anzahl an Erkrankungen unseres Körpers und unserer Seele, die man unter dem Begriff Zivilisationskrankheiten zusammenfasst. Heute, zu Beginn des 21. Jahrhunderts, leidet der zivilisierte Mensch immer öfter an diesen Krankheiten, die sein Leben beeinträchtigen und insgesamt zu einer steigenden Belastung der Gesellschaft führen. Sehen wir diese Tatsache als Herausforderung, und finden wir Lösungen dafür!

Damit ist nicht gemeint, die Entwicklung umzukehren und zurück in die Steinzeithöhle zu gehen, sondern ein Gleichgewicht zwischen unserem modernen Leben und den inneren Bedürfnissen zu finden und dadurch ausgeglichen und glücklich zu werden. Ein vernünftiger Ansatz wäre, uns an die heutigen, modernen Anforderungen durch Berücksichtigung unserer uralten, steinzeitlichen Bedürfnisse anzupassen.

Genau das ist die Botschaft vom Paleo-Prinzip, dem Paleoismus, wie ich es nenne.

Paleoismus – kurz Paleo – ist die natürliche Antwort unserer Gesellschaft, die neuen Herausforderungen mit dem evolutionären Gedanken im Hinterkopf zu bewältigen. Denn, genetisch gesehen, sind wir größtenteils immer noch Steinzeitmenschen in einer modernen Ära.

Ich sehe Paleo wie einen Code in uns Menschen, der sich während unserer unglaublich langen biologischen Evolution tief in uns verankerte. Deswegen ist es wichtig, die vielen Aspekte unserer Entwicklung und unserer menschlichen Bedürfnisse zu erkennen, um die beste Lebensqualität in unserer heutigen, besonders in den letzten paar hundert Jahren rasch sich verändernden Welt zu erreichen. Paleoismus beinhaltet unter anderem eine uralte, aber für die moderne Zeit adaptierte Ernährungsweise, die den negativen Auswirkungen der Zivilisation und der Lebensmittelindustrie entgegenwirken kann. Ein Lebensstil, der unsere über Millionen von Jahren entwickelten körperlichen und seelischen Bedürfnisse berücksichtigt.

> Eine uralte, aber für die moderne Zeit adaptierte Ernährungsweise

Paleoismus ist eine Denkweise, die den Menschen ganzheitlich betrachtet. Es ist eine Lebensweise, die vielen Zivilisationskrankheiten vorbeugen und sie sogar heilen kann. Eine Philosophie, die nach der Verbundenheit zwischen Mensch und Natur strebt. Wir müssen evolutionär denken lernen, um zu verstehen, dass die Abkapselung von Mensch und Mutter Erde krank macht, aber die Integration in die Natur hingegen Gesundheit, Fitness, positive Gefühle und Gedanken hervorruft. Der evolutionäre Code in uns ist uralt, der bewusste Gedanke vom Paleoismus relativ neu. Aber durch das enorm wachsende Bedürfnis ist er rechtzeitig aufgetaucht.

> Der evolutionäre Code in uns ist uralt

Viele Menschen, die in ihrer Ernährung und ihrem Lebensstil unsere lange Evolutionsgeschichte bewusst berücksichtigen und dadurch paleo – Anhänger vom Paleoismus – werden, berichten von einem gesunden Körpergewicht, mehr Energie und verbesserter Fitness, erholsamem Schlaf, weniger Krankheiten und einem verbesserten allgemeinen Wohlbefinden. Von Autoimmunerkrankungen Betroffene freuen sich über den entzündungshemmenden Effekt dieser Ernährungsweise und berichten, dass sie bewusster und effektiver mit Stress umgehen können. Die Anhänger vom Paleoismus beschreiben begeistert, ihr Körperbewusstsein und Selbst wiedergefunden zu haben. Einer von ihnen bin ich auch!

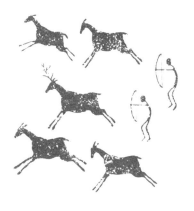

Entdeckungs-
reise in die
Paleo-Welt

Noch scheint es hier finster zu sein, aber ich werde dir helfen, Licht ins Dunkle zu bringen. Ja, es geht hier darum, paleo zu werden, an einem Erlebnis teilzuhaben, mehr über dich selbst zu erfahren und eine ähnliche Entwicklung zu erleben, wie ich sie durchlebt habe.

Willkommen in der Höhle!

Auch ich stand eines Tages genau vor dieser Höhle, die mir zuerst wie ein schwarzes Loch vorkam. Ich hatte keine Ahnung, was mich in der Tiefe erwartet und welche Albträume auf mich zukommen würden – und welche Erfüllung, wenn überhaupt, am Ende der Reise, sofern es so etwas gibt, steht.

Am Ende war diese dunkle Höhle nur ein Durchgang in etwas Neues, sehr viel Schöneres, was heute mein Leben ausmacht und mich zu dem Menschen hat wachsen lassen, der ich heute bin. Diese Geschichte meiner Transformation, dieser Höhlenwanderung durch die Dunkelheit ins Licht, möchte ich in meinem Buch erzählen, um dir Mut zu machen, diesen Weg in deine Paleo-Welt auch zu beschreiten.

Der Glaube an eine positive Veränderung ist der erste Schritt

Jetzt stehst du am Eingang dieser Höhle. Vermutlich beschleichen dich Fragen und Zweifel. Vielleicht hast du schon mal irgendetwas über Paleosein oder die Steinzeiternährung gehört, oder dir ist dieses Thema noch völlig unbekannt. Bist du möglicherweise ein wenig skeptisch? Hast du etwa das Bild von primitiven Steinzeit- und Naturmenschen, die rohes Fleisch essen und überhaupt nichts mit den zivilisierten modernen Menschen aus unserer Hemisphäre zu tun haben, vor Augen? Aus welchem Grund auch immer du dich zum Lesen dieses Buches entschieden hast, vielleicht einfach nur aus Neugierde, eins kann ich dir versichern: Der Glaube an eine positive Veränderung ist der erste Schritt und einer der wichtigsten Schlüssel zum Glück.

Hast du schon mal darüber nachgedacht, was genau du isst und wie das deine Gesundheit, dein Wohlbefinden und deine geistige und körperliche Leistung beeinflusst? Grundsätzlich ist es egal, ob du dich im Alltag unwohl fühlst und etwas an deiner Gesundheit ändern willst, oder ob du denkst, an deine Grenzen gelangt zu sein, sei es im Job oder im Sport. Mehr paleo zu werden bringt dich deinem Ziel mit Sicherheit ein Stück näher. Im schlimmsten Fall wirst du einfach nur kerngesund.

Ich für meinen Teil kann sagen, dass ich durch Paleo mein erstes und wichtigstes Ziel erreicht habe, nämlich die bisher schwierigste Phase meines Lebens zu überstehen und hinter mir zu lassen. Ich stand damals an einem Punkt in meinem Leben, wo es so nicht mehr weitergehen konnte.

Über Jahre suchte ich verzweifelt nach Wegen, eine ernsthafte chronische Krankheit zu heilen. Zunächst fand ich keine Antworten auf all die Fragen, die mich quälten. Doch eines Tages bekam ich von meiner Mutter ein Buch von Gábor Szendi, einem ungarischen Paleo-Experten, mit den Worten in die Hand gedrückt: »Schau mal, vielleicht ist das ja was für dich.« Überrascht verschlang ich das Buch. Nachdem ich es gelesen hatte, stand ich genauso wie du jetzt vor dieser Höhle. Ich musste nur noch durch den Eingang treten. Ich konnte nicht mehr zurück – nur nach vorne. Und genau hier hat alles begonnen, was meinem Leben neue Impulse gegeben hat.

Ich bin der Auffassung, dass die Paleo- oder Steinzeitphilosophie heute in unserer modernen, schnelllebigen und mit Informationen überfluteten Welt aktueller denn je ist und allen eine neue Denkweise

Die Steinzeit in einen modernen Kontext setzen

und einen Kosmos vielfältigster Möglichkeiten bietet. Dazu müssen wir die Steinzeit lediglich in einen modernen Kontext setzen. Wir vergessen zu oft unsere Ursprünge als menschliche Gattung, wo wir herkommen und wofür unser Körper und Geist gebaut ist. Wir sind oft einseitig überlastet oder können unsere vielfältigen Fähigkeiten gar nicht nutzen – sowohl körperlich als auch geistig –, und beide Zustände sind auf Dauer ungesund.

Ich will dich gar nicht überzeugen, dessen bedarf es nicht, denn am Ende deines Paleo-Weges – das kann ich mit Gewissheit sagen – wirst du alles selbst entdecken und zu ähnlichen Schlüssen kommen. Wenn du Mut hast, mit mir diesen Weg zu gehen, eine Veränderung zu wagen, die Welt anders zu sehen und zu erleben, neue Horizonte zu öffnen, dann erwartet dich ein aufregendes Erlebnis! Ich versuche, dir auf diesem Weg möglichst viele Fragen zu stellen. Ich lege Spuren, aber die Antworten musst du für dich selbst finden, denn es geht um deinen Weg und deine eigenen Erfahrungen, die dir Gewissheit verschaffen, dass dieser Weg richtig für dich ist.

Wieder eins mit dir und der Natur

Es geht aber nicht nur um meine oder deine Erfahrungen, sondern darum, gemeinsam neue Erkenntnisse und Platz für viele positive Veränderungen zu schaffen. Es beginnt damit, viele »selbstverständliche« Gewohnheiten zu hinterfragen und dadurch motivierter, energiereicher, kräftiger, ausgeglichener, schlanker und insgesamt gesünder zu leben. Schritt für Schritt, Tag für Tag. Jeden Tag ein wenig anders, ein wenig besser, ein wenig leichter. Und das Beste ist: Du wirst allmählich ein immer breiter werdendes Wahrnehmungsspektrum entwickeln. Du wirst wacher, du wirst mehr paleo, im Einklang mit dir, deinem Leben, deiner Arbeit, den Menschen in deinem Umfeld, wieder eins mit dir und der Natur. Wir alle sind fähig, diese Erfahrungen zu machen, auch wenn du das auf den ersten Blick nicht glaubst. Ich möchte dir helfen, dies zu erleben und dieses Gefühl aus alten verlorenen Zeiten zurückzugewinnen.

Paleo hat uralte Wurzeln, ist aber hochmodern

Du kannst aufatmen, du hältst kein kompliziertes Sachbuch mit Fachbegriffen und wissenschaftlichen Ausführungen in deiner Hand. Es ist auch kein Buch über einen neuen, etwas seltsam anmutenden Ernährungs- und Lifestyle-Trend, den du nur kurzfristig leben kannst und der dir, oberflächlich betrachtet, vielleicht lächerlich erscheint. Wir müssen keinen Speer in die Garage stellen, uns kein Bärenfell überziehen oder in eine Höhle kriechen. Wir sind moderne Menschen, das ist klar. Aber um uns in dieser modernen Welt wiederzufinden, müssen wir ganz weit zurück zu den Ursprüngen der Menschheit gehen. Am Ende werden wir entdecken, dass dieser Weg in eine ferne Vergangenheit unsere Zukunft ist – vielleicht sogar das Überleben der Menschheit bedeuten kann, deren Raubbau an der Natur dazu führen wird, unsere Lebensgrundlagen für immer zu zerstören, wenn wir nicht umdenken.

Paleo hat uralte Wurzeln, ist aber hochmodern, wenn es darum geht, gesund, naturverbunden und damit nachhaltig und ressourcenschonend unser Leben zu gestalten. Tatsächlich ist die Steinzeitphilosophie oder der Paleoismus kein Trend, sondern existiert schon seit Millionen von Jahren – untrennbar verbunden mit uns Menschen. Das, was das Paleosein ausmacht, ist tief in uns codiert – in unseren Genen, in jeder Zelle unseres Körpers. An diesen inneren Kern, befreit von den äußeren Schalen der Zivilisation, müssen wir heran! Und dazu müssen wir erst verstehen, in welchem Sinne wir von Grund auf paleo sind. Wir können diesen Paleo-Code analysieren, verstehen und für ein besseres, gesünderes und sinnerfüllteres Leben nutzen.

Das Erste, was du begreifen und wahrhaftig verstehen wirst: Du, ein perfektes Exemplar der Menschheit, bist das Resultat einer über zwei Millionen Jahre langen Entwicklung, die von Generation zu Generation tiefe Spuren in uns hinterlassen hat.

Du bist das Produkt deiner Vorfahren

Du bist das Produkt deiner Vorfahren, die sich durch Hunderttausende von Generationen sozusagen bis zum heutigen Tag in einer unendlich langen Kette die Hand reichen. Diese Kette ist vom Anbeginn der Menschheit bis heute nie abgerissen, was nicht zuletzt an der Anpassungsfähigkeit der menschlichen Gattung liegt. All diese Erfahrungen trägst du in dir – eingeprägt in deiner genetischen Grundausstattung, egal wo auf der Welt du gerade diese

Zeilen liest, welchem Land oder welchem Volk du angehörst. Das ist das Erbe, das alle Menschen miteinander verbindet.

Um das genauer zu verstehen, werfen wir einen Blick in die Anfänge der Menschheit. Um ganz ehrlich zu sein: Im Geschichtsunterricht im Gymnasium habe ich die Steinzeit immer extrem uninteressant gefunden. Damals ist, so scheint es, alles so unglaublich langsam passiert. Die Menschheit brauchte mehrere Jahrtausende für kleinste Veränderungen; zum Beispiel um jagen zu lernen, die Fertigkeit zu entwickeln, Feuer zu machen, Werkzeuge zu erfinden oder Kleidung zu nähen. Vielleicht auch Lieder zu singen, Spiele und Regeln des Zusammenlebens auszuprägen – also erste soziale Entwicklungen zu schaffen, die heute Grundlage jeder Zivilisation sind. Damals gab es keine atemlos machende technische Entwicklung wie beispielsweise die der Dampfmaschine, der Raumfahrt oder des Internets – mir schien das alles sehr langweilig und statisch zu sein.

Versetze dich in diesen Urzustand

Stell dir vor, dass es keine Großstädte, keine Straßen, keinen Auto-, Schiffs- und Flugverkehr auf der ganzen Erde gab. Nichts von alldem, was unser Leben heute ausmacht, nur Wildnis, in der viele Gefahren lauerten. Stell dir den Ort, an dem du lebst, komplett ohne Häuser, Fahrzeuge und künstliche Objekte vor, blende diese alle aus. Errichte eine Wand aus undurchdringlich scheinendem Wald, voll mit Tieren und Leben. Oder fantasiere eine unendliche Steppe. Versetze dich in diesen Urzustand. Betrachte die ganze Landschaft, die Steppe, die Urwälder, von denen die Römer in Germanien noch im ersten Jahrhundert nach Christus voller Schaudern berichteten, sie seien unwirklich, verhext und menschenfeindlich. Höre und spüre die Tiere, schaue auf die Seen und Flüsse voller Fische. Fühle die Flora und Fauna. Was empfindest du? Wie reagierst du nun auf diese Umgebung? Wenn du im Moment so lebst und glücklich bist, beispielsweise in der Karibik auf einer einsamen Insel oder in den Wäldern Kanadas abgeschieden von der Zivilisation deine wertvolle Lebenszeit verbringst, wirst du wahrscheinlich keinen Unterschied finden. Befindest du dich aber in einer Großstadt oder selbst in einem kleinen Dorf, wirst du den offensichtlichen Kontrast wahrnehmen.

Größenordnungen zu verstehen war immer ein wichtiger Teil des Überlebens in der Natur. Muss ich zum Beispiel vor einem wilden Tier fliehen, oder kann ich es jagen? Wenn es sich um einen Hirsch handelt, bedeutet dieser potenzielle Nahrung – aber ein Säbelzahntiger? Die ersten Menschen, die den Säbelzahntiger nicht richtig einordnen konnten, haben vermutlich nicht überlebt. Die Überlebenden haben ihre Angehörigen fortan vor diesem Tier gewarnt. Das Wissen wurde von der Mutter an die Tochter, vom Vater an den Sohn über Tausende Generationen weitergegeben, und der Steinzeitmensch brauchte nicht nachzudenken, wie seine Vorfahren gelebt haben. Über unglaublich lange Zeitspannen hat sich sein Leben in der Wildnis nur minimal verändert.

Dagegen erleben wir heutzutage enorme Veränderungen innerhalb nur einer Generation – neue Autos, Smartphones, neue Arbeits- und Lebenssituationen. Das

Das moderne Leben ist äußerst belastend

moderne Leben ist äußerst belastend, wenn es darum geht, dass wir uns sicher in unserer Umwelt zurechtfinden und flexibel auf den fortwährenden Strom epochaler Veränderungen reagieren und lebensfähig bleiben. Denkst du, wir können uns heute immer richtig und schnell genug anpassen? Denke nach, wie wenig sich und langsam in den ersten hunderttausend Jahren der Menschheit verändert hat und wie viel allein in den vergangenen zweitausend Jahren auf unserer Erde passiert ist.

Oder betrachte die letzten zweihundert Jahre. Das ist wirklich beeindruckend, was für eine rasche technische Entwicklung die Menschheit und die Natur überrollt hat. Zweihundert Jahre von der Dampfmaschine bis zum Mikrochip. 66 Jahre vom ersten Flug der Gebrüder Wright bis zur ersten erfolgreichen Mondexpedition. Forscher datieren den Anbeginn der Menschheit vor ungefähr 2,3 Millionen Jahren. Verglichen mit zweihundert Jahren sind das 0,01 Prozent der Menschheitsgeschichte. Und das ist nur die technische Entwicklung.

Was aber ist in diesen Zeitläufen mit unserer Ernährung geschehen? Obwohl die technische Entwicklung und Ernährungsweise lange Zeit Hand in Hand gingen, hat, bedingt durch die rasanten Fortschritte in den letzten paar Hundert Jahren, die Technik unsere biologische Evolution überholt. Unser Organismus konnte nicht mithalten.

Der Mensch aß während des größten Teils seiner Entwicklungsgeschichte bis zu Beginn des Ackerbaus naturbelassene, ungezüchtete und unverarbeitete Lebensmittel. Dabei handelte es sich nicht nur um Fleisch, sondern er nahm alles Essbare zu sich, was er im Urwald, in der Steppe und freien Natur fand. Es hat sich in jeder Sippe als allgemeines Wissen etabliert, was essbar ist, welches Tier als tödlich gilt und wie man die Signale und Warnungen der Natur wahrnimmt. Er bewegte sich viel unterm freien Himmel, um sich die Nahrung zu besorgen, aber auch, um neue Regionen oder sogar Kontinente zu erobern.

Die natürliche Nahrung und die gegebenen Bedingungen hatten den menschlichen Körper und seine Bedürfnisse mehrere Hunderttausend Jahre lang dafür geformt, in diesen Verhältnissen gut zu überleben – und nicht für eine Lebensweise, die beispielsweise von künstlich hergestellter Nahrung, viel Zucker, raffinierten Kohlenhydraten und einem starken Defizit an Naturverbundenheit geprägt ist. Es ist noch nicht so lange her, dass dieser wichtige evolutionäre Aspekt entdeckt wurde und zum Gedanken führte, unseren Organismus im Licht seiner langen Entwicklungsgeschichte zu betrachten. So entstand die Idee, paleo zu sein wieder zu entdecken.

> Paleo ist kein festes Ernährungssystem

Paleo ist kein festes Ernährungssystem, wo du Kalorien oder Punkte zählen musst. Es ist weder eine Diät noch ein striktes Regelwerk. Es gibt keine starren Gesetze oder Dogmen, wie du dein Leben zu führen hast. Bei Paleo geht es um eine evolutionäre Überlegung, eine Denkweise, die bedeutet, dass wir nicht nur in der Natur leben, die wir ab und zu nach Lust und Laune genießen, sondern dass wir Teil der Natur sind. Du brauchst Mut, den inneren steinzeitlichen Kern zu entdecken, aber wenn es geschehen ist, wirst du sicherlich davon überzeugt sein, dass dir diese Umstellung guttut. Ich spürte Zweifel und Unsicherheit auf meinem Weg, war aber in einer Situation, wo ich keine andere Möglichkeit sah, als eine radikale Veränderung in meinem Leben vorzunehmen. Ich habe gelernt, dass das Meiden von gesundem Essen und der Natur üble Folgen hat, wie schlechtes Wohlbefinden und nicht zuletzt eine Autoimmunerkrankung.

Es war bis heute ein langer, dynamischer Prozess, der für mich immer noch nicht abgeschlossen ist. Es kommen ständig neue, aufregende Erkenntnisse hinzu, die mich in meiner Entwicklung voranbringen. Ich bin noch nicht angekommen – aber mittendrin in der spannenden Paleo-Welt!

Die Verbundenheit mit der Natur verloren

Leistungssport, Stress, Erschöpfung, eine schwere chronische Krankheit, Schmerzen und Depressionen – das alles habe ich erlebt, als ich gerade zwanzig Jahre alt war. Zwanzig – ein Alter, in dem so viele wunderbare Dinge des Lebens erst ihren Anfang nehmen könnten. Für mich nicht. Damals schien alles, wonach ich mich sehnte – intensiv Sport zu treiben, Ingenieur zu werden, ein gesundes und glückliches Leben zu führen –, ein abruptes Ende zu nehmen. Ich träumte von großen Bergtouren, Mountainbike- und Skifahren und bekam plötzlich eine schwere autoimmune Darmerkrankung. Für einen jungen Mann wie mich damals war eine solche Krankheit schwer vorstellbar. Und genau deshalb gebe ich dir meine Begeisterung für den menschlichen Körper, die Natur, das Leben und die Ernährung weiter.

Heute ist mir klar geworden, dass die Entstehung meiner Krankheit eine Vorgeschichte hatte. Trotz Leistungssport habe ich auf meinem Weg die Verbundenheit mit der Natur verloren. Diese Verbundenheit zwischen Mensch und Natur hat meiner Meinung nach drei Ebenen: die Ernährung, den körperlichen Kontakt mit der Umgebung – dazu gehören Sport und Bewegung – und eine spirituelle Dimension. Diese Ebenen sind untereinander stark verknüpft: Die Ernährung zum Beispiel hat nicht nur einen großen Einfluss auf unser körperliches Wohlbefinden, sondern auch auf unseren psychischen Zustand. Eine interessante und herausfordernde körperliche Aktivität macht viel Spaß, lässt Glückshormone ausschütten und versorgt uns mit vielen, für das Glücksgefühl nötigen körperlichen Signalen.

Und nicht zuletzt machten eine positive Denkweise und die mentale Fitness einen riesigen Unterschied, wenn es darum geht, unser Leben im Griff zu haben und die richtigen Entscheidungen zu treffen. Diese drei Gebiete schaffen Synergien.

Ich kümmerte mich zu wenig um diese Ebenen und bekam dadurch eine besonders schmerzhafte Krankheit, die dann meine Sichtweise komplett und für immer verändert hat. Ich hatte das Gefühl, **Mithilfe der Paleo-Philosophie stärker denn je** nie wieder gesund zu werden, und fühlte mich psychisch ebenso am Ende.

Heute bin ich sehr dankbar für diese schwierige Zeit, dafür, dass ich mich mit dem steinzeitlichen Gedanken und mit einem bewussten Leben auseinandersetzen wollte und sogar musste. Ich zeige dir, wie ich aus einem relativ gesunden Zustand auf den drei verschiedenen Ebenen mein Gleichgewicht verlor, wie die daraus entstandene Krankheit mich völlig zerbrach und wie ich am Ende mithilfe der Paleo-Philosophie stärker denn je geworden bin. Genau diese Geschichte werde ich dir jetzt erzählen!

Leistungssport – die körperliche Erschöpfung

Von Kindesbeinen an habe ich sehr viel Sport getrieben. Bewegung war mein Ein und Alles. Mit sechs Jahren habe ich mit Leistungsschwimmen begonnen und mit elf zwei Jahre lang intensiv Basketball gespielt, beides auf Mannschaftsniveau, bis ich mit dreizehn Jahren zusätzlich mit Mountainbiken begann. Ich liebte das Radfahren und war versessen darauf, die schmalen Pfade und Berge in irrsinnigem Tempo herabzurasen oder in ruhiger Fahrt die verborgenen Geheimnisse der Wälder auf zwei Rädern zu entdecken. Das Radfahren hat mich von Anfang an begeistert. Irgendwann wollte ich nichts anderes mehr, als zu fahren und am Mountainbike zu schrauben, um seine Technik immer weiter zu verbessern. Die Reparaturen am Rad, das Experimentieren mit neuen Komponenten und ein endloses Optimieren von Luftdruck, Härte und Dämpfung der Federungselemente forderten volle Konzentration und machten auch enorm viel Spaß. Ich konnte dadurch meine Kreativität und Leidenschaft ganz ausschöpfen.

Die Lust auf das Entdecken neuer Wege, die Geschwindigkeit und die Abenteuer versetzte mich in einen fast rauschhaften Zustand, von dem ich nie genug bekommen konnte, fast so wie ein Drogenabhängiger. Nie fand ich ein Ende. Nach der Schule hatte ich jeden Tag noch viele Kilometer mit dem Rad zurückgelegt – oft bis es ganz dunkel wurde. Die Schrammen und blauen Flecken nach den zahlreichen Stürzen schienen mir nichts anzuhaben. Ich hörte nicht auf zu fahren. Selbst im Winter nicht, um im Schnee meine Fahrtechnik zu trainieren, im Sommer nicht, um in der Hitze schön braun zu werden und viel Vitamin D zu tanken.

Mein Körpergefühl voll ausleben

Mountainbiken ist ein pures Erlebnis, und besonders im Wald war es für mich auch innerlich eine echte Bereicherung. Ich finde heute noch, dass das Fahrrad eine der tollsten Erfindungen der Menschheit ist! Mit vierzehn Jahren wurde mir aus meiner Begeisterung für Bewegung und die Technik des Mountainbikes klar, dass ich Ingenieur werden wollte. Es war tatsächlich das Rad, das mich auf diesen Weg führte. Heute arbeite ich als Simulationsingenieur in der Autoindustrie – ich schaffte es in die Welt der Technik!

Mit vierzehn Jahren wollte ich mein Körpergefühl voll ausleben, meine Überlegenheit und Beherrschung des Mountainbikes auch in der Konkurrenz mit Gleichaltrigen prüfen. Ich begann leidenschaftlich Mountainbike-Rennen zu fahren. Radrennen sind immer sehr intensiv, der Einstieg in diese Welt war sehr hart für mich. Beim Mountainbiken fährst du Vollgas den Berg hoch, und dann musst du hundertprozentig konzentriert bleiben, um auch auf der Abfahrt schnell und fehlerlos zu fahren, und dabei noch versuchen, Spaß zu haben. Unten im Tal fängt das Ganze von vorn wieder an. Meine Rennsiege, die bald folgten, kamen nie von selbst, sondern waren Ergebnis harter Arbeit und einer perfekten mentalen Einstellung zu diesem Sport, in dem ich bald völlig aufging. Ich war getrieben vom Perfektionswahn, trainierte fleißig und bin immer schneller geworden.

Nach ein paar Jahren begann ich statt Cross-Country Marathons zu fahren. Hier fährt man nicht mehrere Runden auf einem ungefähr fünf Kilometer langen Rundkurs, sondern absolviert eine längere Strecke, meistens über sechzig Kilometer durchs Land. Bei Marathons kennt man die Strecke nicht so gut. Bei Cross-Country hatte ich jeden Millimeter im Kopf, jede Baumwurzel, jede Furche, jeden Fels, wenn ich die Strecke hinabraste. Beim Marathon hast du allein wegen der Länge der Strecke keine Möglichkeit, vor dem Rennen mehrmals auf dem Kurs zu trainieren und dir wie beim Cross-Country jeden Stein, jede Wurzel, die Kurven, Anstiege und Abfahrten einzuprägen. Marathon ist weniger adrenalin-

Getrieben vom Perfektionswahn

geschwängert – der Reiz liegt hier in der Grenzerfahrung deiner körperlichen Ausdauer, darin, deine Leistungsgrenzen jedes Mal ein bisschen weiter nach vorn zu schieben. Marathon bringt dich schnell an diese Grenzen. Die Strecken führen meist durch wunderschöne Landschaften, hohe Bergpässe mit grandiosen Ausblicken, und die Krönung sind die abenteuerlichen Bergabfahrten. Ab einer bestimmten Streckenlänge, das kann ich dir aus eigener Erfahrung versichern, nimmst du das alles nicht mehr wahr – nur noch deine brennenden Muskeln, und du siehst nichts, weil die Augen voller Matsch und Staub sind. Ich trieb meinen Körper rigoros an, verfeinert durch spezielles Training, ähnlich wie die Technik meines Bikes für die Optimierung und die Effizienz der Bewegung. Täglich fuhr ich fünfzig oder hundert Kilometer, überwand dabei Hunderte von Höhenmetern, über Stock und Stein. Je steiler die Piste, desto besser. Ich powerte mich gezielt aus. Es war wie ein Rausch, in dem ich nicht fassen konnte, was mein Körper an Leistung für mich bereitstellte. Das ist die pure Welt des Mountainbikens, die sich allerdings in meinem Fall zu einer Leidenschaft steigerte, die Leiden schaffte.

Alles drehte sich um meinen Sport

Diese Möglichkeit, die scheinbar unendliche Kraft meines Körpers zu erfahren und die Lust auf das Abenteuer Bewegung mit seinen Endorphin-Schauern, war für mich immer begeisternd. Ich begann, meinen Körper wie versessen zu trainieren, ihn wie mein Rad leichter, wendiger und schneller zu machen. Ich schulte meine Fahrtechnik bis ins kleinste Detail, und dank dieses unglaublichen Ehrgeizes, meiner Übung und Ausdauer gewann ich am Ende die für mich wichtigsten Rennen. Diese Siege kosteten natürlich unendlich viel Zeit, Arbeit, Konzentration, ja auch Verzicht. Verzicht auf vieles, was die meisten Freunde in meinem Alter damals taten. Alles drehte sich um meinen Sport, was mich – ohne dass ich es zunächst realisierte – zu einem anderen Menschen werden ließ. Bei einem großen Marathonrennen fahren zwischen tausend bis dreitausend Menschen auf derselben Strecke, jeder findet immer seine Leistungsklasse, und andere Rennkollegen, die das gleiche Tempo fahren. Dies macht den Kampf gegen die ewig langen Anstiege, die Erschöpfung und innere Überwindung erträglicher, oft finden sich gute und manchmal nervige Partner, wobei auch Freunde gefunden werden. Diese Gemeinschaft war trotz der unglaublichen Qualen Grund für viele unvergessliche Zeiten. Ein Erlebnis des Zusammenhaltens, was in meiner späteren Entwicklung auch noch eine Rolle spielen würde.

Mit jedem Sieg, jedem schwierigen Streckenabschnitt, den ich überwunden hatte, steckte ich meine Ziele höher. Bei zu hoch gesetzten Zielen vergeht auf Dauer der Spaß schnell. Wenn man nur noch das Ziel sieht und den Weg dorthin nicht mehr zu genießen versteht, kann das ganze Rennen ein großer Stress werden, was sich im Leben auch immer wieder beweist.

Im Alter von siebzehn Jahren setzte ich mir zum Ziel, ungarischer Meister unter den Junioren zu werden. Die Konkurrenz kannte ich, ich wusste, dass ich gute Chancen hatte. Endlos lange Ausfahrten von

Eine sehr große körperliche und mentale Belastung

über vier Stunden, oft mehr als achtzehn Stunden Training unter der Woche und zusätzlich viel Zeit auf der Trainingsrolle im Winter waren nötig, um auf der 117 Kilometer langen Strecke der Marathonmeisterschaften mit der Spitze mitzuhalten und im Ziel erfolgreich sein zu können. Die sechs Monate vor dem Rennen waren eine sehr große körperliche und mentale Belastung, vor allem jedoch auch eine sehr einseitige. Man kennt die dünnen Radfahrer, meistens Rennradfahrer, die am Oberkörper keine Muskeln haben und nur eines können: schnell bergauf fahren. Genau diesen Typ Radsportler hatte ich durch mein gezieltes Training inzwischen aus mir gemacht – leider ohne den ganzen Körper richtig trainiert zu haben. Ich hatte in den letzten drei Monaten mein sowieso schon anspruchsvolles Radtraining weiter intensiviert und jedes Mal alle im Rennen möglichen Situationen in meinem Kopf durchgespielt. Am Ende sah ich mich jedes Mal als Sieger durchs Ziel fahren. Ich bereitete mich dadurch zusätzlich auf alles Unerwartete während des Rennens vor, war voll konzentriert und genoss meine steigende Leistung sehr. Meine Zeiten wurden immer besser. Mein Körper schien keine Grenzen zu kennen.

Am großen Tag war ich motiviert, konzentriert und sehr ruhig. Und so startete ich in das Rennen. Ich hatte keine Eile am Anfang, ich wusste, dass es lang und anstrengend wird, aber meine Chancen waren vorher nie besser. Ich fühlte mich überlegen und auf dem Gipfel meines Leistungspotenzials. Die acht Minuten Rückstand gegenüber dem Führenden nach ungefähr fünfzig Kilometern beunruhigten mich zunächst kaum. Schon zehn Kilometer weiter war der Abstand noch größer geworden, aber nicht unüberbrückbar. Trotzdem drängten sich mir Fragen auf: Hatte ich mich etwa verplant und zu langsam angefangen? War ich zu überheblich, zu selbstsicher gewesen? Ich versuchte, jeden Zweifel zu ersticken. Es hieß für mich, meiner inneren Überzeugung zu folgen, das eigene Tempo beizubehalten in der Gewissheit, dass das große Ziel nur mit der richtigen Krafteinteilung erreichbar wäre und am Ende mit der Mobilisierung der letzten Reserven der Spurt mir den Sieg bringen würde. Ich hörte auf meine innere Stimme, die mich zur Ruhe rief, und ignorierte den Aufruhr des Selbstzweifels. Auf den letzten Kilometern überholte ich den bisher führenden und jetzt auf dem letzten Anstieg völlig ausgepowerten Konkurrenten und gewann das Rennen! Als Sieger am Ziel nach knapp sechs Stunden war es ein unglaublich starkes, positives, beruhigendes Gefühl. Mehrere Jahre harter Arbeit hatten sich ausgezahlt, mein Traum hatte sich erfüllt. Es schien mir, als würde es keine Grenzen für mich geben. Das führte dazu, dass ich meine Ansprüche und Ziele weiter nach oben schraubte.

Nach diesem Sieg arbeitete ich an großen und nicht nur sportlichen Zielen, motiviert durch die Erinnerung an die herrlichen Gefühle eines Sieges, der mich an diesem Tag völlig erschöpft und doch unglaublich erfüllt und glücklich gemacht hatte. Ich hätte alles getan, um dieses Gefühl wieder zu bekommen. Ein Ziel zu erreichen, das viel Konzentration, Energie und Erfahrung fordert, ist meiner Meinung nach der absolute Glücklichmacher, dies bestätigen auch Glücksforscher. Seitdem weiß ich, dass es im Leben nichts Unmögliches gibt – alles ist Frage einer positiven Einstellung, von Leidenschaft und Glauben! In schwierigen Momenten meines Lebens, von denen ich während meiner Krankheit sehr viele erlebte, hilft mir diese Erinnerung, nicht aufzugeben und immer an eine positive Wende zu glauben.

Allerdings lief gar nicht alles optimal in dieser Zeit. Plötzlich machten sich Störungen in meinem bisher reibungslos und nie aufmuckendem Körper bemerkbar. Mein

Mein Organismus begann zu revoltieren

Organismus begann zu revoltieren, was mein bisheriges Leben auf den Kopf stellen würde. Es fing zunächst ganz harmlos an.

Ich hatte jetzt häufiger Verdauungsprobleme, Durchfälle und Verstopfungen wechselten sich ab. Ich beruhigte mich zunächst mit der Erklärung, dass es sich dabei um Symptome handelte, die viele andere Ausdauersportler auch haben. Das ist das sogenannte IBS, auf Englisch Irritable Bowel Syndrome, auf Deutsch das Reizdarmsyndrom. Was ich übersah: Von einem sogenannten Syndrom spricht man besonders gern dann, wenn die Mediziner die exakte Ursache nicht herausfinden. Natürlich wird in solchen Fällen oft vermutet, die Symptome seien psychosomatisch bedingt. Ich nannte als Ursache Stress. Mit einem Darmproblem geht man natürlich auch nicht gern hausieren, sondern empfindet das eher als peinlich und verschweigt es.

Aber es sollte schlimmer kommen. Zunächst versuchte ich, diese für mich lächerlichen Symptome herunterzuspielen und zu ignorieren. Ich befahl meinem Körper zu funktionieren, verlangte Härte. Während eines Rennens konnte ich zudem nicht einfach absteigen, selbst wenn es in meinem Darm auch noch so sehr brodelte. Der Versuch, die Bedürfnisse meines Körpers und meiner Seele zu ignorieren, wurde bestraft. Immer stärker schob sich eine ganz andere Wahrnehmung in das Training und meine Wettkampfvorbereitung – meine Verdauung. Alles schien aus den Fugen zu geraten. Das spürte ich deutlich. Meine Körpermaschinerie war ins Stocken geraten.

Das verlorene Körperbewusstsein

Schon als Kind hatte ich oft Durchfälle und leichte Darmkrämpfe. Damals fiel es meinen Eltern leider gar nicht richtig auf. Ich hatte, wie spätere Tests zeigten, keinerlei Lebensmittelunverträglichkeiten. Das war also nicht die Ursache. Ernährte ich mich falsch? Früher fehlten mir auch richtige optimale Ernährungstipps für das Mountainbiken. Es war für mich selbstverständlich, nach den Trainings, aber auch sonst viele Kohlenhydrate zu essen. Ich hatte mich natürlich nie zurückgehalten. Ohne Rücksicht auf die Zusammensetzung aß ich jede Menge Nudeln, Pizza und Süßes, um meine Kohlenhydratspeicher aufzufüllen und ausreichend Energie für den Sport zu haben. Mein Körper schien alles wegzustecken.

Über Fett in der Nahrung machte ich mir damals kaum Gedanken, zum Beispiel ob es für einen Ausdauersportler wichtig sein könnte. Ein weitverbreitetes Vorurteil lautet, dass Fett dick macht. Die Sache hat nur einen Haken: Es entspricht nicht der Wahrheit. Auf meinem Speiseplan stand auch viel Obst, da es gesund ist. Und ich dachte mir oft, was gesund ist, ist in größeren Mengen noch gesünder. Da ich sehr gern aß, war ich der Annahme, ein Genießer zu sein. Allerdings bedeutete mir damals Genießen etwas komplett anderes als heute. Was bedeutet für dich Genuss?

Ich hatte also damals keine Ahnung, was die Ursache für meine Darmprobleme war. Gluten, Darmflora, das Nervensystem des Darms und deren Zusammenhänge waren damals noch gar nicht im Fokus der Ärzte. Bei ihnen stellte das Hinterfragen der »modernen« Ernährung mit einer hohen Menge an raffinierten Kohlenhydraten nie ein Thema dar.

Nach den sehr intensiven Jahren meiner sportlichen Karriere und zu Beginn meines Maschinenbau-Ingenieurstudiums wollte ich wegen des fehlenden körperlichen Wohlbefindens nicht mehr viel Rennen fahren. Stattdessen nahm ich mir vor, mehr Muskelmasse aufzubauen. Das war meine sogenannte Party-Periode. Ganz ehrlich: Ich ging ins Fitnessstudio, um an meiner Optik zu arbeiten, und nicht unbedingt, um kräftiger, schneller und gleichzeitig beweglicher zu werden. Ich suchte einen Body-builder-Trainer auf, und dann ging es erst einmal mit der Gewichtszunahme los. Zwanzig Kilo in acht Monaten! Na ja, der schlanke Radfahrer brauchte Muskelmasse. Neben vielen Kohlenhydraten und großen Gewichten auf den Geräten gab es noch Eiweißshakes zum Schluss. Es war richtig langweilig, aber das Ziel war da – leider blieb der Spaß am Training auf der Strecke. Dazu verlor ich mein Wohlbefinden auf dem Rad, denn mit zwanzig Kilo Mehrgewicht geht es nicht mehr so zügig bergauf. Letztlich verlor ich auch den Naturgenuss. Und am Ende, in dieser künstlichen Welt des Fitnessstudios, entwickelte sich viel Muskelmasse, allerdings ohne wirklich definiert zu sein.

Ich hatte keine Ahnung, was ich aß

Gleichzeitig machte ich mir Gedanken um meine Ernährung. Ich folgte der falschen Annahme, durch eine fettarme Ernährung Körperfett zu reduzieren und aß viele Kohlenhydrate und Eiweiß nach dem Training. Dass nicht das Fett der Feind ist, dachte und wusste ich in dieser Zeit noch nicht. Die Eiweißshakes aus Molkenproteinen und Milch sorgten zusätzlich immer für ein leichtes Chaos in mir – der Durchfall war stets garantiert. Ich hatte keine Ahnung, was ich aß, und auch kein Interesse dafür gezeigt. Ich nenne es die damalige »schwarze Box« – das hieß eine Verdauung ohne Verständnis. Und am Ende war ich gar nicht begeistert von dem Körpergefühl und dem optischen Ergebnis!

Das Gerätetraining machte mich zwar muskulöser, aber kaum beweglicher. Der Gedanke und das Gefühl, viele Muskeln zu haben, verschafften mir zwar eine gewisse Zufriedenheit, aber dennoch kein gutes Körpergefühl. Die nervöse Verdauung hielt an. Milch vertrug ich immer weniger gut, trank sie aber trotzdem weiter ebenso wie die Eiweißshakes. Es schien, als würde mein Darm dagegen protestieren, was er zu verdauen hatte. Langsam kam es zu dem Punkt, an dem meine Krankheit massiv in einer Art und Weise ausbrach, die mich um jede Lebensfreude bringen sollte.

Psychische Belastung und Stress

Vor den Prüfungen an der Uni und den meisten Mountainbike-Rennen war ich oft nervös und beklommen. Was passiert, wenn es nicht klappt? Oder ich nicht gut genug sein werde, um meine Ziele zu erreichen? Mit sechzehn Jahren erlebte ich das erste Mal bewusst, dass Psyche und Darm stark miteinander verknüpft sind. In stressigen Zeiten und unter enormem Druck hatte ich immer Bauchweh und leichte Durchfälle. Ich erkannte, dass es meine Gedanken aus dem Unterbewusstsein waren, die diese Angstgefühle hervorriefen, und diese die lästigen körperlichen Beschwerden verursachten. Mich faszinierte es damals schon, welchen großen Einfluss die Gedanken auf meinen Darm hatten. Allerdings war es mir nicht bewusst, dass eine schlechte Darmfunktion sich auch in den Gedanken widerspiegelt.

Mit Anfang zwanzig gab es nicht nur kurze Phasen mit hohem Stresspegel, sondern auch langsam wirkende Stressfaktoren in meinem Leben. Zum Beispiel der eigene Druck, allem gerecht zu werden, gute Leistungen an der Universität vorzuweisen, weiterhin sportlich aktiv zu sein und vieles andere. Das Maschinenbaustudium an der technischen Universität war anspruchsvoll, und als Perfektionist wollte ich alles auf dem höchsten Niveau absolvieren. Ab und zu nahm ich an ein paar Rennen mit unserem einheimischen Radteam teil. Meine Fitness war weniger gut, ich hatte mehr Körpergewicht und eine schlechtere

Fahrtechnik als früher. In dieser Zeit war das Glücksgefühl, welches mir der Radsport immer vermittelt hatte, völlig verschwunden.

Das Glücksgefühl war völlig verschwunden

Erschwerend kam ein familiärer Konflikt hinzu, der mich sehr stark beeinträchtigte: die Scheidung meiner Eltern. Ich dachte, ich würde das ohne große seelische Probleme durchstehen, da ich innerlich zu stark sei, um in Panik zu geraten. Aber trotzdem verschlechterte sich meine Verdauung durch Angstgefühle, den Verlust eines stabilen Hintergrundes und das Vermissen positiver Gedanken.

In diesem Zustand fand an einem Septemberwochenende 2008 ein Vierundzwanzig-Stunden-Mountainbike-Rennen in Budapest statt. Ich war gerade zwanzig Jahre alt und Mitglied eines sechsköpfigen Teams. Der Plan war, dass alle Mitglieder viermal in diesen vierundzwanzig Stunden fahren. Je nach Erschöpfung, Lust und Laune wollte jedes Teammitglied eine Stunde fahren, dann essen und schlafen gehen. In dieser Zwischenzeit bereiteten sich die anderen vor, fuhren ihre Rennphasen oder regenerierten sich. Bei solch einem Rennen baut man ein kleines, eigenes Lager mit Zelten, Mikrowelle, Kühlschrank, kleinen Lautsprechern und Licht auf.

Ich fühlte mich krank und energielos

Die Ernährung unseres Teams war infolge meines heutigen Wissensstandes völlig ungeeignet. Pasta in rauen Mengen, Schokolade, Energieriegel- und -gels – also viel Zucker – machten den größten Teil aus. Nach meinen eigenen Rennphasen hätten Eiweißshakes für eine bessere Regeneration sorgen sollen, was ich für eine gute Idee hielt, bei mir dann aber nicht funktionierte. Die daraus resultierenden, immer häufiger werdenden Durchfälle ließen mich befürchten, dass es sich um irgendwas Schlimmeres handelt – ich fühlte mich energielos und krank.

Das Teamzelt für die Fahrer und die lokalen Helfer ist meistens alles andere als ruhig, es ist das Epizentrum der großen Vierundzwanzig-Stunden-Party. Irgendwie war für mich diese Party zu diesem Zeitpunkt belastend, da ich in Gedanken immer wieder über meine Familie grübelte. Weiterer Stress kam hinzu: Die aufwendige Vorbereitung auf das Rennen, das hohe Tempo während der Fahrt und das nächtliche Zelten waren auch nicht wirklich erholsam. Ich war gar nicht in der psychischen Verfassung, den zusätzlichen Druck dieses Rennens ertragen zu können, hatte aber das Gefühl, nicht aufgeben zu dürfen. Den inneren und körperlichen Warnsignalen schenkte ich keine Beachtung. Ich versuchte immer wieder, über meine Grenzen zu gehen, aber dieses Mal ging ich zu weit. Ich war seelisch und körperlich so sehr am Ende, ausgezehrt von den Stressfaktoren, dass ich überhaupt nicht mehr klar denken konnte, geschweige denn ein gutes Rennen fahren. Aber ich hatte keine Wahl, weil ich mich dem Team verpflichtet fühlte. Ich musste weiterfahren.

Ich wurde immer nervöser, während ich zugleich Lustlosigkeit verspürte.

In der Nacht fühlte ich mich so schlecht, dass ich das Rennen nach meinem dritten Lauf abbrach und nach Hause fuhr. Nachdem ich kurz geschlafen hatte, machte ich mich erneut auf den Weg zum Rennen und fuhr eine weitere Stunde frühmorgens. War das eine gute Idee? Definitiv nicht …

Denn heute ist mir ganz klar, in welchen Zustand ich mich damals gebracht habe: Eine ungesunde Ernährung und diese körperliche und psychische Überlastung brachten mich ans Limit, und das ominöse Vierundzwanzig-Stunden-Rennen war genau ein Schritt zu weit. Wenn ich zurückblicke, erkenne ich deutlich, dass genau an diesem Wochenende mein Gleichgewicht aus Ernährung, Körperbewusstsein und Seele komplett verloren ging. Ich ignorierte alle körperlichen Signale, ich war mit mir selbst nicht mehr im Einklang, und mein Körper schien mich förmlich anzuschreien: »Es reicht! Ich habe die Schnauze voll von dir! Du kannst mich mal.«

> Mein Körper schien mich förmlich anzuschreien

Ich hatte damals versäumt, auf meinen Körper zu hören, was mich noch einiges gekostet hat. Du aber kannst jetzt innehalten und bewusst herausfinden, was dein Körper dir zu sagen hat.

Krankheit – die schwierigste Zeit

Nach dem übrigens erfolglosen Rennen musste ich sofort nach Hause. So schlecht ging es mir noch nie. Ich war am Boden zerstört, energielos und innerlich völlig leer. Es war eine Mischung aus Bauchweh, Kraftlosigkeit und sehr starken depressiven Gefühlen. Ich musste alle zehn Minuten auf die Toilette. Und dann der totale Schock; es erschienen die ersten deutlichen Symptome meiner Colitis ulcerosa. Blutige Durchfälle, die von heftigen Schmerzen begleitet waren. Damals wusste ich nicht, was es war. Ich dachte, es handele sich um eine bakterielle Infektion oder es hänge mit dem Essen während des Rennens zusammen. Leider traf weder das eine noch das andere zu.

Da die Symptome am nächsten Tag noch anhielten, suchte ich die Hausärztin auf und sah sofort ihren erschrockenen Blick. Ich wurde zum Facharzt für innere Medizin überwiesen. Und damit begann eine große Tortur. Als ich nach der schmerzhaften Untersuchung in seinem Sprechzimmer saß, meinte er ganz trocken, ich müsse mein Leben lang Medikamente gegen diese unheilbare Krankheit einnehmen. Ich konnte nicht glauben, was mir gerade widerfuhr. Ein Todesurteil ohne das kleinste Mitempfinden! Mein Selbstbild als starker, junger, sportlicher und gesunder Mensch löste sich in einem einzigen Augenblick endgültig auf, und ich wurde tatsächlich nach dieser Diagnose ohnmächtig und fiel auf den Boden.

Es folgte eine endlose Reihe von Untersuchungen bei Ärzten, um eine genaue Diagnose zu erstellen. Die Koloskopie und viele andere Untersuchungen waren mehr **Angst und Unsicherheit** als unangenehm und sorgten für noch mehr Angst und Unsicherheit. Die erste und eindeutige Diagnose lautete auf eine Entzündung der Darmschleimhaut im Dickdarm. Später wurde festgestellt, dass es sich tatsächlich um die Colitis ulcerosa handelt. Diese Autoimmunerkrankung ist ein entzündlicher Befall des Dickdarms, der in Schüben verläuft, also oft aufflammt.

Entzündungen entstehen an einem beliebigen Ort in unserem Körper normalerweise, wenn unser Immunsystem aktiviert wird, um Giftstoffe oder Krankheitserreger, beispielsweise Bakterien, zu bekämpfen. Das Problem ist, dass die Entzündung, die im Normalfall den Zweck der Heilung hat, in dem Fall fehlgeleitet passiert, da es dafür in meinem Fall überhaupt keine sichtbaren Gründe gab. Durch diese falsch gesteuerte Entzündung griffen dann die Abwehrmechanismen meines Körpers das gesunde Gewebe meines Dickdarms an. Die genaue Ursache: unbekannt. Die medizinische Lösung: entzündungshemmende Medikamente.

Die entzündungshemmenden, symptomunterdrückenden und teilweise immunsuppressiven Medikamente stabilisierten langsam meinen Zustand. Es gab aber keinen langfristigen Erfolg. Die Verdauung blieb schlecht, ich kämpfte oft mit Bauchschmerzen und wiederkehrenden Symptomen. Dieser körperliche Zustand war mit einer starken Depression und ständigen Müdigkeit verbunden. Ich fand mich plötzlich in einer Gedankenspirale wieder, die mir suggerierte, das ganze Leben lang mit dieser Krankheit kämpfen zu müssen. Meine Hoffnung, dass sich mein Zustand verbessern könnte, schwand, mein einziger Wunsch blieb, in keine noch schlechtere Lage zu geraten. Trotzdem glaubte ich nicht, dass Medikamente die einzige Lösung waren.

In diesem Zustand ist es sehr schwer, Lebensfreude zu empfinden. Ich sah keinen Ausweg, wollte ihn aber unbedingt finden. In kurzer Zeit nahm ich deutlich ab, das hohe Körpergewicht aus den vergangenen Jahren begann zu schwinden. Deshalb aß ich weiterhin kohlenhydratreiche Gerichte; Backwaren und Pizza im Irrglauben, nur so könne ich meinen Gewichtsverlust ausgleichen. Damals wusste ich nichts über Gluten, wenig über den tatsächlichen Wirkmechanismus der Kohlenhydrate und des Zuckers und kannte den Einfluss der Ernährung auf die Autoimmunerkrankungen nicht. Mit den Medikamenten hatte ich mein Leben einigermaßen im Griff, fühlte mich aber trotzdem größtenteils schlecht. So vergingen beinahe drei Jahre.

Trotz dieser für mich unheimlich schwierigen Zeit fühle ich mich heute besonders glücklich, diese Krankheit bekommen zu haben. Das ist kein Scherz, und ich wäre damals auch nicht auf den Gedanken gekommen, dass ich für diese Erkrankung jemals so etwas wie Dankbarkeit empfinden könnte. Aber tatsächlich muss ich aus heutiger Sicht dankbar sein. Denn diese Situation erforderte eine komplette Umstellung meines Lebens und eine neue Denkweise über mich selbst.

> Eine komplette Umstellung meines Lebens

Die Krankheit und die Notwendigkeit des Umdenkens führten mich schließlich auf einen Weg, der mich gesünder, stärker und bewusster gemacht hat. Ohne diese Umkehr würde ich mir heute sicherlich immer noch Sorgen über meine schlechte Verdauung und mein fehlendes Körperbewusstsein machen und eine gesunkene Lebensqualität haben. Wie diese Umstellung stattfand, erzähle ich dir gleich!

Paleo – das Licht am Ende des Tunnels

2011 – drei Jahre nach Ausbruch der Autoimmunerkrankung meines Darmtrakts – hörte ich zum ersten Mal von der Paleo-Ernährung. Wenn man hoffnungslos ist, greift man nach jedem Strohhalm, der hilfreich sein könnte.

Als ich das bereits erwähnte Buch von Gábor Szendi las, bereitete mir dies große Freude. Dieses Buch machte die Paleo-Ernährung in Ungarn schon 2010 bekannt. Die natürlichen Zusammenhänge, die Szendi darin beschreibt, diese schmalen Trennlinien zwischen Krankheit – Ernährung – Gesundheit schienen selbst mir als einem technikgeschulten, kritischen

Menschen mit Ingenieurabschluss völlig plausibel. Plötzlich wurde mir dadurch klar: Ich kann endlich etwas gegen die Krankheit tun!

Iss nichts, was nicht in der freien Natur vorkommt

Das Hauptargument von Paleo schien überzeugend zu sein: Iss nichts, was nicht in der freien Natur vorkommt. Dazu gehört beispielsweise Zucker. Nirgendwo in der freien Natur gibt es weißen, raffinierten Zucker. Das Gleiche gilt für Milch in großen Mengen. Und vor allem: Weg mit Fast-Food-Essen und stark industriell verarbeiteten und veränderten Lebensmitteln.

Der Paleo-Experte meinte damals schon, dass unsere Zivilisation aufgrund der künstlich veränderten und immer unnatürlicheren Nahrungsmittel bestimmte Krankheiten hervorrufe und diese Art der unnatürlichen Ernährung auf unsere Gesundheit einen sehr starken negativen Einfluss habe.

Der Verzicht auf Zucker fiel leicht

Ich las das alles zunächst etwas ungläubig, während ich dachte: Nun ja, du hast keine andere Chance, also nutze sie. Meine Familie beschloss, mit mir zusammen das Experiment einzugehen und ohne künstlichen Zucker und schnellen, raffinierten Kohlenhydraten wie etwa Weizenmehlprodukte zu leben. Wir ersetzten Zucker durch natürliche Süßungsmittel wie zum Beispiel ein wenig Honig oder Erythrit – Letzteres hat null Kalorien und gar keinen Einfluss auf den Blutzuckerspiegel. Das ging prima, und der Verzicht auf Zucker fiel leicht. Zum Kuchenbacken verwendete meine Mutter Mandelmehl statt Weizenmehl, aber es gab auch seltener Kuchen, denn Mandelmehl ist zwar hochwertig, aber auch sehr teuer.

Und schon in den ersten Wochen nach diesen Ernährungsumstellungen meinte ich eine Verbesserung meines Zustands und meines Körpergefühls zu spüren. Natürlich dachte ich zunächst, es sei Einbildung. Aber ich dachte auch, dass alles, was mir in meiner Lage auch nur minimal zu helfen schien, Medizin sei, die Heilung bedeuten könnte. Ich beschloss, weiterzuforschen, um mehr paleo zu sein. Stück für Stück stellte ich meine Ernährung komplett um, und mit jedem dieser Schritte verbesserte sich mein Zustand. Statt weiterhin wertlose und nährstoffarme Backwaren, Müsli, Pizza und Pasta zu essen, stellten wir uns auf mehr Gemüse, hochwertigeres Fleisch und Fisch um. Ich schränkte meinen Kohlenhydratkonsum und den Verzehr von Speiseölen ein und nahm stattdessen mehr gesättigtes Fett – beispielsweise Gänse- und Kokosfett – zu mir. Dies fiel mir sehr schwer, da ich trotz der vielen Studien und Bücher, die ich über Paleo und die steinzeitliche menschliche Ernährung las, von Fetten grundsätzlich lieber die Finger gelassen hätte.

Es schien am Anfang ein großer Verzicht zu sein, aber wir lernten durch das gemeinsame Experimentieren mit der Familie, wie wir die verschiedenen gewohnten und vermissten Lebensmittel wie Brot und Kuchen ersetzen konnten. Diese Ersatzprodukte waren bestimmt sehr nützlich für die Umstellung, sodass sogar meine Großmutter die ersten Schritte in Richtung Paleo-Ernährung machen konnte, damit wir ihre Leckereien weiterhin genießen würden. Aber die Versuchung nach diesen gewohnten »Sünden« wurde immer schwächer, und wir fingen an, die natürlichen Geschmacksnoten ohne viel Süße und mit deutlich mehr Vielfalt zu genießen und zu schätzen. Es machte viel Spaß! Ich entdeckte außer tierischem Muskelfleisch die anderen, fantastisch schmackhaften Teile der Tiere, wie zum Beispiel Innereien, Hirn und Knochenmark. Die früher eklig scheinenden Lebensmittel sah ich plötzlich mit komplett anderen Augen! Im Gemüseladen oder beim Metzger spürte ich Begeisterung statt Gleichgültigkeit.

Und ab diesem Zeitpunkt bin ich aufgewacht: Auf einmal öffnete sich mir ein Kosmos von »Steinzeit-einfachen« Ernährungsweisheiten, die in den folgenden Monaten mein Leben komplett veränderten.

Keinen Zucker und raffinierte Kohlenhydrate

Es ist alles so einfach und einleuchtend, wenn man die Grundprinzipien von Paleo einmal als richtig und sinnstiftend erkannt hat, nämlich so wenig industriell verarbeitete Produkte zu essen wie möglich. Keinen Zucker und raffinierte Kohlenhydrate, keine industriellen Milchprodukte und raffinierten Pflanzenöle sowie Zusatz- und Konservierungsstoffe meiden, sondern nur möglichst naturbelassene Nahrung von guter Qualität und aus bekannter Herkunft verzehren. Langsam, Schritt für Schritt, ging ich vor und entdeckte immer einen neuen, wichtigen Punkt von Paleo. Am Ende beschloss ich, den Paleo-Code für mich selbst zu entschlüsseln!

Von einem Tag auf den anderen habe ich Getreide und damit Gluten, Milch und weitere Sachen aus meiner Ernährung gestrichen. Das Verblüffende war, dass es mir sofort viel besser ging. Ich spürte, wie meine Akkus plötzlich wieder ladefähig wurden und nicht länger bis zur völligen Erschöpfung Energie abgaben.

Ich spürte zum ersten Mal wieder Begeisterung statt Hoffnungslosigkeit. Mit jedem weiteren Tag, Schritt für Schritt, wurde die Richtung klarer, die mir half, durchzuhalten. Wochenlang setzte ich mich in dieser Zeit mit der Paleo-Theorie intensiv auseinander. Früher hatte ich meinen Körper, Schmerz und Erschöpfung, völlig ignoriert und als unwichtig abgetan. Sich zu quälen, Erschöpfung, Muskelkater und Verletzungen zu ignorieren und dem Körper zu sagen, wer Chef im Ring ist, gehörten für mich zum Ausdauersport untrennbar dazu. Hatte ich für diesen Irrtum nun lebenslang mit einer unheilbaren, chronischen Krankheit zu bezahlen?

Ich begann, in mich hineinzuhören, meinen Körper und meine Gedanken zu beobachten, Veränderungen in mir bewusst zu erleben und mich in jede Richtung zu

Alles Positive nahm ich auf

transformieren, die mir Heilung signalisierte. Alles Positive nahm ich auf. Ich verfolgte jede Linderung bringende Veränderung in meiner Ernährung und verbesserte alles, auf das ich ansprach. Plötzlich spürte ich wieder das Glücksgefühl, mit mir im harmonischen Einklang zu sein. Immer stärker erkannte ich, wie wenig ich in der Vergangenheit meinem Körper und meiner inneren Motivation zugehört hatte. Ich kam aus der dunklen Höhle mit einem Gefühl von Erleuchtung nach draußen, zurück in die Sonne.

Mein Schicksal schien nicht mehr unabwendbar zu sein. Mir wurde plötzlich klar: Ich war es selbst, der früher irgendwas falsch gemacht hatte. Wenn ich diese Fehler aufdecken könnte und schon durch eine leichte Änderung meiner Ernährungsgewohnheiten beseitigen würde – so dachte ich als Ingenieur –, hätte ich eine Chance, meine Maschine wieder reibungslos zum Laufen zu bringen.

Meine Entwicklung ist noch nicht abgeschlossen – sie geht ständig weiter. Das Schöne daran ist: Ich sehe keine Grenzen, sondern denke nur in neuen Möglichkeiten. Außer den ernährungstechnischen und körperlichen Ebenen entdeckte ich die psychische und spirituelle Ebene des Paleo. Sie hat nämlich mit der menschlichen Beobachtungsfähigkeit und Wahrnehmung zu tun, dass unsere Sinne in der modernen Welt langsam, aber sicher verkümmern. Auf dieser Ebene lässt sich viel Neues entdecken und umsetzen.

Heute bin ich wieder da, wo ich vor dem Ausbruch meiner Autoimmunerkrankung war: voller Lebensfreude, Mut, Kraft und neu geweckter Leidenschaft für Bewegung und Sport. Dank meines Selbstexperiments mit Paleo ist es mir gelungen, die »ungeheure Krankheit« in den Keller zu sperren. Mein Blick geht ins Helle und nicht zurück in die Dunkelheit, die drei Jahre meines Lebens überschattet hat.

Für mich ist es jetzt eine große Motivation, dich durch meine Geschichte in die Paleo-Welt einführen zu dürfen, und ich hoffe, dass du Paleo mittlerweile interessant genug findest, um einen Versuch in Angriff zu nehmen. Egal ob du kerngesund bist, Übergewicht oder eine andere Zivilisationskrankheit hast.

Apropos Selbstexperiment. Heute, wenn wir mit Informationen überflutet werden, bedarf es einer notwendigen Selektion. Und es gibt auch Dinge, die man einfach im Leben erleben muss, um deren Wirklichkeit überprüfen zu können. Dazu gehören Ernährung, Lebensstil und Spiritualität. Dies ist aus Büchern nicht zu erlernen. Letzteres entdeckte ich nach dem Ausbrechen meiner Krankheit, und ich erfahre und lerne immer mehr und mehr ganzheitlich über meinen Körper und mein Bewusstsein. Ich finde, dass die körperlichen und psychischen Ebenen sehr stark zusammenhängen und sich gegenseitig ergänzen. Auf Beispiele dazu aus meinem Leben und den neuesten Forschungen komme ich später zurück.

Kein anderer kann für dich bestimmen, was dir guttut und was für dich zielführend ist – also sei bitte immer kritisch und denke nach! Das ist die Basis eines gesunden Bewusstseins. Die Entschlüsselung des Paleo-Codes geschieht aber nicht allein durch eine bewusste Ernährungsumstellung, sondern ein ganzheitliches Denken gehört dazu.

Meine Krankheit sehe ich heute als einen guten Freund, der mich erbarmungslos aus meiner Komfortzone riss. Ich hatte durch die Erkrankung keine andere Wahl, als mein Leben radikal zu überdenken. Du hast hoffentlich die Möglichkeit, bewusst einen Weg aus deiner Komfortzone zu wagen und zu finden. Die Angst vor Neuem, vor Veränderung ist sehr oft da und verhindert, dass unser Leben eine positive Wendung nimmt.

Der unvermeidliche Wandel, der mich zu Paleo führte, half mir, in jedem Stein, jedem Baum, in den Tieren und auf jedem schmalen Naturpfad wieder das Leben spüren zu können, und die Kraft der Na-

Ich sehe die Welt heute mit anderen Augen

tur, die mich plötzlich wieder durchströmte, ließ mich jubeln und zu dem zurückfinden, was ich für immer verloren glaubte: die Energie, dynamisch und erfüllt das Leben zu gestalten – *einfach* zu leben und dies in einem doppelten Sinn! Ich sehe die Welt heute mit anderen Augen und kann mich über alles freuen, das sich bewegt, wächst, blüht, strahlt und summt – mit einem Wort: lebt. Dieses Glück lag praktisch vor meinen Füßen. Doch in meinem damaligen Zustand brauchte es Zeit, dies zu erkennen und aufzunehmen. Heute genieße ich die natürliche Ernährung sehr, die eine wahre Alternative zur Welt der Geschmacksverstärker, der Menschfutterindustrie und des vielen Zuckers bietet.

Die Beobachtung der Natur und die Fähigkeit, mich in einen Zustand zu bringen, der mich in eine kraftvolle Synergie mit ihr versetzt, ist unser ursprüngliches, ganz natürliches und damit durchaus steinzeitliches Grundbedürfnis. Als Kinder spüren wir das noch, aber viele Erwachsene haben diesen Glückszustand, dieses Einssein mit der Natur, längst vergessen. Kaum einer begreift, was für starke Kraftquellen für unsere körperliche und geistige Gesundheit damit verschüttet werden.

Paleo ist ein Weg, dich aus diesem »lauwarmen Wasser« in Richtung Fitness, bessere Gesundheit, präzisere Wahrnehmung und echtes Wohlbefinden zu bewegen. Das bequeme Leben ist nicht immer das qualitativ bessere. Für ein gutes Körperbewusstsein, den inneren Frieden und sogar das Glück im Leben muss Arbeit geleistet werden.

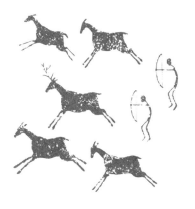

Paleo sein im 21. Jahrhundert

Wie kommen wir von der Steinzeit zum Paleo? Wir können das Wort Paleo vom Paläolithikum ableiten. Es sagt in sich schon viel darüber, worauf wir auf unserer Entdeckungsreise zum Teil zurückgreifen. Das Paläolithikum bezeichnet also die Altsteinzeit, einen Zeitraum, der ungefähr zwei Millionen Jahre umfasst. Das heißt aber nicht automatisch, dass Paleo mit der Steinzeit gleichzusetzen ist.

Auf den Spuren unserer Vorfahren

Heute leben wir nicht mehr in der Steinzeit – sie ist vorbei. Es ist nicht nötig, von einem idyllischen, hundertprozentig natürlichen Zustand zu träumen, den es nicht mehr gibt. Die Paleo-Ernährung dürfen wir auch nicht mit der Ernährung aus der Steinzeit gleichsetzen, denn viele Nahrungsmittel gibt es nicht mehr in ihrer damaligen Form. Vielmehr ist es wichtig, unsere sehr lange menschliche Entwicklung ein wenig kennenzulernen und dies mit dem Wissen über heutige Naturvölker und modernster Wissenschaft zu kombinieren. In diesem Kapitel zeige ich dir, wie du die drei wichtigen Säulen des modernen Paleo – Ernährung, Bewegung und Psyche – für Gesundheit und Wohlbefinden für dich selbst umsetzen kannst. Wenn du Mut hast, diese Urkraft, den eigenen steinzeitlichen Code in dir neu zu entdecken, wirst du richtig paleo: natürlich stark, gesund und voller Energie!

Zurück zu unseren Ursprüngen

Gehen wir von der heutigen Situation aus, und versuchen wir die Gründe zu finden, warum es so viele gesundheitliche Probleme in unserer Gesellschaft gibt und warum wir oft so weit von einem ausgeglichenen, natürlichen Zustand entfernt sind.

Dafür müssen wir zurück zu unseren Ursprüngen gehen und Schritt für Schritt die Entwicklungen und Veränderungen unserer Gattung betrachten. Wenn im Allgemeinen über den Steinzeitmenschen gesprochen wird, ist selten der genaue Zeitraum angegeben. Das Bild von unseren Vorfahren ist sehr stark von Klischees geprägt: Der Steinzeitmensch hätte nur eine Lebenserwartung von zwanzig Jahren gehabt, sei der Natur schutzlos ausgeliefert und im Großen und Ganzen ziemlich primitiv gewesen und anderes mehr. Was fällt dir ein, wenn du das Wort Steinzeitmensch hörst? Was macht dieser Mensch, wie verhält er sich? Ähnelt er einem Tier, ist er brutal und läuft nackt durch die Gegend, isst er rohes Fleisch und sieht ungesund aus? Du wirst es gleich sehen: Fehlanzeige! Kannst du dir einen modernen Steinzeitmenschen – zum Beispiel einen, der vor zwanzigtausend Jahren lebte – vorstellen?

Forscher siedeln die Entstehung der Gattung Homo – eine Gattung innerhalb der Menschenaffen, zu der wir, die, anatomisch gesehen, modernen Menschen, gehören – vor ungefähr 2,3 Millionen Jahren an. Dieser Zeitpunkt ist tatsächlich der Anfang der längsten menschlichen Epoche, des Paläolithikums, der Altsteinzeit. Der Homo habilis, der innerhalb des Homo am wenigsten dem modernen Menschen ähnelt, fing damals an, kleine Werkzeuge aus Stein zu schlagen – so entstand der Ausdruck »Periode des geschlagenen Steins« – das Paläolithikum. Wie das das erste Mal gewesen sein könnte, dass der Mensch bewusst Werkzeuge verwendete, bleibt unklar – aber es war sicherlich der erste Schritt in Richtung Technik und Zivilisation. Vielleicht die ersten bewussten Gedanken? Dies bleibt für immer ein Geheimnis.

Die ersten Steinwerkzeuge hatten den Zweck, zu schneiden oder zu schlagen. Allerdings waren sie, wenn man sich die Funde anschaut, nicht für die Jagd oder den Selbstschutz geeignet – sie waren noch nicht differenziert und spezialisiert genug. Somit waren die ersten menschlichen Vertreter des Paläolithikums keine Jäger und noch schutzlos den Raubtieren ausgesetzt. Im Vergleich zu unserem Gehirn war das des Homo habilis weniger als halb so groß. Vom Aussehen her war er noch ganz affenartig, von Statur aus relativ klein mit langen Armen. Die Funde stammen alle aus Afrika, was die These nahelegt, dass seine Entwicklung ausschließlich dort stattfand.

Wissenschaftler sind sich heute noch nicht ganz einig, ob der spätere, differenzierter entwickelte Homo erectus, der »aufgerichtete Mensch«, ein direkter Nachkomme des Homo habilis sei. Allerdings verwendete er schon kompliziertere Werkzeuge, war Jäger-Sammler, aß Fleisch und wusste, wie man Feuer macht. Das soziale Leben in kleinen Völkerschaften gehörte ebenso zu seiner Existenz, und er hatte ein erhöhtes Gehirnvolumen gegenüber seinen Vorfahren. Das ist ganz menschlich, oder? Aufgrund seiner Körperhaltung überwand er größere geografische Distanzen und besiedelte sogar neue Kontinente außerhalb Afrikas wie Asien und Europa. Funde datieren seine Existenz auf einen Zeitraum von vor 1,9 Millionen Jahren bis vor ungefähr hundertvierzigtausend Jahren.

Aus unserer Paleo-Sicht sind die späteren Neandertaler und die Homo sapiens, die »modernen Menschen«, besonders interessant. Sie existierten schon vor circa zweihunderttausend Jahren, über die genaue Beziehung zu ihren Vorfahren wird noch diskutiert. Wir reden immer noch über mehrere Hunderttausend Jahre Evolution. Kurz und knapp: Die Neandertaler lebten in Europa und in Westasien, der Homo sapiens erschien parallel dazu in Afrika. Vor ungefähr vierzigtausend Jahren drang Letzterer nach Fernosten und Europa und verdrängte die Neandertaler, die innerhalb von zehntausend Jahren ausstarben. Glücklicherweise tauschten die beiden ihre Genetik aus, und somit trägst du, genau wie ich, ein paar Prozent Neandertaler-Gene in dir.

Ein Steinzeitmensch, der singt und kocht

Während der Vorherrschaft des Homo sapiens fand ein deutlicher Kultur- und Verhaltenssprung statt. Funde verraten, dass er in dieser Zeit langsam zu einem differenzierten Menschen wurde. Zu seinem Alltagsleben gehörten künstlerische Tätigkeiten wie Tanzen, Musik, Malen und die Anfertigung von Schmuck, aber auch soziale Aktivitäten wie Rituale, Spielen und sogar das Kochen. Ein Steinzeitmensch, der singt und kocht, kann kein Schlechter sein, oder? Das mache ich auch manchmal gleichzeitig ... Der Homo sapiens verbrachte den ganzen Tag unter freiem Himmel, bewegte sich enorm viel, war robust und stark. Er war ein bewusster Jäger-Sammler, verfügte über geistiges Abstraktionsvermögen, und durch seine effektiven Waffen beherrschte er seinen Lebensraum. Er hatte schon recht gute Imitations- und Sprachfähigkeiten, die zum Beispiel die Jagd erfolgreicher machten. Ein primitives, brutales Lebewesen? Ganz im Gegenteil! Nur wenige Menschen heute haben die Fähigkeiten und Körpereigenschaften unserer direkten Vorfahren aus der späten Steinzeit.

Vor ungefähr zehntausend bis zwölftausend Jahren gaben die meisten modernen Menschen ihre Jäger-Sammler-Lebensweise auf und wurden sesshaft. Dies wird als neolithische Revolution bezeichnet, die den Beginn der Landwirtschaft markiert. Aber warum war diese Veränderung nötig, und warum ist sie passiert? Bildet wirklich die Landwirtschaft die Basis für die frühe menschliche Kultur? Oder führten eher die enormen kulturellen, sozialen und organisatorischen Entwicklungen dazu, mit der Kultivierung beginnen zu können? Der relativ neue, besonders spannende Fundort Göbekli Tepe in der Türkei scheint Letzteres zu bestätigen. Die Stadt war eine Art Wallfahrtsort. Jäger-Sammler kamen aus einem Umkreis von ungefähr hundertsechzig Kilometern zu religiösen Zeremonien zusammen. Die Stadt war mit einem enorm großen Aufwand aufgebaut und besonders komplex – und zeigte keine einzige Spur von Pflanzenanbau! Es gibt eindeutige Beweise dafür, dass in diesem Ort ein sehr bemerkenswert kulturelles und religiöses Leben stattfand. Die Landwirtschaft scheint trotz der bisher herrschenden Ansicht keine Voraussetzung für eine prosperierende Gesellschaft zu sein.

Für unsere virtuelle Entdeckungsreise ist dieser Zeitpunkt einer der interessantesten. Es existierte damals ein starker, beweglicher und gesunder Jäger-Sammler,

Das Leben war kein ständiger Kampf

der schon über seine Existenz nachgedacht hat – anhand der Funde in Göbekli Tepe war Spiritualität schon vor zwölftausend

Jahren Teil der menschlichen Kultur. Auch wenn dieser Mensch im heutigen Sinne nicht bequem lebte, fand er Zeit für Kultur und Religion. Das Leben war kein ständiger Kampf gegen eine bedrohliche Natur. Ich nominiere diesen Menschen für die Rolle unseres Paleo-Topmodels!

Was hat uns denn die frühere Landwirtschaft gebracht? Es wurde eindeutig gezeigt, dass sich die Gesundheit der sesshaften Populationen mit der Einführung der Landwirtschaft verschlechterte. Systematische Vergleiche der Völker aus der Region Green River, West-Kentucky, heute USA, belegen, dass die Jäger-Sammler der Indian Knoll Population eine höhere Lebenserwartung, deutlich weniger Ernährungsmängel, stärkere Knochen und Zähne, einen größeren und robusteren Körper und im Allgemeinen eine bessere Lebensqualität hatten als ihre sesshaften Nachfolger aus der gleichen Gegend. Sie lebten im Einklang mit der Natur, belasteten sie deutlich weniger und, was aus unserer Sicht am wichtigsten ist, sie aßen vielseitiger und gesünder. Das erklärt die kaum vorhandenen Mangelernährungssymptome. Stell dir vor, in der Wildnis gab es damals eine sensible Balance, die Ressourcen waren nur für eine bestimmte Anzahl von Jäger-Sammlern ausreichend. Ein schnelles Wachstum der Population war so nicht möglich. Unsere Paleo-Vorfahren waren oft Nomaden, die nach dem Ausschöpfen einer Region weiterwandern mussten.

Die menschliche Population fing erst nach der neolithischen Revolution rasch zu wachsen an, und dann gab es kein Halten mehr. Durch die erst langsam, dann schnell weiterentwickelten Methoden und Technologien konnten mehr Menschen mit Nahrung versorgt werden. So entstanden Populationen, wie sie bei den Jäger-Sammlern nie möglich gewesen wären.

Seitdem sich unsere Gattung auf diesem Weg befindet, gibt es arme und hungernde Massen, die sich, wenn überhaupt, sehr einseitig ernähren und keine Chance auf die natürliche Ernährung und Fülle ha-

Armut, Hungersnot, Mangelernährung statt natürlicher Vielfalt

ben. Dies ist aber nur eine Entwicklung der letzten zehntausend Jahre. Armut, Hungersnot, Mangelernährung statt natürlicher Vielfalt und viele Kriege in der Römerzeit und im Mittelalter verraten uns, dass die meisten Menschen aus diesen Zeiten überhaupt nicht ihrem evolutionären Code entsprechend leben konnten. Sie hatten keine Wahl. Den ganzen Tag lang auf dem Feld für den Grundherrn zu arbeiten und Getreidebrei als Nahrung zu haben ist nicht besonders gesund, sondern eher ein schwerer Überlebenskampf. Als Folge waren die Menschen aus dem Mittelalter klein und hatten oft ein ungesundes und kurzes Leben.

Der nächste große Schritt, die industrielle Revolution vor ungefähr zweihundert Jahren, zwang viele vom Land in die Städte. Bauern verließen ihre Felder in der Hoffnung auf bessere Arbeit – so begann eine starke und schnelle Urbanisation. Die Massenproduktion von Werkzeugen, Fahrzeugen und landwirtschaftlichen Gütern erforderte viele Arbeitskräfte, die dann in mehreren Schichten in den Fabriken arbeiteten. Miserable Bedingungen, unmenschliche Arbeitszeiten von frühmorgens bis spätabends – die Menschen hatten keine Chance, über ein natürliches Leben überhaupt nachzudenken. Die industrielle Großproduktion von Zucker ab Mitte des 19. Jahrhunderts, neue Vermahlungstechnologien von Getreide vor hundert Jahren machten es den Schwerarbeitern möglich, mehr Energie aus der Nahrung aufzunehmen. Eier, Gemüse und Fleisch hatten nur die Reichen zum Essen.

In den letzten hundert Jahren verlief dann die technische Entwicklung besonders rasant. Das Flugzeug, Autos, Computer, das Internet sind nur ein paar wichtige Erfindungen, die unsere Lebensweise im 20. Jahrhundert deutlich und grundsätzlich veränderten. Viele dieser Errungenschaften dienen unserer Bequemlichkeit; sie machen unser Leben und unsere Arbeit einfacher und effektiver, und so können wir heute mehr arbeiten, mit mehreren Menschen Kontakt pflegen, jede Menge Information über fast alles sofort bekommen.

Machen uns diese Erfindungen auch glücklicher, oder akzeptieren wir diese einfach als Teil unseres modernen Lebens? Gehen wir damit bewusst um? Passen sie zu unserem ursprünglichen genetischen Programm?

Die Lebensmittelindustrie hat in den letzten hundert Jahren auch nicht passiv zugeschaut. Unzählige Produkte wurden auf den Markt gebracht, ohne die langfristigen Auswirkungen zu untersuchen. Tierisches Fett, das wir mehr als über eine Million Jahre aßen und einer der besten Energielieferanten, wurde in den letzten fünfzig Jahren zum Feind erklärt.

Der natürliche Geschmack ist auf der Strecke geblieben

Die Regale unserer Supermärkte sind voll mit Zucker- und kohlenhydrathaltigen Produkten, es gibt überall Zusatz- und Farbstoffe darin, die Fleischqualität ist Opfer der Massenproduktion geworden, und der natürliche Geschmack, der auf der Strecke geblieben ist, wird künstlich verstärkt. Die Menge der hochgezüchteten Pflanzen und Tiere, der Überfluss an Nahrung, die technischen Geräte und Maschinen ermöglichten uns in den letzten hundert Jahren eine Ernährungs- und Lebensweise, die es noch nie in der langen Geschichte der Menschheit gab. Die meisten modernen Homo sapiens essen und leben komplett anders als unsere Paleo-Topmodels! Geht das ohne negative Folgen?

Wenn Körper und Seele an der Zivilisation Schaden nehmen

Evolution, langfristige und erfolgreiche Anpassung und Entwicklung einer Gattung passieren über sehr viele Generationen. Der Generationenabstand bezeichnet den Durchschnitt der Altersdifferenz von Kindern zu Eltern, den ich jetzt großzügig und eigenmächtigerweise, zwecks des Vergleichs zwischen Altsteinzeit und der Periode nach dem Anfang des Ackerbaus bis heute, auf zwanzig Jahre ansetze. Dies heißt, dass Eltern im Durchschnitt mit zwanzig Jahren ihre erste Kinder bekamen. In der Steinzeit und im Mittelalter passierte dies vermutlich früher, heute liegt der Durchschnitt in Westeuropa bei knapp über dreißig Jahren. In unserem fiktiven Vergleich entsprechen also circa zwei Millionen Jahre – so lange existieren wir ungefähr als Gattung Homo – hunderttausend Generationen Entwicklung. Stell dir deinen Familienbaum mit hunderttausend direkten Vorgängern vor! Das heißt, der Fußabdruck so vieler Generationen ist in dir verankert. Seit der neolithischen Revolution – dem Anfang des Ackerbaus und der grundsätzlichen Veränderungen in unserer Ernährung und unserem Lebensstil – sind es im Vergleich nur noch fünfhundert Vorgänger, die vor dir geboren wurden.

Dies war die erste Verschlechterung. Moderne Industrie, industrielle Zuckerproduktion, Massentierhaltung und Lebensmittelindustrie existieren nur seit zehn Generationen – dies ist definitiv eine Ära, in der wir jeden Tag gegen unsere Natur handeln.

Bereits wenn wir zehntausend Generationen des Homo sapiens, des modernen Menschen, – das sind ungefähr zweihunderttausend Jahre – mit den fünfhundert Generationen von der neolithischen Revolution bis heute vergleichen, ergibt sich ein Verhältnis von fünf Prozent. Also in fünfundneunzig Prozent der Zeit gab es eine langsame, kontinuierliche Entwicklung des modernen Menschen. Dies ermöglichte eine langfristige, erfolgreiche Anpassung an langsam veränderte Lebenssituationen wie zum Beispiel Eiszeiten, Klimawandel, einen bestimmten Lebensstil und eine Ernährungsweise. In den letzten fünf Prozent dagegen erlebten wir eine Explosion der Bevölkerung und Veränderungen, für die bisher keine langfristige Anpassung möglich war – denn es ist zu schnell passiert. Die Steinzeitmenschen haben ohne Zucker, Weizenmehl und Kuhmilch sehr gut überlebt, und der menschliche Körper ist nicht an diese Lebensmittel vollständig angepasst.

Als ich diese Größenordnungen verstand und mir nun vorstellte, was Menschen heutzutage – auch ich damals – mit ihrem steinzeitlichen Körper essen, war ich völlig erschrocken.

Unmengen ungesunder Lebensmittel

Es macht mich manchmal traurig, über das Förderband und die Warenkörbe der Einkäufer im Supermarkt zu schauen – leider ist es am einfachsten, bei der Ernährung an Geld und Zeit zu sparen. Meiner Meinung spart man hier aber am falschen Ende. Und viele wundern sich, dass sie mit dem Alter zunehmend immer früher dick und krank werden. Allerdings kann ich kaum jemanden tadeln, denn auch ich selbst nahm vor meiner Umstellung Unmengen ungesunder Lebensmittel zu mir. Aber nachdem ich das Potenzial von Paleo erlebte und mich dadurch völlig zufrieden fühlte, brauchte ich diese Sachen nicht mehr – ohne dass ich auf irgendwas verzichten musste oder ein Diät-Gefühl hatte. Ich erkannte plötzlich, was für einen Nahrungs-Müll ich über die Jahre aß, wie ich damit gegen meine Natur die ganze Zeit handelte und dadurch krank geworden bin. Wenn du dies erkennst, wird dein Leben sich ändern. Aber sicherlich in die positive Richtung!

Unser Körper verfügt über fantastische Überlebensmechanismen, um normale und Notfallsituationen zu meistern. Lebensgefahr als Stresssituation? Eine Jagd auf gefährliche Tiere? Das Herz schlägt höher, wir beginnen zu schwitzen, der Körper bereitet sich auf eine extreme körperliche Leistung vor – das Hormon Adrenalin hilft sogar, Schmerz zu ignorieren. Viel Obst oder Honig gegessen und plötzlich zu viel Blutzucker? Hier greift ein weiterer schlauer Mechanismus ein: Alarm an, eine gesunde Bauchspeicheldrüse schüttet so lange Insulin aus, bis der Blutzuckerspiegel sich wieder normalisiert hat, denn sonst erleidet der Körper Schaden.

Eine Periode mit Überschuss an Nahrung? Die Extraenergie, die sich nicht sofort verbrennen lässt, wird in Form von Fett abgelagert, um in schlechteren Zeiten aus

Unser Vermächtnis aus der Steinzeit

diesen Reserven Energie zu gewinnen. Diese klugen und schützenden Körperfunktionen sind unser Vermächtnis aus der Steinzeit. Möglichkeiten, kurzfristige und extreme Wirkungen ausgleichen zu können und dadurch zu überleben. Diese sind oft nicht bewusst kontrolliert – die Lösungen bietet unser Körper automatisch an, und das ist eigentlich Teil unseres Paleo-Codes, der in uns allen tief drin steckt.

Alle Lebewesen fühlen sich nur gut, wenn sie unter ihren natürlichen Bedingungen ohne dauerhafte Abweichungen leben können. Der Löwe würde auf der Antarktis nicht überleben, und Pandas würden in Afrika sofort aussterben. Der Mensch kann mithilfe der Technologie extreme Bedingungen kurzfristig aushalten, aber reicht es auch langfristig? Extreme Situationen sind nicht nur Spaziergänge im Weltraum, Mount-Everest-Expeditionen oder Ironman-Wettkämpfe. Die langfristige Auswirkung eines permanent stressigen Jobs, einer einseitigen und aus evolutionärer Sicht nicht artgerechten Ernährungs- und Lebensweise, die chronische Entzündungen hervorrufen, machen heute die meisten Menschen krank. Dafür gibt es leider genügend Beispiele in der modernen Welt.

Die mangelnde Fruchtbarkeit ist auch oft ein Problem in unserer westlichen Gesellschaft. Wenn die Lebensbedingungen nicht optimal sind, sind Körper und Geist einfach nicht bereit, ein Kind auf die Welt zu bringen. Wir sollen uns selbst nicht tadeln, sondern erst die Bedingungen analysieren und optimieren. Der Mensch ist ein sehr robustes, aber gleichzeitig auch ein äußerst empfindliches Lebewesen. Wir können hohe Leistungen bringen, aber auf ein langfristiges Leben am Limit sind wir nicht vorbereitet.

Dauerbelastung für Körper und Seele

Die größte Herausforderung heute besteht darin, dass ein an sich extremer Zustand wie beispielsweise ein Überfluss an Nahrung nicht als außergewöhnlich gilt, sondern eine Dauerbelastung für Körper und Seele darstellt. Der moderne Mensch aus den Industrieländern hat oft chronischen Stress, einen wiederkehrend hohen Blutzuckerspiegel, nachdem er Nudeln, Pizza und Süßigkeiten gegessen hat, und lagert kontinuierlich Fett ein, denn eine Zeit mit wenig verfügbarer Nahrung – quasi eine Fastenperiode – gibt es nicht.

Der Körper des Menschen ist und war noch nie dafür konzipiert, immer Nahrung im Überfluss zur Verfügung zu haben. Grundsätzlich ist er auf Mangel aus-

Der Körper ist auf Mangel ausgelegt

gelegt. Aber nicht auf den an wertvollen Nährstoffen, wie das bei der modernen, getreidebasierten Ernährung der Fall ist, sondern auf den Mangel an Kalorien durch die wechselhafte unregelmäßige Kalorienzufuhr.

Sind aber alle Voraussetzungen heute für eine gesunde und artgerechte Ernährungsweise erfüllt? Die Möglichkeit besteht. Moderne Landwirtschaft und Technologien ermöglichen eine bislang noch nie existierende Fülle an verfügbaren Lebensmitteln. Man muss sich nur klarmachen, dass in großen Supermärkten die Gesamtlänge der Regalreihen oft mehrere Kilometer übersteigen. Allein das sollte schon die erste Warnung sein.

Was sind denn unsere natürlichen Bedingungen? Durch die Paleo-Philosophie können wir unseren Körper einem optimalen Zustand annähern – wir berücksichtigen einfach die körperlichen und psychischen Prozesse und Bedürfnisse, die durch unsere Evolution entstanden sind. So einfach geht das! Das Resultat wird immer eine stärkere Vitalität, mehr Energie und ein stabileres Gleichgewicht sein. Dies kann ich durch mein Beispiel und auch durch viele Erfahrungsberichte bestätigen.

Obgleich es vor fünfhundert Jahren in Europa wenig Nahrung gab, gilt ausreichendes Essen heute größtenteils als selbstverständlich. In einer Wohlstandsgesellschaft steht der Wert der Nahrung in einem niedrigen Verhältnis zu den Gesamtausgaben. Das heißt, es wird sehr billig produziert. Unser Einkommen soll nicht nur das Essen und die Wohnkosten decken, sondern auch das Auto, den Urlaub, viele Extras und das Sparkonto. Kein Wunder, dass das Essen oft zweitrangig wird – es ist zwar notwendig, aber wenn möglich, dann bitte günstig, schnell und einfach. Wir müssen uns nicht mehr täglich mehrere Stunden um die Nahrung kümmern, dies wird durch Imbisse, Kantinen, Restaurants und Lieferservice erledigt, und dementsprechend schätzen viele deren Wert.

Der Wert der Nahrung, welcher eigentlich die Basis unserer körperlichen Existenz bildet, fiel innerhalb kurzer Zeit dramatisch ab. Wir schätzen das von uns selbst gekochte Essen immer weniger, da wir es irgendwo anders leichter bekommen. Wir haben keine Zeit. Und das ist nicht mehr ein Phänomen der neolithischen Revolution, sondern ausschließlich eines des 20. und 21. Jahrhunderts! Würdest du dein Lieblingsessen anders wertschätzen, wenn du es nur einmal im Jahr bekommen könntest?

Bei den konkreten Ernährungsthemen in den späteren Kapiteln erläutere ich dir durch mein persönliches Beispiel, dass es bei der Nahrung größtenteils nicht um die Kalorien geht, sondern vielmehr um Qualität, Zusammensetzung und die sogenannte Nährstoffdichte. Letztere zeigt, wie reich ein Nahrungsmittel an wichtigen Vitaminen und Mineralstoffen ist.

Viel abwechslungsreicher und nahrhafter

Ich werde dir zeigen, dass heute sehr wenig Wert auf diese entscheidende Eigenschaft gelegt wird, trotz der verfügbaren Menge. Später erkläre ich dir auch, warum Paleo viel abwechslungsreicher und nahrhafter ist als die empfohlene Mainstream-Ernährung nach der »offiziellen« und längst veralteten Ernährungspyramide, in der Getreide und Milchprodukte die wichtige Basis bilden.

Im Vergleich zu den Steinzeitmenschen brauchen wir heute vor dem Essen keine Energie zu investieren, um an Nahrung zu gelangen. Wir brauchen kein Tier zu jagen, kein Gemüse, keine Beeren und Pilze zu sammeln und das Ganze sogar noch zu kochen. Da die Urmenschen keine Kühlschränke hatten, konnten sie das Essen nicht lange aufbewahren. Dies bedeutete, am nächsten Morgen aufzustehen und auf die Jagd zu gehen. Uns wird beispielsweise oft propagiert, dass das Frühstück die wichtigste Mahlzeit des Tages sei. Das trifft aber nur zu, wenn der Körper auf Zucker angewiesen ist und frühmorgens gleich den ersten Nachschub braucht. Ich werde dir zeigen, wie du deinen Stoffwechsel auf eine gesunde Fettverbrennung umstellen und damit Hungerattacken vermeiden kannst. Das ist auch Paleo: Investieren kann nur der Körper, der aufgeladene Akkus und Energie hat. Der Vorteil besteht darin, dass du Mahlzeiten komplett auslassen kannst, wenn du keine Zeit hast, ohne dass etwas Dramatisches passiert. Unser Organismus ist so beschaffen. Du wirst es erkennen, auch wenn du das erst einmal nicht glaubst.

Apropos Fettverbrennung! Viele zivilisierte Menschen kämpfen mit überflüssigen Kilos und leiden unter den negativen gesundheitlichen Folgen. Mehr als die Hälfte der Erwachsenen in Deutschland sind übergewichtig, und jedes fünfte Kind bringt mehr Kilos auf die Waage als normal. Die Tendenz ist in den Industrieländern kontinuierlich steigend genau wie für Zivilisationskrankheiten!

Diese Erscheinung war weder bei den Steinzeitmenschen, noch bei den heutigen Jäger-Sammlern bekannt. Dies ist eine eindeutige Folge einer mangelnden langfristigen Anpassung des Körpers an die

Der menschliche Körper ist extrem leistungsfähig

westliche Lebens- und Ernährungsweise. Größtenteils hat es mit der Ernährung zu tun, aber im heutigen Alltag verzichten viele auch darauf, dem Körper die aus evolutionärer Sicht nötigen Bewegungsimpulse zu geben.

Der menschliche Körper ist extrem leistungsfähig. Nicht nur können manche Menschen achttausend Meter hohe Berge erklettern, Marathons laufen und schwere Gewichte heben. Sondern wir sind auch zu sehr feinen und differenzierten Bewegungen wie Tanzen, Spielen von Musikinstrumente und vielen Tätigkeiten fähig, die Feinmotorik und perfekte Koordination erfordern. Diese Fähigkeiten machten es dem Steinzeitmenschen möglich, Speere zu fertigen, Höhlenzeichnungen zu kreieren, und dem modernen Menschen, komplexeste Kunstwerke zu schaffen. Ohne diese Möglichkeit hätten wir uns nicht zu dem entwickelt, das wir heute sind. Die Evolution machte uns zu einer fantastischen Kombination aus Hochleistungssportler und feinsinnigstem Künstler!

Leider neigen wir im Alltag dazu, unseren Körper, dieses Wunderwerk der Evolution, regelrecht zu misshandeln durch Büroarbeit im Sitzen, viel Autofahren oder die Benutzung des Aufzugs statt Treppen. Unser innerer Schweinehund bevorzugt stets die bequemere Lösung. Das ist unsere moderne, scheinbar effektive Zivilisation. Und wenn es zur Bewegung oder zum Sport kommt, nutzen viele gar nicht das breite Spektrum der körpereigenen Möglichkeiten aus. Denn das moderate Joggen ist nur die unberührte Oberfläche eines Meeres an Beweglichkeit. Paradoxerweise tritt die Überforderung des Verdauungssystems oft gleichzeitig mit einer Unterforderung des menschlichen Bewegungsapparates auf. Aus evolutionärer Sicht ist diese Kombination die größte Straftat, die man sich selbst antun kann.

Stell dir einfach einmal vor, welche körperliche und mentale Abwechslung eine
Jagd, das Klettern und ein langer Spaziergang im Wald darstellt! Kraft, Schnelligkeit und Koordination, die heutzutage
nur noch wenige Menschen gleichzeitig besitzen, gehörten zu
den normalen Fähigkeiten eines Steinzeitmenschen. Klar, denn
diese brauchte man fast täglich. Schau dich doch einfach einmal
um: Wie viele Menschen verfügen über einen Körper, der diese
Eigenschaften besitzt?

> **Kraft,
> Schnelligkeit und
> Koordination**

Später werde ich auch über eines meiner Lieblingsthemen, das
Barfußgehen, erzählen. Dieses Beispiel zeigt sehr anschaulich,
wie der moderne Mensch sich mit Schuhen von natürlichen,
sehr wichtigen Impulsen isoliert. Verschiedene Wurzeln, flache
oder scharfe Steine, weiches und nasses Gras, die wir unter unseren Füßen ansonsten spüren könnten, sind fast komplett ab-
gedämpft und werden von uns nicht mehr richtig wahrgenom-
men. Fußreflexologen haben schon längst gezeigt, dass in den
Füßen reflektorisch der ganze Körper erreicht wird. Es ist nicht
ohne Grund so, denn wir brauchen diese Impulse, um in Einklang mit der Natur gesund leben zu können. Wir bekommen
viele Informationen auf diesem Kanal. Schuhe anzuziehen ist
für den Körper ein ähnliches Handicap wie für den Geist, wenn
man sich die Augen verbindet.

Auf der dritten, der psychischen Ebene
sind wir ebenso unterfordert. Stress, Hek-
tik, Müdigkeit – deuten diese Symptome
nicht auf eine psychische Überforderung
hin? Doch, klar! Auf der einen Seite wer-

> **Die Fähigkeiten,
> die wir nicht nutzen,
> verkümmern**

den wir ständig mit Informationen, Aufgaben und Erwartungen bombardiert und stark überlastet, andererseits lassen wir gleichzeitig unsere feinen Sinne langsam verkümmern. Wann hast du das letzte Mal im nächtlichen, dunklen Wald Tiergeräuschen gelauscht? Wann bist du das letzte Mal auf Zehenspitzen geschlichen, ohne dass dich jemand hören konnte? Dies sind oft gute, spielerische Erinnerungen aus der Kinderzeit, die aber später im Alltagsleben der Erwachsenen nicht mehr gebraucht werden.

Die Fähigkeiten, die wir nicht nutzen, verkümmern. Unser Gehirn und Nervensystem entwickelten sich für die vielfältigen Anforderungen der Steinzeit, für das Leben in der Natur. Statt etwas sehr sorgfältig beobachten oder wahrnehmen zu müssen, ist die Reiztoleranz des modernen Menschen sehr hoch. Man braucht mehr Leistung im Auto, mehr Action im Kino und Gewalt in Computerspielen. Der permanente laute Geräuschpegel einer Großstadt stumpft den Gehörsinn ab, ein ausgeprägter Geruchssinn ist nicht mehr lebensnotwendig. Das Gehirn ist überflutet mit nicht nutzbaren Informationen, und die feinen Impulse, die die Nervenbahnen trainieren würden, fallen aus.

Dies deutet alles darauf hin, dass wir nicht ganz zu den Bedingungen passen, die wir für uns selbst erschaffen haben. Wenn Übergewicht, Stoffwechsel- und Verdauungsstörungen, psychische Probleme und Zivilisationskrankheiten im Allgemeinen eine steigende Tendenz zeigen, stellt sich die Frage: Sind es nicht wir selbst, die etwas falsch machen?

Zivilisationskrankheiten – der Name ist Programm

Mit den Errungenschaften der Zivilisation treten viele der vor der Industrialisierung häufigen Krankheiten seltener auf, und dank des Fortschritts in der Hygiene und der medizinischen Forschung führen diese weitaus seltener zum Tod.

Während die Errungenschaften aus Forschung und Wissenschaft, die bequeme, ungefährliche und permanente Verfügbarkeit der Nahrung das Todesrisiko auf der einen Seite zu senken scheinen, ist genau dieser Fortschritt verantwortlich für eine Zunahme auf einer ganz anderen, unerwarteten Seite. Es ist nun der Nahrungsüberfluss, der langfristig tödlich wirkt. Plötzlich tauchen in der modernen westlichen, industriellen Gesellschaft in einem immer größeren Ausmaß Krankheitsbilder auf, die bei den Naturvölkern kaum oder gar nicht vorkommen. Zu ihnen gehören unter anderem Übergewicht und Herz-Kreislauf-Erkrankungen, verschiedene Krebsarten, Diabetes mellitus, Bluthochdruck, autoimmune und chronische Erkrankungen, Verdauungsprobleme, Allergien, Alzheimer und sogar psychische Störungen wie zum Beispiel Depressionen. Diese Krankheiten der modernen Industriegesellschaft ruinieren vielen Menschen das Leben, verursachen Leid und Schmerzen oder einen frühen, unerwarteten Tod. Die größte Herausforderung ist, dass diese Entwicklung flächendeckend ist und eine stetig steigende Tendenz zeigt. Betroffen sind keineswegs nur alte Menschen; die spezifischen Krankheitsbilder werden immer öfter auch bei jungen Menschen diagnostiziert.

Ohne es zunächst zu bemerken, wurde auch ich Opfer dieser schleichenden Pandemie des Überflusses und des fahrlässigen Umgangs mit mir selbst.

Über Jahre falsch ernährt

Früher dachte ich immer, dass Krankheit nur alte, schwache Menschen beträfe und meine Gesundheit selbstverständlich sei. Ich war doch schlank, überdurchschnittlich trainiert und Leistungssportler. Was sollte gerade mir schon passieren?

Wie schmerzhaft war es festzustellen, wie sehr ich mich hier irrte! Dass ich mich über Jahre falsch ernährt hatte und so langsam meine Gesundheit ruinieren und mich seelisch überfordern würde, hätte ich mir nie träumen lassen. Es hatte mir auch leider niemand gesagt.

Genau deshalb habe ich dieses Buch geschrieben. Es geht darum, Wissen weiterzugeben, was falsch laufen kann – damit sich jeder für seinen Weg entscheiden kann. So wie ich es getan habe, als ich anfing, paleo zu werden.

Viele von uns schleppen eine tickende Zeitbombe mit sich herum: Übergewicht.

Übergewicht und Fettleibigkeit (Adipositas) sind fast immer die ersten und deutlichsten Warnzeichen. Wenn ein Mensch schon mehrere überflüssige Kilos auf den Rippen hat, ist dies ein Zeichen, dass der Körper unseren genialen Schutzmechanismus, überflüssige Energie in Form von Fett abzulagern, schon sehr oft aktivieren musste. Ein eindeutiges Eigentor, denn für diese Dauerbelastung ist unser Organismus nicht gedacht. Mehr als die Hälfte der Erwachsenen in Westeuropa sind übergewichtig und unsportlich – die Tendenz ist steigend.

Übergewicht ist meistens ein Warnzeichen einer entstehenden Insulinresistenz, die als Vorreiter des Diabetes mellitus gilt. Die Insulinresistenz bedeutet, dass die körpereigenen Zellen weniger auf das Hormon Insulin reagieren, dessen Aufgabe die Steuerung der Zuckeraufnahme in die Zellen ist. Als Folge schüttet die Bauchspeicheldrüse immer mehr Insulin aus, um den Blutzucker zu reduzieren.

Es können viele Jahre vergehen, bis die Schädigung offensichtlich wird und vom Arzt eine Zuckerkrankheit diagnostiziert wird. Vielen ist nicht bekannt, dass weit früher die Vorstufe der Insulinresistenz

Übergewicht ist meistens ein Warnzeichen

schon einen großen Teil der Komplikationen einer Diabetes mellitus mit sich bringt.

Knapp zehn Prozent der erwachsenen deutschen Bevölkerung waren 2009 an Diabetes erkrankt. Dies ist eine Erhöhung von 49 Prozent gegenüber dem Jahr 2000. Ich konnte es anfangs gar nicht glauben, als ich diese Zahlen las. Vor allem, dass die Gesellschaft, Ärzte und Krankenkassen so wenig dagegen zu tun scheinen. Der Schaden durch steigende Gesundheitskosten geht in die Milliarden. Da die Zahlen der bereits diagnostizierten und erfassten Diabeteserkrankungen nur die Spitze des Eisbergs sind, können wir lediglich vermuten, wie viele Menschen schon im Vorstadium sind. Da rollt eine Lawine auf uns zu. Ich kann es nicht oft genug wiederholen: Schon im Vorschulalter, in den Familien und Schulen sollte diese unstrittige Wahrheit unseren Kindern vermittelt werden. Überflüssiges Körperfett ist nicht die alleinige Ursache der Zuckerkrankheit, sondern ein Zeichen und eine schreckliche Warnung vor den Folgen einer oft jahrzehntelangen Fehlernährung.

Unsere Fettpolster belasten uns nicht nur durch Übergewicht, sondern zerstören auch Knochen und Gelenke. Zusätzlich vergiften sie uns, denn große Fettpolster schütten unter anderem entzündungsfördernde Botenstoffe aus. Dadurch steigt das Risiko für Herz-Kreislauf-Erkrankungen und chronische Entzündungen, und Letztere sind der beste Nährboden für Krebs, denn sie schwächen und überreizen durch die Dauerbelastung unser Immunsystem.

Ungefähr vierzig Prozent der Menschen in Westeuropa sterben an Herz-Kreislauf-Erkrankungen und fünfundzwanzig Prozent an Krebs. Allein diese zwei Gruppen stellen insgesamt zwei Drittel der Todesfälle dar, während man unter den Naturvölkern kein solches hohes Vorkommen beobachten kann. Zwar kann ein immer größer werdender Anteil der Krebserkrankungen geheilt werden, aber das Auftreten der bösartigen Tumoren passiert häufiger denn je. Die Prognosen sehen schlecht aus; in Europa, aber auch in der ganzen Welt wird die Anzahl der Betroffenen in den nächsten Jahren weiter ansteigen.

Der Zusammenhang zwischen Übergewicht und anderen Zivilisationskrankheiten zeigt deutlich, dass der Mensch nicht zu seinen aktuellen Lebensbedingungen passt. Unsere Berufswelt zwingt uns ein Leben auf, für das der Mensch nicht geschaffen wurde. Wir Menschen leben durch Bewegung. Nahrung hatte in all den Jahrtausenden nur den Sinn, den Energiebedarf zu decken, den wir für diese Bewegung – die Suche nach Nahrungsmitteln oder Flucht – benötigt haben. Heute bewegen wir uns, angekettet an Computer und Schreibtische, viel zu wenig – und wir essen nicht aus Hunger, sondern versuchen, unseren Frust über diesen unbefriedigenden Zustand zu kompensieren. Nahrung ist damit zu einer Ersatzbefriedigung, einer Art Droge geworden – von einem Nahrungs- zu einem Beruhigungsmittel. Gewaltige Diäten, Pillen und Wundermittel mögen vielleicht kurzfristig helfen, lösen aber unser grundsätzliches Problem nicht, dass wir unser Leben und unsere ganze Ernährung umstellen und unseren tatsächlichen Bedürfnissen anpassen sollten.

Eine Richtung, wohin wir gehen sollten, kann unser Paleo-Code weisen, um den es hier geht.

Autoimmunerkrankungen sind eine Art Flächenbrand im Körper. Starke und dauerhafte Entzündungen vergiften uns nicht nur körperlich, sondern beeinflussen auch unsere Psyche negativ. Und zusätzlich lösen sie weitere Entzündungsherde aus. Darm, Gelenke, Augen, Schilddrüse, Bauchspeicheldrüse und viele weitere Organe können davon betroffen sein. Bei ungefähr vier Millionen Deutschen sind Autoimmunerkrankungen diagnostiziert, es sind aber wahrscheinlich mehr. Auch in diesem Bereich steigt die Häufigkeit kontinuierlich an.

Immer mehr scheint sich durch die medizinische Forschung zu verdeutlichen, dass eine der Hauptursachen für den Ausbruch chronischer Entzündungen eine nicht artgerechte Ernährung ist. Unser Darm ist eines der wichtigsten Organe unseres Körpers. Hier wird dafür gesorgt, dass Nahrung in mikroskopisch kleine Teile zerlegt und im Körper aufgenommen wird für Energie, Wachstum und optimale Funktion. In dieses äußerst filigrane System stopfen wir oft nach Lust und Laune wahllos Zucker, Alkohol, industrielles Essen mit Zusatzstoffen und alle möglichen Arten von Schadstoffen hinein. Wir erwarten selbstverständlich, dass unser Verdauungsapparat alles klaglos schluckt und verarbeitet. Aber wehe, wenn der eigentlich gutmütige Verdauungstrakt eines Tages streikt.

Schmerzen im Verdauungstrakt, Blähungen, Verstopfungen, die sich mit Durchfällen abwechseln, sind die häufigsten Symptome dafür, dass etwas aus dem gesunden Gleichgewicht geraten ist. Schon der berühmte griechische Arzt des Alter-

Das Reizdarmsyndrom betrifft viele Menschen

tums, Hippokrates, äußerte: »Der Tod sitzt im Darm.« Da immer mehr Krankheiten auf die Ernährung zurückzuführen sind, ist dieser Satz heutzutage besonders zutreffend. Das Reizdarmsyndrom betrifft viele Menschen, aber die genauen Zusammenhänge der Wirkung sind kompliziert und noch nicht ausreichend erforscht. Zudem ist eine schlechte Verdauung – Blähungen vor allem und Durchfall – ein Tabuthema. Niemand redet gern über seinen letzten Gang auf die Toilette.

Diabetes, Autoimmunerkrankungen, Osteoporose, Demenz und Rheuma sind nur ein paar Diagnosen, die Ärzte ihren Patienten immer häufiger stellen. Kritikern, die auf die Gefahren der allgemein steigenden Erkrankungen in unserer Gesellschaft hinweisen, wird oft entgegengehalten, dass allein die deutlich höhere Lebenserwartung gegenüber unseren Vorfahren der Grund für die dramatische Entwicklung bei den Zivilisationserkrankungen sei. Netter Versuch, aber es bleibt trotzdem nur eine der größten Lügen der Statistiker. Altersdiabetes, Krebs und Herz-Kreislauf-Erkrankungen, die immer früher und häufiger auftreten? Das spricht deutlich gegen diese Annahme. Der Homo sapiens – den heutigen Naturmenschen ähnlich – konnte ein hohes Alter erreichen, ohne unter Zivilisationskrankheiten leiden zu müssen. Dazu mehr an anderer Stelle des Buches.

Zusätzlich warnen Forscher und Statistiker, dass die heutigen, jüngeren Generationen möglicherweise erst nach langer Zeit einer rückläufigen Lebenserwartung gegenüberstehen müssen. Ist denn nicht viel eher die Qualität des Lebens als die Länge wichtig? Wer will mit sechzig noch zwanzig Jahre unter verschiedenen Krankheiten leiden, am Leben gehalten durch aufwendige medizinische Therapien und Medikamente?

Die Statistiken und der gesundheitliche Zustand der westlichen Gesellschaft sind gemessen an deren technischen und medizinischen Fortschritt erschreckend und gleichzeitig sehr ernüchternd. Besonders für denjenigen, der einen realistischen Ausblick in die Zukunft hat und die Tendenzen sieht. Trotz modernster Technologie, nie gesehener Fülle und fast endlosen Möglichkeiten marschieren wir in eine Zukunft, wo die Schlacht gegen chronische Krankheiten der moderne Überlebenskampf ist. Die Medizin gibt sich alle Mühe, neue Methoden, Therapien und Medikamente zu erforschen und zu entwickeln. Das ist völlig in Ordnung, aber im Endeffekt sinnlos, wenn unsere Ernährung und unser Lebensstil immer mehr von der natürlichen Weise abweichen und Krankheiten begünstigen.

Vor allem: Die Kosten im Gesundheitswesen explodieren. Noch schlimmer aber ist, dass wir Milliarden verschleudern, um einen Zustand zu heilen, den wir selbst verursachen. Wir sollten stattdessen viel früher ansetzen: in der Prävention, um Krankheiten zu vermeiden. Unser Gesundheitssystem ist darauf ausgerichtet, kranke Menschen zu behandeln – manchmal ihr Leben lang —, und nicht darauf, dass Menschen gar nicht erst krank werden. Wäre es denn im Interesse der großen Konzerne, wenn wir durch eine natürliche Lebensweise langfristig gesund wären? Mit Sicherheit nicht.

Die Medikamente, die ich damals gegen meine Krankheit verschrieben bekommen hatte, kosteten im Monat ungefähr so viel, wie ich für Essen ausgegeben habe. Seit ich paleo bin, habe ich fast überhaupt kein Geld mehr für Medikamente ausgegeben. Und hier liegt mit Paleo eine der kostengünstigsten Methoden überhaupt vor uns: Gesundheit durch eine artgerechte,

Gesundheit durch eine artgerechte, evolutionsbasierte Ernährung

evolutionsbasierte Ernährung! Die westliche Wissenschaft beginnt langsam umzudenken, ebenso die Politik unter dem Kostendruck der kollabierenden Gesundheitssysteme. Dennoch sehen die meisten den Wald vor lauter Bäumen nicht. Sie wissen, dass sich etwas ändern muss, begreifen jedoch nicht, dass jeder bei sich selbst und sofort ansetzen kann: in der Ernährung, weil die Lebens- und Essgewohnheiten der heutigen modernen Menschen meilenweit von dem ursprünglichen, natürlichen Homo-sapiens-Zustand entfernt liegen. Und ursprüngliche, Jahrhunderttausende lang herrschende Lebensbedingungen sind wahrscheinlich keine Ursache für neue, immer häufiger vorkommende gesundheitliche Probleme.

Die Zivilisationskrankheiten werden von den veränderten Lebensbedingungen der Zivilisation verursacht.

Eine interessante Frage dabei ist, ob diese Krankheiten, genau wie unser Paleo-Code, in uns genetisch angelegt sind oder ob es »nur« unsere Lebensweise ist, die diese hervorruft? Es gibt kein klares Ja oder Nein. Die genetische Neigung kann oft ermittelt werden, was aber nicht automatisch heißt, dass alles vorprogrammiert und unvermeidbar ist. Ganz im Gegenteil. Durch deine Ernährung und deinen Lebensstil kannst du aktiv gegensteuern. Du bestimmst es tatsächlich, wie du dein Leben führst und welche Chance du einer Krankheit einräumst, dich zu besiegen! Dein eigenes Schicksal in die Hand zu nehmen – und kein Fatalist zu sein – bringt immer positive Folgen. Es wäre der erste Schritt, gesund zu bleiben und Krankheiten zu heilen.

Wir sollten uns nicht als Opfer sehen, sondern unseren Körper besser verstehen und ihm geben, was er braucht. Das genau bietet Paleo.

Um die Hintergründe der Paleo-Philosophie besser verstehen zu können, beschreiten wir der Reihe nach drei unterschiedliche Tore in die Paleo-Welt. Das erste Tor soll dich von deinen Vorurteilen gegenüber den Menschen der Steinzeit befreien. Wenn wir das zweite Tor passieren, lernen wir viel über heutige Naturvölker, die als moderne Botschafter der Steinzeit gelten. Und das dritte Tor öffnet den Blick auf eine neue, von Pharmakonzernen unabhängige, evolutionäre Wissenschaft.

<h2 style="text-align:center">Das erste Tor:
Irrtümer und Vorurteile über
unsere Vorfahren</h2>

Wieso sollen die Steinzeitmenschen, die in Höhlen wohnten und mit Fellen bekleidet waren, heute noch irgendeinen Einfluss auf uns Menschen des 21. Jahrhunderts haben? Sie lebten kurz und hatten einen gewaltsamen Tod. Genauso habe ich diese Epoche der Menschheitsgeschichte immer abgetan: als primitiv, brutal, unwichtig, und Gott sei dank vorüber. Als ich mich jedoch auf die Suche nach Hilfe und Heilung meiner Krankheit machte, stieß ich immer wieder auf Erkenntnisse, die das Gegenteil bewiesen. Bücher und Studien, die erklärten, warum beispielsweise die Lebenserwartung nicht mit dem häufigsten Todesalter zu vertauschen ist.

Es traten plötzlich Fakten zutage, von denen ich vorher nichts geahnt hatte. Fakten, die mich überraschten und neugierig machten, sodass ich begann, dieses

Ich trage das Paleo-Gen in mir

erste Tor zu öffnen – das Tor zu der Geschichte meiner Vorfahren. Denn genau das sind die Steinzeitmenschen – das andere Ende einer unglaublich langen Kette von Ahnen, die von mir bis in die Urzeit der Menschheit reicht. Das war eine der ersten überraschenden Erkenntnisse: Ich war, ob ich wollte oder nicht, mit diesen keulenschwingenden »Primitiven« genetisch verwandt und dadurch mit ihnen durch die Jahrtausende verbunden. Ich trage das Paleo-Gen in mir. Selbst wenn ich ein noch so überzeugter Anhänger von moderner Technik und Wissenschaft bin: Ich fühlte mich magisch von einer Zeit angezogen, die mir ähnlich fremd schien wie die Welt der Dinosaurier. Die späteren, schon modernen Steinzeitmenschen, die sich viel unter dem freien Himmel bewegten, in einer natürlichen Weise lebten und dabei noch interessante kulturelle Fußabdrücke hinterließen, schienen nicht mehr so fremd und urig zu sein.

Den Paleo-Code entschlüsseln

Was ich in den Büchern und Studien las, war so einfach, klar und überzeugend, dass ich mich fragte, warum mir das niemand, geschweige einer meiner Ärzte, vorher gesagt hatte.

In den folgenden Wochen begann ich, den Paleo-Code zu entschlüsseln, was für mein Leben und meine Gesundheit weitreichende Folgen haben sollte. Ich entdeckte, dass es weltweit eine kleine, aber ständig und besonders dynamisch wachsende Gemeinde gab, der es genauso ergangen war wie mir. Menschen, die auf der Suche waren nach Heilung, nach besseren Konzepten und einem Mittel, das, richtig angewendet, besser heilt als modernste Technik und teure Medizin – eine Ernährung und Lebensweise nach unserem Paleo-Code.

Die erste Lektion, die ich lernte, war: Vergiss alles, was du bisher über unsere Vorfahren gedacht hast, und lass alle Vorurteile los. Stell dir vor, wie du vor zwanzigtausend Jahren gelebt hättest. Male dir aus, dass du Hunger hast und auf der Jagd bist, Beeren und Pilze sammelst oder beim Lagerfeuer mit deinen

Stammesangehörigen abends kochst und singst. Vermutlich wirst du feststellen, dass sehr viel, was du über die Steinzeit zu wissen glaubtest, falsch ist.

Irrtum Nr. 1:
Steinzeitmenschen lebten
nicht länger als fünfundzwanzig Jahre

Dieser Irrtum ist der verbreitetste in Bezug auf die Steinzeitmenschen: Die Bedingungen in der freien Natur wären so ungünstig gewesen, dass es unmöglich gewesen sei, ein hohes Alter zu erreichen. Das hört und liest man immer wieder. Das stimmt jedoch nicht, und ich muss über die falsche Interpretation der Statistiken immer ein wenig lächeln. Der grundsätzliche Fehler dabei ist, ein erreichbares Alter mit dem statistischen Mittelwert, der allgemeinen Lebenserwartung, zu verwechseln. In Letzterem wird die häufige Kindersterblichkeit und der frühzeitige Tod durch Infektionen und entzündete Wunden mit eingerechnet. Was natürlich wenig mit dem höchsten tatsächlich erreichten Alter zu tun hat, wenn diese Faktoren mal glücklicherweise – oder durch medizinische Versorgung – nicht ins Spiel kommen.

Viel wichtiger wäre es daher, nicht den Mittelwert der allgemeinen Lebenserwartung heranzuziehen, sondern das häufigste Sterbealter. Wenn man diesen Wert berücksichtigt, erlebt man plötzlich eine Überraschung.

Schon aus den steinzeitlichen Funden lässt sich eine völlig andere Erkenntnis ableiten, nämlich dass Steinzeitmenschen durchaus ein hohes Alter erreichen konnten, wenn sie die kritische Periode von Geburt und den ersten Jahren ihrer Kindheit überlebt hatten. Kindersterblichkeit drückt eben den Mittelwert der allgemeinen Lebenserwartung aus. Schauen wir uns also jetzt das häufigste Todesalter jener Menschen an, welche die ersten Kindheitsjahre überlebt haben. Starben sie alle mit fünfundzwanzig Jahren einen plötzlichen Tod? Mitnichten!

Außer den steinzeitlichen Funden gibt es einen nachhaltigen Beweis für diese These einer hohen Lebenserwartung auch bei den Urvölkern. Es sind ausgerechnet die heute noch isoliert von der Zivilisation auf steinzeitlichem Entwicklungsstand lebenden Naturvölker unserer Erde. Ich gehe später im Buch noch intensiver auf diesen Aspekt ein. Aber hier sei schon mal gesagt, dass nach den jüngsten Forschungen das häufigste Todesalter bei den Naturvölkern sehr oft weit über sechzig Jahren liegt. Diese wissenschaftlichen Erkenntnisse stammen von den Forschern Michael Gurven und Hillard Kaplan. Sie nahmen moderne Jäger-Sammler unter die Lupe und zeigten, dass unter diesen Völkern das häufigste Todesalter bei zweiundsiebzig Jahren liegt. In Europa liegt dieser Wert zwischen achtzig und fünfundachtzig Jahren.

Ohne Ärzte und Intensivmedizin

Ein riesiger Fortschritt und großer Sieg der glänzenden Zivilisation gegenüber den einfachen Naturmenschen? In Sachen Kindersterblichkeit schon, aber ansonsten? Es zeigt doch im Gegenteil, dass die Naturmenschen ganz ohne Ärzte und die Intensivmedizin moderner Krankenhäuser nur unwesentlich früher sterben als Menschen unserer hoch entwickelten Zivilisation. Wie alt würden wir in unserer zivilisierten Welt werden, wenn wir keine Ärzte hätten, die uns am Leben hielten? Ein Trauerspiel angesichts der Milliarden Euro schweren Etats der Krankenkassen und des Gesundheitssektors, wenn Naturvölker ohne all das fast genauso alt werden wie moderne Menschen heute. Und zwar allein durch eine angepasste, natürliche Ernährung und ein naturgemäßeres Leben im Einklang mit der Natur. Was läuft hier in unserer modernen Zivilisation schief? Dies ist eine der für mich fundamentalsten Erkenntnisse auf meinem Weg, der mich nach vielen Fragen und Zweifeln zu Paleo brachte.

Allein die Tatsache, dass ich im Dschungel bei natürlicher Ernährung annähernd dasselbe Lebensalter erreichen kann wie mitten in Europa, war für mich ein Grund mehr, mich mit den einfachen Lebens- und Ernährungsbedingungen unserer Paleo-Vorfahren genauestens auseinanderzusetzen. Wie hoch ist das Potenzial nicht ausgeschöpfter Lebensjahre, würde ein Paleo-Mensch mit seinen Ernährungsgewohnheiten sowie mit ärztlicher Versorgung bei lebensbedrohlichen Verletzungen aufwachsen? Vermutlich wäre es weitaus höher als der Schnitt, den wir Zivilisationsgeschädigte heute erreichen.

Außerdem war in der Steinzeit die Möglichkeit, ein hohes Lebensalter zu erreichen, eine wichtige Bedingung für das Überleben der ganzen Sippe. Laut Evolutionsbiologen hat das hohe Lebensalter der Großeltern und besonders der Großmütter die wichtige Funktion, die Enkel betreuen zu können und dadurch die Chance für ihr Überleben deutlich zu erhöhen. Auch die Menopause, nehmen Forscher heute an, hat sich aus demselben Grund entwickelt. Statt dem hohen Risiko einer späten Geburt ausgesetzt zu werden, kann sich die nicht mehr fruchtbare Frau verstärkt dem Schutz und der Erziehung der Kinder und Enkelkinder der Sippe widmen. Das Gebären übernimmt die folgende Generation fruchtbarer Frauen. Diese Fürsorge für den Nachwuchs bringt der Sippe insgesamt deutlich mehr Vorteile, als durch die Unfruchtbarkeit verloren geht. Diesen Effekt bezeichnet die Forschung als die »Großmutter-Hypothese«. Sie erklärt, warum der menschliche Körper auf ein langes Leben eingerichtet ist – nämlich als Selbstschutz, um das Überleben der Sippe zu sichern. Der Code eines langen Lebens steckt in uns. Wir müssen ihn nur entschlüsseln und in unserer modernen Zivilisation richtig einsetzen. Auf dieser Basis kannst du gleich deine Einstellung zu deiner Großmutter neu überdenken!

Nach allem, was wir heute aus den Funden schließen können, waren Urmenschen von ihrer Statur her recht groß mit starken Knochen und robusten und athletischen Körpern. Wie hätten sie sonst die nötige Fitness für längere Wanderungen von täglich zehn bis fünfzehn Kilometern oder die Angriffslust und Kraft für die Jagd gehabt? Der ganze Körper war auf Dynamik ausgerichtet, auf Bewegung, um Nahrung zu sammeln, zu jagen oder zu fliehen. Der Körper und seine Fähigkeit zu schnellen Bewegungen war einer der wichtigsten Faktoren im Überlebenskampf.

Irrtum Nr. 2:
Steinzeitmenschen
aßen ausschließlich rohes Fleisch

Auch dies ist ein weitverbreitetes Vorurteil und von der modernen Forschung längst widerlegt. Eine neue wissenschaftliche Fundstelle in El Salt in Alicante, Spanien, verrät uns, dass die Neandertaler neben tierischer Nahrung auch anderes verzehrten – sie waren echte Allesfresser. Laut einer wissenschaftlichen Analyse des fossilen Neandertaler-Stuhls war die menschliche Nahrung vor fünfzigtausend Jahren sehr abwechslungsreich. Außer Fleisch aßen sie je nach Region Gemüse, Knollen, Beeren und Nüsse in größeren Mengen. Dies sind Beweise einer sehr vielseitigen und aus Paleo-Sicht wirklich ausgewogenen Ernährung. Auch andere Funde unterstützen diese These und belegen, dass der Homo erectus vermutlich schon seit mehr als siebenhunderttausend Jahren die Eigenschaften des Feuers nutzte, um sich zu wärmen, um Nahrung zu garen und sie genießbar und besser verdaulich zu machen. Gebratenes Fleisch, gekochte Gemüse und Knollen sind für den menschlichen Organismus einfacher zu verdauen, und dadurch ist eine effektivere Energiegewinnung möglich.

Gorillas zum Beispiel, unsere uralten Freunde und genetisch verwandt mit dem Menschen, sind die perfekten Pflanzenfresser. Sie essen überhaupt kein Fleisch, sondern vertilgen ausschließlich Unmengen von faserigen Gemüsesorten, Baumblätter und Früchte. Trotzdem sind sie alles andere als Spargel-Tarzans, sondern wendige, hochenergetische Muskelprotze mit enormer Kraft und dem Bauch eines Dschungel-Buddhas. Wie erreicht der Gorilla diese Statur mit rein veganer Nahrung? Allein durch seinen Bauch und dem dahinter liegenden Verdauungstrakt.

Oft wird daher behauptet, dass wir Menschen, da wir Abkömmlinge menschenartiger Lebewesen wie den Gorillas – sogenannte Herbivoren – sind, demselben Nahrungsplan der Menschenaffen folgen und uns ausschließlich vegan ernähren sollten. Wenn die Urmenschen aber diesen Rat befolgt hätten, wären wir vermutlich nicht da, wo wir heute stehen – mit allen Vor- und Nachteilen. Denn das Problem ausschließlich pflanzlicher Nahrung besteht darin, dass Gorillas jeden Tag ungefähr zwölf Stunden mit Essen verbringen, um satt zu werden, und dafür einen, verglichen mit dem des Menschen, gigantischen Verdauungsapparat benötigen. Die Unmengen an faserigem Gemüse, Gräsern und Blättern lassen sich jedoch nur mit hohem Aufwand im Gorilla-Darmtrakt in verwendbare Muskelenergie umwandeln. Allein der Verdauungsprozess kostet den Gorilla mehr als fünfzig Prozent der aufgenommenen Nahrungsenergie. Das heißt, er muss schon mal das Doppelte an Nahrung zu sich nehmen, um seinen Nahrungsbedarf überhaupt verdauen zu können und genügend Energie für andere Tätigkeiten zu haben.

Wir Menschen kommen im Vergleich mit deutlich unter zehn Prozent Verdauungsenergie sehr gut aus. Die menschliche Verdauung arbeitet also deutlich effizienter, was die Energieausbeute anbelangt, und stellt daher für andere Körperfunktionen leichter und schneller viel mehr Energie zur Verfügung wie zum Beispiel für das energieintensivste Organ des menschlichen Körpers, unser Gehirn, das etwa zwanzig Prozent der gesamten körperlichen Energie verbraucht. Hier wird schnell klar: Beim Spagat zwischen großer Gorilla-Wampe und großem menschlichem Gehirn musste es irgendwann zur Entscheidung kommen. Zulasten des Gorillas – und zugunsten des Menschen.

Eine Nahrung mit höherer Nährstoffdichte und einer höheren Konzentration an Energie – unter anderem Fleisch – war für unsere Vorfahren nicht nur nötig, um ein großes Gehirn zu entwickeln, sondern auch, um lange Distanzen überwinden zu können und vor allem Zeit für andere interessante Dinge außer dem Essen zu finden. So entstanden Schritt für Schritt Kunst und Kultur. Während der Gorilla unendlich große Mengen an Nahrung zuführen muss, um seinen Energiehaushalt zu decken, war es für den Menschen also ein Überlebensvorteil, einfach schneller und länger satt zu werden. Unsere Allesfresser-Ernährung und das Kochen führten uns tatsächlich an die Spitze der Nahrungskette und machten uns zum denkenden, sozialen und leistungsfähigen Lebewesen, das die Welt beherrscht – und leider auch zerstört wie beispielsweise die Welt der Gorillas.

Irrtum Nr. 3:
Das Leben der Steinzeitmenschen war ein permanenter Überlebenskampf

Wahrscheinlich hat sich deine Sichtweise auf unsere Vorfahren bereits ein wenig geändert. Dass sie ständig um ihr Leben kämpfen mussten, der Natur schutzlos ausgesetzt waren und stets in Gefahr schwebten, zu verhungern oder einen gewaltsamen Tod zu sterben, ist ein weiteres Vorurteil. Der feinsinnige Homo sapiens, der moderne Mensch, hätte keine Zeit und Möglichkeit gehabt, ein kulturelles Leben inklusive Tanzen, Ritualen, Kochen und Kunst auszuüben, wenn die Lebensbedingungen täglich derart lebensfeindlich gewesen wären. Es sind wiederum wichtige und aufschlussreiche Funde ähnlich wie in Göbekli Tepe, die über diese bunte und kulturell hochinteressante Lebensweise eindeutig berichten.

Es gab in der Frühzeit anscheinend in den meisten Fällen ausreichend Ressourcen, dass sich die Steinzeitmenschen täglich im Schnitt nicht mehr als drei bis vier Stunden um ihre Nahrungsbeschaffung und deren Zubereitung kümmern mussten. Eine Jagd fand vermutlich auch nicht jeden Tag statt. Es gab Tage mit viel oder wenig Nahrungssuche und Arbeit rund um das Lager. Die Paleos hatten also genügend Freizeit – manche sagen dazu Langeweile –, die sie für Spiele, Kultur, das Fertigen von Kosmetik und rituellem Körperbemalen oder sogar zum Ausruhen nutzen konnten. Manchmal erwische ich mich bei dem romantischen Gedanken, das Leben der Frühzeit könnte lockerer und entspannter gewesen sein als heute.

Aber vermutlich ist das nur eine Illusion. Definitiv aber war das Leben direkter, naturverbundener und mit Sicherheit auch sinnhafter, weil keine der Tätigkeiten abstrakt war und ohne konkretes Ergebnis blieb, das man anfassen konnte. Ständiger Arbeitsstress, ein Alltag geprägt von einem Informationsgewitter, To-do-Listen und Terminplänen so wie heute waren den Steinzeitmenschen unbekannt. Das Leben war zwar körperlich anstrengender, aber aus unserer heutigen Sicht sicher viel erfüllter. Diese Annahme bestätigen wissenschaftliche Studien über das Lebensgefühl der heutigen Naturvölker. Darüber wirst du gleich mehr lesen können.

Irrtum Nr. 4:
Steinzeitmenschen waren
primitive und bestialische Lebewesen

Mit der Keule zulangen und wahlweise das Mammut oder die Frau in die Höhle schleifen, das, so viel ist sicher, gibt es nur in Karikaturen und hat mit der Frühzeit der Menschen so rein gar nichts zu tun. Auch unsere Vorfahren besaßen eine Kultur: religiöse Vorstellungen, soziales Verhalten in der Gemeinschaft und entsprechende Gesetze und Riten, denen sich die Gemeinschaft unterwarf. Vor ungefähr fünfzigtausend Jahren fand ein relativ großer Sprung in der menschlichen Kultur statt: Symbolisches und abstraktes Denken manifestiert in zahlreichen Skulpturen sowie Höhlenzeichnungen, die Entwicklung der menschlichen Sprache, das Anfertigen von Schmuck, neue und spezielle Jagdtechniken zeugen davon, dass der Mensch in dieser Zeit schon nicht nur körperlich, sondern auch geistig fit und hochinnovativ war. Mit jeder neuen Forschung stellen wir fest, dass sie viel weiter waren, als wir früher dachten! Angelhaken, Tierfallen, Stricknadeln, differenzierte Werkzeuge und Waffen sind nur ein paar Beispiele der späteren steinzeitlichen Spitzentechnologie. Es handelte sich dabei um praxisorientierte

Erfindungen, die wir heute noch in fast jedem Haushalt finden. Alles diente dazu, die Lebenschancen zu verbessern. Das Entstehen der menschlichen Sprache hatte den wichtigen Zweck, die Kooperation während der Jagd zu verbessern. Eine bessere Kommunikation bedeutete mehr Nahrung. Mehr Nahrung verhieß eine bessere Ernährung, und diese führte zu mehr Nachwuchs. Dadurch waren die Grundlagen für das Bevölkerungswachstum und die Ausbreitung der Menschen über die gesamte Erdkugel geschaffen.

Dies war nun ein kleiner Einblick in das steinzeitliche Leben, um wenigstens ein paar der grassierenden Irrtümer über diese Epoche auszuräumen. Ich habe das Gefühl, dass in dem einen oder anderen dieser Irrtümer, die den Steinzeitmenschen abwerten und uns voller Hochmut als so unglaublich überlegen vorkommen lassen, die Ängste des modernen Zivilisationsmenschen mitschwingen. Die Angst vor dem archaischen Lebensprinzip der Steinzeit, sich mittels körperlicher Kraft selbst das Überleben sichern zu müssen, Nahrung nicht einfach im Supermarkt zu kaufen, sondern in der Natur sammeln, jagen und zubereiten zu müssen. Es ist die Frage, ob wir heutzutage der Natur, die wir mit unseren ganzen Technologien zu beherrschen glauben, überhaupt noch gewachsen wären, so ganz ohne Kreditkarte und Smartphone. Wie wäre es, wenn wir heute mittels einer Zeitmaschine einem Steinzeitmenschen direkt begegnen könnten? Würden wir diesen ersten Menschen als völlig Fremde gegenübertreten oder würden wir nach kurzer Zeit feststellen, dass wir vielleicht doch Gemeinsamkeiten haben? Dass sich im Laufe der Jahrhunderttausende außer der Technik wenig geändert hat in unseren Grundbedürfnissen nach Nahrung, Liebe, Geborgenheit? Vermutlich.

Ich denke, wir würden uns nach kurzer Zeit mit ihm als Lehrmeister in der Steinzeit wieder zurechtfinden und jagen, Feuer machen und essen. Man muss nur mal eine Runde Männer beim Grillen beobachten, ihre glücklichen und zufriedenen Gesichter, wenn das Fleisch auf dem Rost brutzelt – dann weiß man, die Rückkehr in die Steinzeit würde funktionieren. Nur eben ohne Bier. Das müsste erst erfunden werden.

Wir alle tragen den Paleo-Code noch in uns. Aber wie wäre es umgekehrt? Hält es irgendjemand für wahrscheinlich, dass ein Steinzeitmensch den technischen und mentalen Anforderungen der modernen Dienstleistungswelt gewachsen wäre? Wie lange würde er diesen Speed ertragen, ohne zu verkümmern oder durchzudrehen? Wir können uns zurückerinnern an die Natur, die Geborgenheit, die wir fühlen, wenn wir einen Tag draußen waren, wandern, Ski fahren oder unterwegs im Boot auf einem Fluss. Fast jeder von uns kennt die Sehnsucht nach solchen Momenten.

Mit einem Bein schon im Burn-out

Aber sehnen wir uns nach Technik, Autobahnstau, Rushhour, dem Stress einer Präsentation und neuen Computersystemen? Diese Frage geht direkt an uns: Wie lange halten wir das noch aus? Viele von uns sind bereits mit einem Bein schon im Burn-out! Wie lange sind wir noch bereit, das mitzumachen, im Wissen, wie sehr wir uns und auch unsere Umwelt ausbeuten und schädigen? Wir sollten ein Stück Steinzeit wieder zurückgewinnen, um den Paleo-Code zu entschlüsseln, Verlorenes, Vergessenes für uns zurückerobern – zurück zu unseren Wurzeln, zu einem erfüllten Tag, der uns mehr Leben schenkt.

Nachdem einige dieser Irrtümer über die Frühzeit des Menschen ausgeräumt werden konnten und wir die Evolution, Mensch und Natur mit klarem Kopf analysieren können, öffnen sich neue hoffnungsvolle Wege und Möglichkeiten für uns. Sie nennen wir jetzt Paleo. Warum sollen wir nicht das Gute der Steinzeit, ihren Code, nutzen, wenn wir seine Grundwahrheit bereits entschlüsselt haben? Unter anderem eine naturgerechte Nahrung und ein naturgerechtes Leben. Was das bedeutet, darum geht es in diesem Buch, das neugierig machen und eine Einführung in das Paleosein geben soll. Paleo, dessen einzige Wahrheit bedeutet, dass wir virtuell noch einmal ganz weit zurück in unsere Vergangenheit müssen, damit wir ganz schnell in eine Zukunft gelangen, die lebenswerter, erfüllter und gesünder für uns selbst sein wird.

Damit haben wir jetzt das erste Tor passiert. Noch zwei weitere warten auf uns, und ich kann dir versprechen, dass du nach dem letzten es kaum abwarten wollen wirst, deine persönliche Paleo-Seite kennenzulernen.

Das zweite Tor:
Die geheimnisvollen
Botschafter der Steinzeit

Wer die Idee hinter Paleo einmal richtig verstehen möchte, studiert nicht nur die uralten Funde wie Skelette oder sogar die fossilen Stuhlgänge. Zwar sind sie hochinteressant und lehrreich, liefern aber leider relativ wenig Information über die mysteriöse steinzeitliche Welt, den Lebensstil und Alltag ihrer Bewohner. Es bietet sich eine andere fantastische Möglichkeit an, Menschen unter steinzeitlichen Bedingungen zu beobachten; die heutigen Naturvölker. Mit ihnen meine ich jetzt natürlich nur diejenigen, die isoliert von der Zivilisation als Jäger-Sammler leben. Unseres Wissens gibt es nur noch etwa 230 verschiedene. Sie sind oft vom Aussterben bedroht, da die Zivilisation in ihre Jagd- und Sammelreviere eindringt.

Lass dein Smartphone auf dem Tisch liegen, deinen Computer ausgeschaltet und steige in deiner Fantasie in ein Flugzeug ein und begib dich zum Ende der Welt, um die letzten versteckten Urmenschen im Urwald oder in der Savanne zu finden. Verschiedene Völkergruppen zum Beispiel aus dem Amazonasgebiet, die !Kung aus der Kalahari-Wüste, die Hadza aus dem Serengeti-Plateau, die Inuit in der Arktis und die Kitawa auf einer Insel in Papua-Neuguinea bringen tatsächlich eine wichtige Botschaft aus der Steinzeit mit.

Die sorgfältigen und präzisen Untersuchungen vom schwedischen Medizinprofessor Staffan Lindeberg bei den Kitawa verraten uns sehr interessante Sachen. Stell dir eine Gesellschaft vor, in der Herz-Kreislauf-Krankheiten unbekannt sind, wo die ältesten Menschen hundert Jahre alt werden, ohne unter Demenz, Diabetes und Osteoporose zu leiden. Wo die Anzahl der sogenannten Senioren auffallend hoch ist und sie bis zum Ende ihres Lebens körperlich und geistig aktiv bleiben. Das ist weder Fiktion noch reine Fantasie. Das sind die Kitawa.

Dieses Naturvolk ist aber nicht das einzige, bei dem die Lebenserwartung der über Fünfzigjährigen genau so hoch liegt wie bei den Westeuropäern. Diese Beobachtung dementiert ebenfalls den weitverbreiteten Irrtum bezüglich des Todesalters unter steinzeitlichen Bedingungen. Da ihr Leben gefährlicher ist als das der westlichen Menschen und weil die Kindersterblichkeit recht hoch ist und sie wenig bis keine medizinische

Versorgung haben, sterben diese Menschen oft in frühen Jahren. Aber das Fehlen von schmerzhaften Zivilisationsschäden, optimale Gesundheit und Fitness selbst bei den älteren Kitawa liefern uns ein gutes Vorbild. Was würde passieren, wenn wir ihren Lebensstil und ihre Ernährungsweise mit moderner medizinischer Versorgung kombinierten?

Natürlich gibt es Veränderungen in der menschlichen Genetik seit der neolithischen Revolution. Aber die wichtigsten distinktiven Eigenschaften, zum Beispiel das große Gehirn, das lange Leben, die Betreuung der Enkelkinder, entwickelten sich nach der Geburt des Homo sapiens in mehr als hunderttausend Jahren. Die demografischen Analysen über Steinzeitmenschen und heutige Naturvölker zeigen, dass wir alle in der Lage sind, ein hohes Alter zu erreichen. Dies ist schon aus dem häufigsten Todesalter eindeutig ersichtlich.

Da der moderne Mensch die ganze Erde eroberte, lebten Steinzeitmenschen und leben auch die heutigen Naturvölker unter unterschiedlichsten Bedingungen. Ebenso kann eine einheitliche Zusammensetzung ihrer Ernährung nicht definiert werden. Die Inuit im fernen Norden nehmen fast nur Nahrung tierischen Ursprungs zu sich, die Kitawa ernähren sich von stärkehaltigem Gemüse, Früchten und Meeresfrüchten, und der Speiseplan der !Kung ist besonders reich an Nüssen und Samen. Also eine wichtige Konklusion; es gibt keine einzige, eindeutig definierte Zusammensetzung der Ernährung bei ihnen.

Ja, aber können wir dann keine allgemeinen Beobachtungen zusammenfassen? Abgesehen von den Extremen – reine Fleisch- oder Pflanzenesser – kann man doch eine wesentliche Tendenz aufzeigen. Unter den ungefähr 230 Naturvölkern nehmen ungefähr sechzig bis siebzig Prozent tierische Nahrung zu sich. Stell dir aber nicht nur Fleisch, Fisch und Meeresfrüchte vor.

Naturmenschen essen sogar die am nahrhaftesten Teile eines Tieres, die Innereien. Knochenmark und Leber beispielsweise weisen eine sehr hohe Nährstoffdichte auf und können sehr schmackhaft zubereitet werden. Über deren Wichtigkeit werden wir noch später diskutieren.

Die natürliche Ernährung ist ihr bester Partner

Ich brauche wahrscheinlich fast gar nicht erwähnen, dass Zucker, Milch und industriell verarbeitete Produkte nie auf dem Jäger-Sammler-Speiseplan stehen. Diese Völkerschaften machen zwar keinen Triathlon, Crossfit oder Krafttraining, sind aber trotzdem meistens extrem fit und sehen wie durchtrainierte Sportler aus, und die natürliche Ernährung ist ihr bester Partner dabei!

Chamäleons, Faultiere und Koalas müssen keine großen Distanzen zurücklegen und sich nicht besonders anstrengen, um an ihre tägliche Nahrung zu kommen. In diesem Punkt ist ihnen der zivilisierte Mensch ähnlich. Er erreicht den Kühlschrank in wenigen Schritten und kann eine riesige Auswahl an Produkten zu sich nehmen. Bewegung und Ernährung, die für Millionen von Jahren fest gekoppelt waren, trennten sich. Dies ist aber das Ergebnis unserer raschen Entwicklung in der sesshaften Ära und besonders in unserer heutigen bequemen Gesellschaft.

Dabei gibt es sehr viele eindeutige Beweise dafür, dass wir Homo sapiens echte Bewegungstiere sind. Unser Körper ist für regelmäßige, mal lockere und mal anstrengende Bewegung programmiert. Dies kann mehrere Zwecke wie die Nahrungs- und Ressourcensuche, Jagen, Wandern, Entdecken, Spaßhaben und vieles mehr haben.

Dieses Bedürfnis ist in uns über mehrere Hunderttausende von Jahren genauso verankert wie Denken, Kunst, Sprache und Liebe. Wir brauchen Bewegung, sie

Wir brauchen Bewegung

gehört zu unserer Existenz. Der Energiehaushalt des Körpers, unsere Knochen, die Muskeln brauchen regelmäßiges Training. Am besten in der Natur, denn sie hat einen ergänzenden, sehr positiven Effekt auf unser Wohlbefinden. Über das Wie und Warum spreche ich im Kapitel über das Körperbewusstsein.

Die traditionell lebenden Naturvölker bewegen sich jeden Tag, denn es ist Teil ihrer täglichen Routine. Ohne Bewegung gibt es kein Leben und auch keine natürliche Fitness und Gesundheit.

Der Anthropologieprofessor Kim Hill lebte dreißig Jahre mit zwei Jäger-Sammler-Naturvölkern zusammen: den Aché in Paraguay und den Hiwi im Südwesten Venezuelas. Er lief mit den Aché über längere Distanzen, kämpfte sich durch den Dschungel, über quer liegende Bäume und unter Ästen und Ranken hindurch, beherrschte die Nutzung von Bogen und Pfeil, um sich Nahrung zu besorgen. Er beschreibt, dass es anfangs eine extreme Anstrengung war, sich in diesem unglaublich schwierigen Gelände zu bewegen. Es war kein Spaziergang, aber eben auch nicht nur Joggen, sondern entsprach einem harten Fitnesstraining durch die natürlichen Hindernisse, die den Körper vielseitig beanspruchten. Willkommen im Fitnessstudio der Natur! Die Aché sind athletisch und besitzen eine sehr gute Ausdauer.

Die Aché jagen fast jeden Tag, wenn es nicht regnet. Laut Beobachtungen und GPS-basierten Messungen von Kim Hill bedeutet dies, jeden Tag circa zehn Kilometer in moderatem

Tempo zu Fuß zu gehen und zu kriechen und ein bis zwei Kilometer Tiere zu jagen – also eine Kombination aus ausdauernder, ruhiger Bewegung und intensiveren, schnellen Einheiten. Nach einem besonders anstrengenden Tag gönnen sich die Aché einen Ruhetag. Sehr ähnlich gehen die Spitzensportler unserer modernen Welt vor – ausreichendes Grundlagentraining und starke Belastungen kombiniert mit ausreichender Regeneration bringen den besten Trainingseffekt.

Das Leben der Hiwi aus dem Amazonasgebiet ist ein wenig anders als das der Aché. Ihnen reichen zwei bis drei Tage in der Woche, um genug Tiere zu jagen, und aufgrund ihrer geografischen Lage war ein solcher Tag meist weniger anstrengend. Einige ihrer Jagdreviere sind auch mit Kanus zu erreichen, was die Hinreise und den Transport der erlegten Tiere leichter macht. Aber eins ist sicher: Die Nahrungssuche ist mit Anstrengungen verbunden. An Ruhetagen stellen sie verschiedene Werkzeuge und Waffen her und erledigen die Arbeiten rund um das Lager.

Die Frauen dieser traditionellen Kulturen sitzen keineswegs den ganzen Tag lang untätig am Lagerfeuer, während sie auf die Männer warten. Sie sammeln Früchte, Gemüse, Knollen, Insekten (ja, zum Essen) und das in einer großen Reichweite. Sie tragen ihre Kinder oft auf ihren Rücken und in ihren Armen und das auf sehr langen Distanzen bis zum Alter von vier Jahren – in der Wildnis funktioniert ein Kinderwagen nicht. Sie bringen die erbeuteten Tiere zurück ins Lager, tragen zur Vorbereitung des Essens bei und helfen bei der Werkzeugherstellung.

Sehr interessant sind die Angehörigen des Tarahumara-Stammes. Sie leben im Nordwesten Mexikos und sind Langstreckenläufer der Extraklasse. Sie können Distanzen über dreihundert Kilometer ohne große Pausen laufend überwinden.

Nein, es ist kein Druckfehler, sie sind wirklich das Volk des Laufens. Sie laufen entweder barfuß oder in dünnen Sandalen, um Nachbarn zu besuchen, für den Wettkampf untereinander und vor allem für die Jagd. Sie verwenden die Technik der Ausdauerjagd. Dies ermöglicht Naturmenschen überall in der Welt, auf der Kurzstrecke sonst schnellere Tiere quasi in den Tod zu hetzen.

Es gibt also zusätzlich zur Intelligenz eine weitere ausgeprägte und einmalige körperliche Eigenschaft, die den Menschen in der Tierwelt richtig gefährlich machte: die Ausdauer. Die zähesten und besten Läufer machten die meiste Beute und setzten sich genetisch durch. Denn Beute bedeutet Überleben, und sicherlich hatte der erfolgreichste Jäger auch eine besonders anerkannte Stellung in der Gemeinschaft.

Das ist eine der Ursachen, warum der menschliche Körper stark, robust, fast unermüdlich und gleichzeitig für die Langstrecke gebaut ist. Die Grundlagen dafür wurden in der Urzeit gelegt. Unser Lebensstil verlangte diese überlebenswichtigen Fähigkeiten, und wir tragen sie heute immer noch in uns. Diese Gabe lassen wir in den Büros unserer Arbeitswelt – durch Sitzen und Bewegungsmangel – verkümmern.

Für die Botschafter aus der Steinzeit hingegen ist Bewegung kein Training und kein Spaß, sondern unvermeidbare Anforderung von körperlicher Leistung zur Existenzsicherung. Unser Körper entwickelte gemäß diesen jahrtausendelangen Anforderungen zum Überleben einen bestimmten Bewegungscode. Wie bei unserer Ernährung leben wir nicht entsprechend artgerecht, wenn wir diesen Code und die Bedürfnisse unseres Körpers nach Bewegung ignorieren. Wir können sogar krank werden, wenn wir uns gegen ihn richten.

**Perfekt auf
das Überleben
in der freien Natur
angepasst**

Die Naturvölker bieten uns einen einzigartigen Blick, wie sich das Leben in der Steinzeit gestaltet haben könnte. Forscher entdecken mehr und mehr, wie sehr die Naturvölker noch im alten Rhythmus leben und dem Paleo-Code instinktiv folgen. Ihre Ernährung und ihre Bewegung sind perfekt und energieoptimiert auf das Überleben in der freien Natur angepasst. Die Kultur der Naturvölker ist wie ihre Nahrung und Bewegung je nach Weltregion durchaus sehr bunt und unterschiedlich ausgeprägt. Aber eins ist ihnen allen trotz ihrer bemerkenswerten Vielstimmigkeit gemeinsam: Ihre Rituale, ihre Musik, das Erzählen von Legenden, gemeinsame soziale Aktivitäten wie die Jagd oder Feste sind die wichtigsten Bestandteile ihres Lebens.

Einmal habe ich gelesen, dass die erste wissenschaftliche Tätigkeit der Steinzeitmenschen vermutlich das Spurenlesen war. Eine Spur bedeutete einen Hinweis auf Nahrung. Eine Spur konnte die eines Mammuts sein, aber auch zu einem Bären oder anderen gefährlichen Tieren führen. Ein Irrtum konnte lebensgefährlich werden. Also begannen die Menschen, Wissen zu sammeln und ihre Erfahrungen an die folgende Generation weiterzugeben. Das ist der Grundstock jeder Kultur.

Ebenso wichtig ist bei den Naturvölkern heute noch, dass die Jungen von den Alten die essbaren Pflanzen, Pilze und Tiere kennenlernen, die Waffennutzung, Rituale, Kultur und Regeln der Völkerschaft beherrschen. Das wird nicht in der Schule gelehrt, sondern mitten in der Natur, von den Eltern, von Betreuern und älteren Mitgliedern des Stammes. Diese gegenseitige Fürsorge und das gemeinsame Wissen wiederum begründeten auch den Zusammenhalt und damit die Entwicklung einer arbeitsteiligen Gesellschaft, in der jeder nach seinen Fähigkeiten zum Wohle der Gemeinschaft beitragen konnte, ohne hungern und frieren zu müssen. Das war die Grundlage unserer modernen Gesellschaft.

Wir haben jetzt auf unserer virtuellen Reise gesehen, wie vielfältig sich die heutigen Steinzeitmenschen ernähren, bewegen und wie abwechslungsreich ihr Leben ist. Sie sind natürlich nicht einheitlich. Sie essen unterschiedlich viel tierische Nahrung, Kohlenhydrate in Form von Früchten, Gemüse und Knollen und haben diverse Traditionen entwickelt. Deshalb gibt es kein punktgenaues Muster, kein absolutes Naturmenschen- oder Steinzeitmenschen-Modell. Es gibt aber Grundlagen, die allgemein gelten. Natürliche und abwechslungsreiche Ernährung, viel Zeit und Bewegung in der Natur, soziale Tätigkeiten und vieles mehr sind unsere natürlichen Bedürfnisse. Wenn du diese Grundlagen hast, bist du auf einem guten Weg. Das wird dein eigener Paleo-Code!

Menschen lernten immer sehr viel von der Natur. Ohne den Wunsch zu fliegen wie ein Vogel und ohne Beobachtung, wie sie es tun, könnten wir heute kein Flugzeug bauen. Ohne die Neugier, was hinter den unterschiedlichen Materialeigenschaften steckt, was ihre kleinsten Teile sind, hätten wir die Atome und die Chemie nicht entdeckt. Das Losschnellen eines Pfeils, eines Speers … Ohne die Ursachen der Bewegung zu verstehen, ihrer Kräfte oder die der Elektrizität zu finden, würde die moderne Physik nicht existieren.

Damit keine Missverständnisse aufkommen: Natürlich träume ich nicht davon, in dem puren steinzeitlichen Zustand zu leben. Ich bin Ingenieur von Beruf und

Sich erden und seine Mitte zurückerobern

liebe diese Tätigkeit. Die Errungenschaften der Zivilisation sind für mich faszinierend. Für mich gibt es keinen Weg zurück. Es geht also keineswegs darum, sich wieder eine Höhle zu suchen und ein Lagerfeuer zu entzünden, obwohl das manchmal auch sehr guttut, weil man sich dann wieder besser spürt. Und das ist das eigentliche Ziel: sich mit dem Paleo-Code wieder besser kennenzulernen, sich zu erden und seine Mitte zurückzuerobern, sich zu heilen, in einer modernen, industriellen Welt zu überleben, die uns, wenn auch auf völlig andere Art, mindestens so viel abverlangt wie unseren Ahnen die wilde Natur.

Paleo ist für mich ein Hilfsmittel in der Anpassung an eine rasch verändernde Gesellschaft!

Wir sind jetzt durch zwei Tore, die die Grundlagen für unsere Entdeckungsreise sicherstellen: das Kennenlernen sowohl der Steinzeitmenschen als auch ihrer modernen Botschafter, die als Jäger-Sammler lebenden Naturmenschen. Wir können vielleicht schon langsam ein Gefühl dafür entwickeln, was ein natürlicher Zustand nach dem Paleo-Code für uns bedeuten kann.

Nachdem ich selbst die Idee von Paleo kennengelernt hatte, wollte ich als naturwissenschaftlich begeisterter Mensch auch wissen, was die aktuelle Forschung darüber sagt. Das letzte Tor, damit die Basis rund und komplett wird, ist aus den Bausteinen der modernen Wissenschaft aufgebaut. Es bestätigt die einfachen und logischen Regeln der Evolution.

Das dritte Tor:
Moderne Wissenschaft und Paleo

Wir haben jetzt einiges über die Basis von Paleo erfahren. Dass die Idee von Paleo von der Steinzeit ausgeht, ist mittlerweile klar. Es ist nicht einmal ein neuer Trend, da Dr. Walter L. Voegtlin, ein amerikanischer Gastroenterologe, bereits 1975 sein Buch »The Stone Age Diet« – Die Steinzeiternährung – veröffentlichte. Er war schon damals davon fasziniert, dass Ergebnisse verschiedener Wissenschaftsdisziplinen wie Archäologie, Anthropologie, Ökologie und moderne Medizin wie ein Mosaik zusammenpassen. Er leitet alles, genau wie jetzt du und ich, auf die Natur zurück. Die Natur steckt in uns, wir sind eins mit ihr. Wenn wir also permanent gegen unsere Natur handeln, dürfen wir nicht erwarten, dass wir gesund, fit, ausgeglichen und glücklich werden, weil wir ganz klar ein Teil davon sind. Mit dieser Erkenntnis fängt alles an.

Damals begann ich zu lesen und fand schnell heraus, dass es viele sich widersprechende Studien, Statistiken und Beobachtungen in der Ernährungswissenschaft gibt.

Beispielsweise: Ist gesättigtes Fett ungesund und macht dick? Da ich jahrelang nur der Meinung Ja zugehört hatte, musste ich dies hinterfragen, da die fettarme Ernährung bei mir nicht funktionierte und auch nicht bei den Menschen, die damit abnehmen wollten.

Oder ein anderes Beispiel: die Wichtigkeit von Vitamin D und K, die ich dir später in diesem Buch zeige. Ich habe über diese zwei sehr wichtigen und vernachlässigten Vitamine früher nichts erfahren. Ich konnte es zunächst auch nicht glauben, aber sehr wichtige ernährungswissenschaftliche Resultate brauchen eben unglaublich lang, bis sie in der Forscher-Community akzeptiert und dann breit in der Öffentlichkeit kommuniziert werden. Wir reden von Jahrzehnten.

Mit der Ernährungswissenschaft ist man heutzutage zunehmend immer skeptischer. Denn neue Trends, Studien und Informationen kommen und gehen. Uns wurde jahrzehntelang suggeriert, dass gesättigtes tierisches Fett durch die Erhöhung des Cholesterinspiegels das Risiko für Herz-Kreislauf-Erkrankungen erhöhe und dadurch als oberster Feind der Menschheit zu betrachten ist. Dass Milch für den Aufbau und Erhalt gesunder Knochen absolut notwendig und Vollkorn unglaublich gesund sei und vieles mehr. Dies musste ich zwingend während meiner Umstellung hinterfragen – es war wirklich nicht ganz einfach.

Es gibt in der Wissenschaft und in der allgemeinen Wahrnehmung Thesen, die in Stein gemeißelt zu sein scheinen. Einmal war die Erde auch flach, gerade vor nur fünfhundert Jahren. Früher dachten Ärzte, dass winzige Lebewesen wie Bakterien nicht existieren können und der Arzt Semmelweis Blödsinn spreche. Und jetzt denken viele, dass die westliche Ernährung, die erst seit ein paar Hundert Jahren so stark auf raffiniertem Getreide, Milchprodukten und hoch verarbeiteten Lebensmitteln basiert, keine Ursache des miserablen gesundheitlichen Zustandes unserer hochmodernen Welt sei. Die Wahrheit ist allerdings, dass sie in hohem Maße dazu beiträgt.

Fettreich schlägt eindeutig fettarm

Glücklicherweise gibt es auch Forscher mit einer anderen Sichtweise. Sie hinterfragen Trends wie den Low-Fat-Wahnsinn und Cholesterin-Irrsinn, die zu keiner Verbesserung der menschlichen Gesundheit führen. Wenn sie nicht so mutig wären, gegen den Strom der von Pharmakonzernen finanzierten Studien zu schwimmen, würden wir heute vielleicht nicht wissen, dass die besonders fettreiche und extrem kohlenhydratarme sogenannte ketogene Diät viel effektiver beim Abnehmen ist als die mediterrane oder eine fettarme Diät. Fettreich schlägt eindeutig fettarm. Die ketogene Ernährung funktioniert nach neuesten Forschungen sogar gegen Alzheimer und bestimmte Krebsarten. Ohne den unermüdlichen Einsatz dieser Forscher wüssten wir auch nicht, dass Nahrungscholesterin oft nichts mit dem Blutcholesterin zu tun hat und, vor allem, dass das mit der Nahrung aufgenommene Cholesterin nicht in Zusammenhang mit Herz-Kreislauf-Erkrankungen steht – manchmal ganz im Gegenteil! Da diese Cholesterin-Hypothese heutzutage von sehr vielen Wissenschaftlern hinterfragt ist – da es nie nachgewiesen werden konnte –, wird endlich nach den wahren Hintergründen gesucht. Unter anderem wird unter die Lupe genommen, was in unserer Ernährung und unserem Lebensstil in den letzten paar Jahrzehnten, Jahrhunderten und Jahrtausenden sich veränderte, das die ständige Zunahme von Herz-Kreislauf-Erkrankungen zur Folge hatte. Beispielsweise der deutlich erhöhte Konsum an Zucker und raffinierten Kohlenhydraten oder der übermäßige Verzehr der raffinierten und industriell hergestellten Pflanzenöle. Das ist eine sehr traurige Nachricht für das Milliarden-Euro-Geschäft der Cholesterin vermindernden Medikamente. Außerdem ist Cholesterin heutzutage ein Schimpfwort, sodass ganz wenige Menschen seine wichtige Rolle im menschlichen Körper kennen – Cholesterin ist absolut lebensnotwendig! Aber greifen wir noch nicht so weit vor.

Seitdem ich diese Dogmen nicht für bare Münze nehme, finde ich immer mehr Hinweise, die die Existenzberechtigung einer natürlichen und evolutionsbasierten Ernährungsweise fundieren und mir auf dem Weg zur Heilung enorm viel helfen. Es ist ganz verblüffend, wie veraltet die allgemeinen Ernährungsempfehlungen – beispielsweise die konventionelle Ernährungspyramide mit Getreide als Ernährungsbasis – in der heutigen, modernen Welt sein können! Nicht nur das Weglassen der raffinierten Kohlenhydrate, sondern unter anderem auch das Barfußlaufen in der Natur oder Tanken von mehr Vitamin D, halfen mir weiter, mich endlich sehr gut in meiner Haut zu fühlen. Auf meiner Entdeckungsreise in die Paleo-Welt nahm ich alle wissenschaftlichen Ergebnisse auf, die mit unserer Evolution im Einklang zu sein schienen, und probierte diese aus. Wie ein Puzzle ließen sich die Teile zusammenfügen. Und meine Gesundheit wurde Woche für Woche, Monat für Monat immer besser. Sei auch du kritisch, aber habe Mut, alles, was mit deinem Paleo-Code zu tun haben könnte, auszuprobieren!

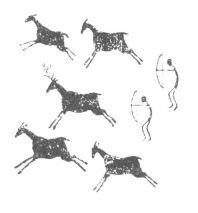

Die ersten Schritte einer Paleo-Transformation

Wir kennen nun unsere Ziele und sind endlich am Punkt angelangt, von dem unsere gemeinsame aktive Reise startet. Dies ist keine neue Diät mit einer kurzen Motivation für die nächste Urlaubssaison, sondern viel mehr. Gehe zum gesundheitlichen Check-up, lasse deine Blutwerte messen und probiere aus, was dir wirklich guttut. Wir machen keine extremen Veränderungen, sondern gehen Schritt für Schritt voran, wobei ich dir helfen möchte, deine wahre Natur zu entdecken.

Auf deiner Entdeckungsreise wirst du fantastische Erfahrungen machen, köstliches Essen genießen und die echten Geschmacksnoten der Natur kennenlernen. Gleichzeitig wirst du deine Wahrnehmung für Dinge, die um dich herum geschehen, verbessern. Nicht immer wird dir alles leichtfallen, und wie es bei mir auch der Fall war, wirst du möglicherweise in Sackgassen landen. Aber wichtig ist, daraus zu lernen und an das Konzept zur Besserung zu glauben und es durchzuhalten. Du wirst überrascht sein, mit wie viel Vitalität dein Alltag bereichert sein wird.

Leben und Tod sitzen im Darm

Als meine Krankheit damals ausbrach, habe ich keine richtigen Ernährungstipps bekommen, wie zum Beispiel meinen Zuckerkonsum zu reduzieren oder Mehlprodukte und Gluten wegzulassen. Ehrlich gesagt, hatte ich nicht die leiseste Idee, durch veränderte Essgewohnheiten etwas gegen meine Darmprobleme unternehmen zu können. Laut meiner Ärztin musste ich mich nur »ausgewogen« ernähren, meinen Stress reduzieren und mich nicht überanstrengen. Dann würde es mir schon besser gehen, versicherte sie mir, aber sie konnte mir keinerlei Hoffnung machen, jemals ohne Medikamente zu leben. Das war's.

Die Entzündungswellen traten immer gleichzeitig mit starken Depressionen auf. Damals war ich davon überzeugt, dass dies einfach der Fall war, weil mir immer dann bewusst wurde, dass mein Leben den Bach hinunterging.

Damals wusste ich auch noch nicht, welchen starken Einfluss der Darm auf die Psyche des Menschen hat. Heute ist mir klar, dass diese Depressionen nicht ausschließlich von dem Bewusstsein kamen, sondern größtenteils durch die Entzündungen im Körper ausgelöst wurden. Diese Erkenntnis half mir, mich selbst besser zu verstehen und dadurch neue Motivation zu bekommen.

> Darm und Gehirn sind die wichtigsten strategischen Partner im Spiel des Überlebens

Unser Darm ist dicht mit Nerven vernetzt und sehr stark mit unserem Gehirn verknüpft. Es ist nicht nur eine Signalleitung oder eine einzige Nervenbahn. Die Darm-Gehirn-Achse ist ein unglaublich dichtes Bündel an Nerven und damit die Hauptleitung des Körpers. Sie ist die Stammstrecke der körperlichen Signale. Darm und Gehirn sind die wichtigsten strategischen Partner im Spiel des Überlebens. Gefühle, Warnungen und Meldungen werden permanent ausgetauscht und übermittelt. Diese Verknüpfung ist in den meisten Fällen unbewusst. Wenn es dem Darm schlecht geht, wird das dem Gehirn signalisiert. Und auch andersrum: Wenn wir Stress oder Angst haben, werden Darmfunktionen beeinflusst. Wir tragen ein hoch kompliziertes und empfindliches System in uns. Dieses Gebiet, die Zusammenhänge zwischen Gehirn und Verdauung, wird heutzutage intensiv erforscht. Wir wissen immer noch verhältnismäßig wenig darüber. Forscher vermuten und hoffen, die Lösung vieler gesundheitlicher Probleme in dieser Verknüpfung zu finden. Der Darm als eines der wichtigsten Teile unseres Nervensystems bekommt eine immer wichtigere Bedeutung und große Aufmerksamkeit.

Um die Funktion des Darms verstehen zu können, muss dir bewusst werden, dass die Innenseite des Darms mit der Haut unseres Körpers verbunden ist. Er ist nichts anderes als ein Tunnel von oben nach unten durch den Körper, allerdings nicht kerzengerade, sondern geschlängelt erreicht er eine Länge von circa sechs Metern und hat wegen der feinen Darmzotten eine Oberfläche von mehr als vierzig Quadratmeter. Das entspricht der Grundfläche eines kleinen Apartments. Eine Aufgabe des Darms ist unter anderem die Zerkleinerung und Aufnahme der Nährstoffe. Gerade weil der Verdauungsapparat eine so direkte Verbindung zur »Außenwelt« hat, ist es wichtig, dass Stoffe, die in die Außenwelt gehören, auch dort bleiben und nicht in unseren Organismus eindringen können. Deswegen ist der Darm auch dafür verantwortlich, Schadstoffe und Krankheitserreger auszusortieren. Um dies zu ermöglichen, ist ein gigantischer Teil unseres Immunsystems rund um den Verdauungstrakt ansässig, um unsere Gesundheit stabil zu halten. Stell dir vor, dass die Wand deines Darms einer Burgmauer ähnelt, allerdings mit der Funktion, Nährstoffe durchzulassen und Eindringlinge abzuweisen. Bei dieser Aufgabe wird sie von einer gigantischen und vielfältigen Armee unterstützt – dem Immunsystem des Darms. Die verschiedenen Einheiten dieser Armee sind da, um potenzielle Erreger so früh wie möglich zu identifizieren, die zwischen den Ziegeln der Mauer einschleichenden Fremdstoffe schnell zu eliminieren und, falls die Gefahr einer gefährlichen Invasion droht, große Abwehrtruppen zu mobilisieren und zum Ort des Angriffs zu lotsen.

Es beginnt ein äußerst gefährlicher Teufelskreis

Solange die Mauer einen festen Zusammenhalt hat und das Immunsystem nicht restlos überlastet ist, bleibt der reibungslose Ablauf der Verdauung erhalten. Wenn es aber durch falsche Ernährung, Stress oder starke und permanente körperliche Belastung dazu kommt, dass sich die Mauer lockert und vermehrt Schadstoffe den Weg hindurchfinden, kann das Immunsystem durch den erhöhten Ansturm sehr schnell überlastet werden, und es beginnt ein äußerst gefährlicher Teufelskreis. Wenn deine Darmwand die Fähigkeit verliert, alles, was nicht ins Blut kommen darf, abzuwehren, nennen wir das Leaky Gut, das durchlässige Darmsyndrom. Tue deinem Körper deshalb einen Gefallen und achte auf deinen Darm!

In dem Prozess des Essens und der Verdauung kommen wir mit sehr vielen Molekülen und Mikroorganismen in Kontakt. Dadurch, dass unser Darm bestimmte Moleküle aufnimmt und weitertransportiert, ist er viel sensibler und verletzungsanfälliger als unsere Außenhaut, die uns vor mechanischen Einwirkungen, Kälte, Strahlung und vielem mehr schützen soll. Das heißt, das Darmsystem hat eine empfindliche Balance, damit es unter unterschiedlichsten natürlichen Bedingungen optimal funktioniert, aber durch Überlastung, die aus einer nicht natürlichen Ernährung und Lebensweise resultiert, unsere Gesundheit und unser Wohlbefinden negativ beeinflussen kann.

Mir war das vor meiner Krankheit gar nicht bewusst. Aber eines Tages, als ich damals während der verzweifelten Suche nach Möglichkeiten auf diese Zusammenhänge in der Fachliteratur stieß, bin ich eines Morgens mit der Idee aufgewacht, endlich etwas selbst verändern zu können. Es gibt aber noch weitere interessante Zusammenhänge.

Die Darmflora ist auch ein sehr wichtiger Teil unserer Verdauung. Sie besteht aus einer Kolonie von mehreren Milliarden Mikroorganismen und bildet ein bakterielles Ökosystem. Es ist faszinierend, dass in uns mehrere Milliarden von Bakterien leben, die im gesunden Verhältnis gar nicht schädlich sind, ganz im Gegenteil. Sie helfen uns im Verdauungsprozess. Diese Darmflora hat eine unglaubliche Anpassungsfähigkeit. Nahrung, Stress und viele andere Faktoren können ihre Zusammensetzung verändern. Das ist grundsätzlich sehr klug von der Natur eingerichtet, denn damit ist das Darmsystem eigentlich bereit, sich an unterschiedliche Ernährungsweisen und Lebensbedingungen anzupassen.

Aber Anpassungsfähigkeit heißt nicht, dass alles, was sich schnell verändert, auch toleriert wird. Anpassung funktioniert zwar rasch und flexibel, aber nur bis zu einem gewissen Grad. Wenn wir die Nahrung unserer Vorfahren und der Naturvölker mit unserer heutigen »normalen« Ernährung vergleichen, finden wir grundsätzliche Unterschiede und gleichzeitig krasse Widersprüche. Vor der Veränderung meiner Essgewohnheiten standen die industriellen Nahrungsmittel aus dem Supermarkt wie raffinierter Zucker, Backwaren, Milch, Süßigkeiten und Eis täglich auf meinem Speiseplan. Seitdem ich aber plötzlich erkannte, dass diese meinem Paleo-Code widersprechen, erschrecke ich jedes Mal, wenn ich ein industriell verarbeitetes Produkt in die Hand nehme und nachgucke, wie viel Zucker und Zusatzstoffe in ihm stecken.

Einmal habe ich aus reinem Interesse in einem Restaurant nachgefragt, aus was der dort angebotene Fleischspieß bestehe. Hier die Liste: Rindfleisch, Kalbfleisch, Putenfleisch, Weizenmehl, Paniermehl, Joghurt, Sojaeiweiß, Zellulose, Natriumdiphosphat, Kaliumtripolyphosphat, Emulgator, Stärke, Salz, Hefe, Geschmacksverstärker, Gewürze (u. a. Sellerie und Senf), Farbstoff, Säuerungsmittel, Aroma, pflanzliches Öl. Ist das überhaupt noch Fleisch?

Kaum zu fassen, dass sich tatsächlich noch Menschen wundern, dass sie Verdauungsprobleme haben, wenn sie mit solchen Stoffen ihr Immunsystem bombardieren. Denn wie du nun auch schon weißt, äußern sich solche Verdauungsprobleme nicht nur einfach durch gelegentliches Pupsen, sondern können sich durch die komplexe Verbindung zwischen Darm und Gehirn massiv auf die allgemeine Lebensqualität auswirken, denn Entzündungen im Darm können, wie bereits erwähnt, starken Einfluss auf die Psyche des Menschen haben.

Wir fühlen uns die ganze Zeit müde und energielos

Wenn der Darm entzündet ist, aber das gilt für alle Entzündungen im Körper, wird dem Gehirn signalisiert: »Jetzt mal stoppen, runterfahren mit Bewegung.« Wir brauchen mehr Schlaf und sollten uns nicht übermäßig anstrengen, denn unser Immunsystem braucht gerade die Energie, gegen Fremdkörper, Bakterien oder Viren zu kämpfen. Das heißt, dass wir keine Lust haben, aus dem Bett zu steigen, uns wenig bewegen und einfach nichts tun wollen. Wir fühlen uns die ganze Zeit müde und energielos. Das ist ein schlauer Mechanismus, wie das Immunsystem den Heilungsprozess mit dem Ausklinken einiger Körperfunktionen unterstützt. Es scheint zu signalisieren: »Lieber Mensch, bleib jetzt liegen, wir müssen hier erst etwas Wichtigeres erledigen.«

Falsche Ernährung wirkt sich aber nicht nur auf den Darm, sondern auch auf andere Körperfunktionen wie den Stoffwechsel verheerend aus. Um all diesen negativen Auswirkungen aus dem Weg zu gehen, gibt es ein paar einfache Ernährungstipps, mit denen du deine Gesundheit erhalten kannst. Den positiven Effekt wirst du nach einigen Tagen, aber sicherlich spätestens nach ein paar Wochen spüren können.

Wir vergiften uns selbst – die Zuckerbombe

Industriell raffinierten Zucker aßen Steinzeitmenschen und essen die heutigen Naturvölker natürlich nicht. Der ganz einfache Grund dafür ist, dass er ihnen in dieser Form nicht zur Verfügung steht. Das allein sollte schon die erste Warnung sein! Meiner Meinung nach ist der erste und wichtigste Schritt in Richtung Paleo, raffinierten Zucker, diesen süßen und süchtig machenden Stoff, in jeglicher Form zu vermeiden. Als ich damals anfing, zuckerhaltige Produkte wegzulassen, fiel mir das zuerst nicht leicht. Aber nachdem die Sucht verschwand, fühlte ich mich plötzlich viel besser. Ich hatte kein Nachmittagstief mehr, sondern durchgehend Energie, meine Gedanken wurden klar, und meine Verdauung verbesserte sich spürbar.

Industriell hergestellter raffinierter Zucker – der allerdings erst seit Anfang des 19. Jahrhunderts in großen Mengen produziert wird – befindet sich in vielen Fertigprodukten, in Softdrinks, Süßigkeiten, Keksen und vielem anderen. Er ist im modernen Alltag relativ schwierig zu vermeiden. Der Durchschnittsdeutsche verzehrt jährlich circa fünfunddreißig Kilogramm Zucker. Das sind umgerechnet hundert Gramm pro Tag und damit vierhundert Kilokalorien (häufig als Kalorien genannt), ungefähr ein Sechstel des täglichen Bedarfs an Energie.

Haushaltszucker, also Saccharose, ist ein Molekül, das aus zwei einfachen Zuckermolekülen besteht und daher in die Klasse »Disaccharid« – doppelter Zucker – fällt. Die einfachen Zuckermoleküle nennen wir Monosaccharide, wie zum Beispiel Traubenzucker, also Glukose, oder Fruchtzucker, also Fruktose. Komplexere Moleküle, die aus mehreren Zuckermolekülen bestehen, sind die Polysaccharide. Ihre verdauliche Form nennen wir Stärke, was in der Form nicht süß ist. Stärkehaltige Lebensmittel sind zum Beispiel Maniok, Kürbis, Kartoffeln, Reis, Mais und Getreide. In der ganz einfachen Form kommt Zucker in der Natur relativ selten vor, wie zum Beispiel Honig. Unsere Vorfahren fanden Honig und aßen ihn auch, aber auf keinen Fall in großen Mengen.

Ein allgemeiner Begriff für Moleküle, die aus Zuckermolekülen bestehen, ist das Kohlenhydrat. Wir werden ihm im Buch noch häufiger begegnen.

Wenn wir Kohlenhydrate essen, müssen sie erst im Verdauungstrakt in die einfache und kurze Form, in Monosaccharide, aufgespalten werden. Nur so werden sie durch die Darmwand im Dünndarm aufgenommen. Nach der Aufnahme wird der

Zucker ins Blut transportiert und erhöht damit unseren Blutzuckerspiegel.

Unser Körper braucht und verwertet Blutzucker gut, aber nur in gesunden Maßen. Innerhalb mehrerer Millionen Jahre hat unser Körper die Fähigkeit entwickelt, lange Kohlenhydratketten in die einfache, kurze Form aufzuspalten und die Zuckermoleküle so für die Energiegewinnung zu nutzen. Aber weil es Zucker in ganz einfacher Form sehr selten gab, ist unser Körper darauf eingestellt, die lange Kohlenhydratketten erst mithilfe von Verdauungsenzymen zu verarbeiten und für die Aufnahme vorzubereiten. Dieser Prozess dauert viel länger, als wenn wir den einfachen Zucker essen. Damit erfolgt die Zuckeraufnahme graduell und nicht schlagartig. Das macht einen riesigen Unterschied aus, denn einfacher Zucker und die kurzkettigen Kohlenhydrate liefern unglaublich schnell Energie. Wir nennen sie deshalb auch schnelle Kohlenhydrate.

Zwei wichtige Qualitätsmerkmale der Kohlenhydrate sind der glykemische Index (GI) und die glykemische Last (GL). Der GI zeigt, wie groß der Anstieg unseres Blutzuckerwertes wird, wenn wir sie verzehren. Je größer der GI, desto höher steigt unser Blutzuckerspiegel. Lebensmittel mit hohem GI lassen den Blutzuckerspiegel sehr rasch und hoch ansteigen. Bei der GL spielt die im Lebensmittel enthaltene Kohlenhydratmenge eine Rolle, also die Kohlenhydratdichte.

Der Körper hat einen effektiven Schutzmechanismus gegen hohe Blutzuckerschübe – das Hormon Insulin. Es spielt in vielen Prozessen eine wichtige Rolle. Nehmen wir an, du als Steinzeitmensch hast im Supermarkt Gummibärchen gefunden und gegessen. Gummibärchen haben ei-

Zucker-Alarm

nen hohen GI und eine hohe GL, also herrscht Zucker-Alarm! Deine Bauchspeicheldrüse schüttet Insulin aus, und dieses Hormon öffnet den Weg in den Körperzellen für Zucker, den wir als Energiegewinnung verwenden können. Wenn zu viel davon in unserem Blut zur Verfügung steht und die Zellen ihn nicht für die normalen Prozesse verwerten können, wird Blutzucker in unserer Leber in Fett umgewandelt und landet dort, wo wir das am wenigsten wollen: in unseren Fettpölsterchen. Unser Körper entwickelte sich so, dass unter natürlichen Bedingungen das Insulin der Chef im Ring ist und alles sicher unter Kontrolle hält.

Aber wenn Insulin zu oft und in großen Mengen benötigt wird, sagen deine Körperzellen: »Nein danke, wir brauchen gar nicht so viel Zucker.« Und sie entwickeln langsam ihren eigenen Schutz – die Insulinresistenz. Sie widersetzen sich den Befehlen des Chefs. Der Chef weiß aber, dass die Aufgabe trotzdem erfüllt werden muss. Das heißt, dass du immer mehr Insulin brauchst, um den Blutzuckerspiegel senken zu können, damit deine Zellen auf diesen Botenstoff weniger empfindlich reagieren.

Die Formel lautet: Je mehr Resistenz, desto mehr Insulin. Wenn du in diesem Teufelskreis stecken bleibst, entwickelst du mit der Zeit Diabetes Typ 2, da die Bauchspeicheldrüse in der Insulinproduktion ihre Grenze erreicht hat.

Beobachtungen und Studien zeigen, dass, wenn Mitglieder der Naturvölker ihre Ernährung von ihrem natürlichen Essen auf eine westliche Ernährungsweise umstellen, sie öfter übergewichtig werden und Diabetes Typ 2 entwickeln. Vorher, in ihrer natürlichen Umgebung, zeigten sie keinerlei Anzeichen dafür.

Die erste Vorwarnung einer Insulinresistenz sollte das klassische Nachmittagstief durch Unterzuckerung sein. Wenn Zucker nur mit einer hohen Menge an Insulin in das Zellinnere transportiert werden kann, besteht die Gefahr, dass es nach Erreichung des normalen Blutzuckerniveaus immer noch viel Insulin im Blut gibt. Es verringert den Blutzuckerwert weiter, und wir spüren die klassischen Symptome eine Stunde nach dem kohlenhydratreichen Essen: Müdigkeit und Energielosigkeit. Wir wollen schlafen oder haben einen sehr starken Drang nach etwas Süßem oder brauchen sofort Kaffee. So entsteht eine gefährliche, auf Dauer sehr schädliche Blutzucker-Achterbahn.

Wenn noch ein massiver Bewegungsmangel hinzukommt, beschleunigt das die Entstehung der Insulinresistenz. Warum denn? Körperliche, vor allem intensivere Bewegung wie eine Jagd, das Klettern auf Bäume, das Krabbeln im Dschungel oder einfach das moderne Krafttraining tragen zur Entwicklung einer gesunden Muskulatur bei, die als Zuckerspeicher funktioniert und auch in anderen Weisen zu einem gesunden Stoffwechsel beiträgt.

Unser Körper kann einen Überschuss an Energie nicht nur in Form von umgewandeltem Fett am Bauch oder am Po lagern, sondern auch in Form von langen Kohlenhydratketten – also Glykogen – in unseren Muskeln oder in der Leber. Dies sind die sogenannten Glykogenspeicher.

> Extra viel und schnelle Kohlenhydrate sind aus evolutionärer Sicht für extra Power als Turbo gedacht

Naturmenschen nutzen diesen Puffer, um schnelle Energie während einer Jagd freizusetzen, und heutige Leistungssportler optimieren diese Kapazitäten, um ausreichend Kraft und Schnelligkeit beispielsweise im Sprint oder beim Gewichtheben zu haben. Daran sieht man deutlich: Extra viel und schnelle Kohlenhydrate sind aus evolutionärer Sicht für extra

Power als Turbo gedacht. Für den täglichen Konsum im Büro sind sie aber nicht geeignet. Ich erinnere mich noch genau, wie ich diese Blutzuckerschwankungen hatte. Ich war süchtig nach Zucker und konnte mir nicht vorstellen, ohne den süßen Energieträger zu leben. Bei der Arbeit, nach dem Essen – ich brauchte immer Kaffee und etwas zum Naschen. Nie hätte ich geglaubt, dass es mir einmal ohne Zucker viel besser gehen würde.

Die Mechanismen, die Zucker verarbeiten können, funktionieren. Das heutige Übermaß jedoch an Brot, Pasta, Kuchen, Schokolade, Süßigkeiten, zuckerhaltigen Getränken und kohlenhydrathaltigen »Sättigungsbeilagen« überfordern sie. Unser Körper st dafür nicht ausgestattet.

Früher dachte ich, wie das heute viele Ratgeber, Frauenzeitschriften und Ernährungsberater immer noch vorschlagen, dass man nur auf die Kalorienbilanz achten müsse, um abzunehmen oder das optimale Körpergewicht zu halten, also nicht mehr (oder sogar weniger) Kalorien essen, als man verbraucht. Das klingt auf den ersten Blick logisch, funktioniert in der Praxis aber langfristig gar nicht. Denn unser Hormonsystem, unsere innere Heizung, unser Aktivitätszustand und unzählige andere Faktoren beeinflussen, wie viel Energie wir verbrauchen und wann wir tatsächlich wieder hungrig werden. Warum sind die heutigen Naturvölker nicht übergewichtig und gleichzeitig stark und fit? Rechnen sie ihre Kalorienbilanz täglich nach jeder Mahlzeit, um das Optimum zu erreichen? Sicherlich nicht!

Die richtige Antwort steckt in unserem schlauen, effektiven Körper. Wir können zwischen Makro- und Mikronährstoffen differenzieren. Mikronährstoffe sind Vitamine, Mineralien und Spurenelemente. Also Nährstoffe, die in kleinen Mengen benötigt werden, die aber sehr wichtig für unterschiedliche Körperfunktionen sind. Makronährstoffe sind die großen Bausteine, die in unserem Stoffwechsel eine wichtige Rolle spielen und für Energie, Sättigung, Muskelaufbau und vieles mehr verantwortlich sind. Sie sind Bausubstanzen oder liefern Energie. Diese Makronährstoffe sind Kohlenhydrate (also auch Zucker), Fette und Proteine. Innerhalb der einzelnen Makronährstoffe gibt es aber auch Unterschiede. Der chemische Aufbau dieser Moleküle bestimmt, wie schnell sie verdaut werden können und welchen Einfluss sie auf unseren Körper haben.

Es ist wichtig, in welchem Verhältnis wir Kohlenhydrate, Fette und Proteine zu uns nehmen. Unser Körper hat ein kompliziertes Hormonsystem, das viele Prozesse im Körper reguliert und Signale übermittelt. Eines davon ist zum Beispiel das Sät-

Unsere urigen steinzeitlichen Signalsysteme sind betrogen

tigungsgefühl. Ein übermäßiger Verzehr besonders an einfachen Kohlenhydraten wie Zucker vermindert nicht nur die Empfindlichkeit unserer Zellen auf Insulin, sondern blockiert die Ausschüttung einiger Sättigungshormone oder verringert ihren Effekt in unserem Gehirn. Die Falle besteht darin, dass wir schon genügend Energie zu uns genommen hatten, aber immer noch hungrig sind. Unsere urigen steinzeitlichen Signalsysteme sind betrogen. Als Resultat essen wir weiter, selbst wenn wir die »Bilanz« rechnen und mal »Stopp« sagen, bleiben wir einfach hungrig.

Keiner der letzten Zustände ist wünschenswert. Unser Verdauungs- und Hormonsystem ist nicht auf eine solch extreme Menge an Zucker, dieser schnellen Energiequelle, vorbereitet worden.

Als ich mich damals viel von einfachen Kohlenhydraten ernährte und immer etwas Süßes essen wollte, besaß ich weder ein gutes Körpergefühl noch eine schlanke Muskelmasse. Ich hatte ein süchtiges Verlangen nach zuckerhaltigem Essen entwickelt. Heute kann ich nur darüber lächeln. Denn der Stoffwechsel kann sehr gut an keinen Zucker und weniger Insulin angepasst werden. Der Körper hat theoretisch die Fähigkeit, komplett ohne Kohlenhydrate auf Dauer gesund zu funktionieren. Das führt nicht nur zu einem besseren Wohlbefinden, sondern verringert auch das Risiko für viele chronische Krankheiten.

Ich möchte noch mal auf das Konzept der Kalorienbilanz zurückkommen, das aus Paleo-Sicht letztendlich nicht funktioniert und auch schädlich für unsere Fitness und Gesundheit ist.

Ein Defizit an Kalorien bedeutet, dass unser Körper Masse abbaut und dabei leider nicht nur Fett, sondern auch Muskeln. Weniger Muskeln bedeuten jedoch weniger Kapazität in der Energiespeicherung und weniger Schutz bei hohen Zuckerschüben und letztendlich gegen die Insulinresistenz. Da unsere Muskeln eine viel höhere Dichte haben als das Körperfett, merkt man den Gewichtsverlust auf der Waage schnell. Aber für unsere Gesundheit möchten wir statt Muskeln ausschließlich Körperfett verlieren, nicht wahr? Starke Muskeln brauchen sowohl im Ruhezustand als auch bei großer Anstrengung mehr Energie als schwache. Wenn wir unsere Muskeln abbauen, müssen wir mit einer niedrigeren Energieaufnahme rechnen. Wir müssen also noch weniger Kalorien verzehren. Der Körper stellt sich auf den Sparmodus ein und will Muskeln verlieren, um den Energiebedarf zu senken.

In der Natur ist der Gewichtsverlust nicht dafür gedacht, gesünder zu werden, sondern er ist eine Umstellung auf knappe Zeiten. In dieser Zeit versucht der Organismus, Energie zu sparen und damit die Fettreserven langsamer zu verbrauchen. Dass wir Muskelmasse auch verlieren, ist ein natürlicher Teil dieses Prozesses. Diese körperlichen Mechanismen sind auf Situationen zurückzuführen, die heute nicht mehr existieren. Wir sollten damit sehr vorsichtig umgehen!

Seitdem ich mich nach Paleo ernähre, passe ich nicht mehr darauf auf, wie viel ich esse. Ich verzehre mal ganz viel, mal relativ wenig. Das geschieht rein intuitiv und je nach Verfügbarkeit. Ich habe zum Beispiel nicht mehr das schlechte Gewissen bei meiner Großmutter – für die Familie kocht sie ausschließlich Paleo! –, wenn ich nach dem Essen so satt bin, dass ich nicht mehr vom Tisch aufstehen kann. Aber es ist auch unproblematisch, eine komplette Mahlzeit, meistens das Frühstück, auszulassen, oder ich kann sogar einen ganzen Tag ohne Essen durchstehen, ohne wahnsinnig hungrig zu werden. Diese Art von Fasten – wenn ich mich nicht mit Zucker und einfachen Kohlenhydraten überesse – führt zu einem flexiblen Fettstoffwechsel. Seitdem ich diese Methode anwende, bin ich schlanker und fitter. Es ist die langfristige Steinzeit-Kalorienbilanz pur.

Der Mensch ist kein Kalorimeter, das die zugeführte Nahrung einfach verbrennt und die Energie direkt verwertet. Wir sind komplexe Lebewesen mit einem extrem komplizierten, wunderbaren Hormon- und Stoffwechselsystem. Auch psychische Zustände beeinflussen die Aufnahme und Verwertung von Nahrung. Das

Das Konzept der Kalorienbilanz ist völlig nutzlos

Konzept der Kalorienbilanz ist also völlig nutzlos. Wenn du natürliche Nahrung, genau wie unsere Vorfahren, zu dir nimmst, kannst du sicherstellen, dass dein Körper ohne Hungern sein Gleichgewicht behalten kann. Diesen Zustand kannst du natürlich mit weiteren Maßnahmen für den Muskelaufbau oder für weiteren Fettverlust optimieren. Forscher der Harvard-Universität haben auch in einer interessanten Studie gezeigt, dass der Gewichtsverlust viel mehr von der Zusammensetzung der Nahrung abhängt als von der Menge der Kalorien. Übergewicht ist keine Folge von schlechter Willensstärke, es ist eher ein Resultat der ungeeigneten Qualität der Ernährung und der hormonellen Antworten. Also vergiss das Kalorienzählen! Mit Paleo kannst du das ohne schlechtes Gewissen tun.

Führe folgendes Experiment durch:

Lass den Zucker komplett weg! Es ist sicherlich der erste, besonders wichtige Schritt, wenn du dich gesund ernähren und nach dem evolutionären Prinzip leben möchtest. Verzichte auf zuckerhaltige Getränke, Zucker im Kaffee und gezuckerte Süßspeisen. Viele spüren – ich hatte das Gefühl damals auch –, dass sie nach ein paar Tagen (oder sogar Stunden!) sofort den Drang nach dem süchtig machenden Stoff verspüren. Trinke dann einfach einen Tee und gehe an der frischen Luft eine kurze Runde spazieren. Du kannst auch etwas mit wenig Kohlenhydraten wie beispielsweise ein paar Nüsse als Snack zu dir nehmen. Dein Körper wird bald die gesunde Balance finden.

Weg mit einfachen, raffinierten Kohlenhydraten

Du siehst jetzt, warum wir raffinierten Zucker auf dem Weg in Richtung Paleo in jeglicher Form vermeiden sollten. Genau aus diesen Gründen sollten wir die Finger von den einfachen, raffinierten Kohlenhydraten lassen. Herkömmliche Pizza, Pasta, Brot und Backwaren beinhalten Zucker in rasch verfügbarer Form. Das heißt, dass ihre Kohlenhydratketten im Darmtrakt sehr schnell aufgespalten werden. Diese Aufspaltung beginnt sogar im Mund.

Brot wurde vor zweihundert Jahren noch nicht in der heutigen feineren Variante gebacken. Das Brot der Römer oder das im Mittelalter war körnig und grob. Die Menschen der damaligen Zeit verfügten noch nicht über die Technologie, feines Mehl, wie wir es heute kennen, zu mahlen. Die neue Mahltechnologie des Getreides verbreitete sich erst gegen Ende des 19. Jahrhunderts, und seitdem gibt es diese ungeheure Menge an Backwaren, Brot, Kuchen, Nudeln und Keksen in der heutigen Form. Diese Entwicklung hin zu einer industriellen Massenproduktion von Nahrungsmitteln war eindeutig ein Schritt mit fatalen gesundheitlichen Konsequenzen. Und warum?

Bei Kohlenhydraten können wir nicht nur nach GI und GL differenzieren, sondern auch nach den sogenannten »zellulären« und »azellulären« Formen. Je höher der Verarbeitungsgrad, desto höher der Anteil an den azellulären Kohlenhydraten. Das Kohlenhydrat ist zellular, wenn es sich zum Beispiel in Zellen einer Pflanze im eingeschlossenen Zustand befindet. In der Herstellung von feinem Mehl aus Körnern, zum Beispiel Getreide, mit bereits hohem Kohlenhydratgehalt (in Form von Stärke) werden diese Zellen zerbrochen, und das fertige Mehl enthält eine hohe Dichte an frei verfügbaren, schnell verdaulichen, schon azellulären Kohlenhydraten. Es ist eine Kalorienbombe!

Das gilt übrigens nicht nur für Getreideprodukte, sondern auch für Fruchtsäfte. Hier passiert im Grunde genommen nichts anderes: Die Frucht an sich ist sehr gesund, aber sobald die Zellstrukturen durch moderne Pressverfahren aufgebrochen werden, werden besonders schnell verfügbare Kohlenhydrate freigesetzt. Diese hohe Kohlenhydratdichte ist laut neuen Forschungen am meisten entscheidend, was die Auswirkungen auf den Organismus angeht. Einige Naturvölker essen mehr Kohlenhydrate als andere, aber ohne moderne Technologien können sie kein so feines Mehl, keine so hohe Dichte an diesem Makronährstoff herstellen und verzehren. Und anscheinend macht das den großen Unterschied.

Das Körpergewicht hat auch mit dem Hormonsystem zu tun

In einer Studie der Harvard-Universität von 2012 wurde der Teufelskreis, verursacht von den azellulären, schnellen Kohlenhydraten aufgezeigt. Diese erhöhen nicht nur die Insulinresistenz, sondern verschieben auch die Zusammensetzung unserer Darmflora. Die aktuelle Forschung zeigt, dass unsere ansonsten nützlichen kleinen Bakterien-Freunde dann schnell zum Feind werden. Eine verschobene Darmflora hängt mit der Neigung zum Übergewicht sehr stark zusammen. Dies erklärt, warum einige Menschen so viel essen können, wie sie wollen, ohne dick zu werden, und andere schon von einem Blick auf Kekse zunehmen. Es ist ein sehr aktuelles Forschungsgebiet. Das Körpergewicht hat aber auch mit dem Hormonsystem zu tun.

Das Hormon Leptin hat eine sehr wichtige Aufgabe im Körper. Es wird aus unseren Fettzellen ausgeschüttet und vermittelt ein Sättigungsgefühl, wenn unser Körperfett ein bestimmtes gesundes Niveau erreicht hat. Mit einer aus evolutionärer Sicht natürlichen Ernährung könnte man sich nicht überessen, wenn die körpereigenen Fettspeicher optimal aufgefüllt sind – die Evolution entwickelte uns so. Aber wenn der westliche Mensch viele azelluläre Kohlenhydrate verzehrt, entwickelt sein Körper die sogenannte Leptinresistenz, so die Forscher. Mit anderen Worten: Das Sättigungssignal wird unterdrückt. Dieser moderne Mensch beschwert sich, dass er trotz seines bereits hohen Körperfettanteils und des ausgiebigen Essens immer hungrig ist. So langsam gerät er in den Teufelskreis, der von der Evolution nie vorgesehen war: Er legt an Körpergewicht und -fett zu und hat keine Chance, mit guter Sättigung abnehmen zu können.

Wenn die Zusammensetzung der Darmflora sich in dieser Weise verändert, vermehren sich die entzündungsfördernden Darmbakterien stark. Aus der modernen Forschung wird klar: Fettleibigkeit und Entzündung gehen Hand in Hand. Laut neuen Ergebnissen fördern diese raffinierten Kohlenhydrate die Entzündungen im Körper, was dort zu einem ganzheitlichen Entzündungsmodus führt. Davon sind Herz-Kreislauf-Erkrankungen, Krebs und alle Arten von entzündungsbedingten Krankheiten, wie bereits erwähnt, sehr stark begünstigend betroffen.

Ein anderer Mechanismus, wie der Verzehr von raffinierten Kohlenhydraten unsere Gesundheit negativ beeinflusst, ist die Entstehung des sogenannten viszeralen Fetts. Diese Fettmasse ist noch gefährlicher als die, die wir Fettpolster nennen. Sie

umhüllt innere Organe wie Herz, Leber und Bauchspeicheldrüse und befindet sich rund um den Darm im Bauchraum.
Das viszerale Fett produziert Botenstoffe, die stark entzündungsfördernd sind und zu einem deutlich erhöhten Risiko für Diabetes, Herz-Kreislauf- und Autoimmunerkrankungen sowie
Krebs führen. Selbst schlanke Menschen können dieses gefährliche Bauchfett lagern, wenn sie viel raffinierte Kohlenhydrate
verzehren. Und es bleibt von außen völlig unsichtbar!

Eine Bekannte von mir, die Tierärztin ist, erzählte mir, dass auch
Katzen oft eine unglaublich große Masse an entzündungsför-
derndem Bauchfett haben und gesundheitlich in einem miserablen Zustand seien. Die Ursache ist schockierend. In vielen
Katzenfuttern ist Zucker enthalten. Und nicht, weil Katzen dies
so sehr mögen, geschmacklich ist ihnen der Zuckergehalt egal.
Zucker im Katzenfutter wird unter anderem wegen der schönen braunen Farbgebung im karamellisierten Zustand und der
Konservierung verwendet ... Das ist wirklich traurig! Genau
wie für Herrchen und Frauchen, weil wir die echten Bedürfnisse unseres Körpers nicht berücksichtigen und uns von in-
kompatiblem Industrie-Menschenfutter ernähren!

Vollkorngetreide –
auch langfristige Serienmörder?

Wir sind nun an einem sehr wichtigen Punkt angekommen,
wo wir mit dem Vollkorn-Mythos endlich abrechnen müssen.
Nachdem ich dir bereits über die ernsthaften Nachteile der
raffinierten Kohlenhydrate erzählte, müssen wir noch mal auf
Getreideprodukte wie Pasta, Pizza, Brot und Gebäck näher ein-
gehen. Nachdem wir im letzten Abschnitt das Mahlen von Ge-

treide angesprochen haben, geht es diesmal explizit um die Auswirkungen des Getreides auf den menschlichen Körper durch Vollkornprodukte. Ist Vollkorngetreide doch keine gute und gesunde Nahrungsquelle für uns Menschen, wie immer behauptet wird? Mir haben diese Lebensmittel vor meiner Umstellung so gut geschmeckt, dass ich dachte, ich könnte niemals auf sie verzichten. Das war ein großer Irrtum!

Von Ernährungsberatern und Ärzten sowie in den Medien und aus anderen Quellen hören wir, dass Vollkornprodukte gesund und für eine ausgewogene Ernährung absolut notwendig seien. Dabei wurden jedoch wissenschaftliche Fakten und die Evolution ignoriert. Aus evolutionärer Sicht ist eine ausgewogene Ernährung das, was in der Natur in vielfältiger Form zur Verfügung steht: Gemüse, Früchte, Nüsse und Samen, Fisch und Fleisch. Dabei spielt natürlich die Qualität eine wichtige Rolle.

Ich erwähnte bereits die Qualitätskriterien glykemischer Index und Verarbeitungsgrad. Hier nehmen sich Vollkornbrot, Müsli & Co., Weißbrot und Gebäck sehr wenig. Der GI-Wert – also wie stark der Blutzuckerspiegel nach dem Verzehr ansteigt – ist beim Vollkorn kaum niedriger als beim Weißbrot, und der Verarbeitungsgrad ist auch sehr ähnlich. Damit bleibt die Kohlenhydratdichte sehr hoch, und die Blutzuckerbelastung ist ähnlich wie beim Weißbrot.

Wenn das Argument des hohen GI noch nicht überzeugend genug war, schauen wir uns die Phytinsäure an. Diese Moleküle befinden sich in größeren Mengen in der Kleie des Getreides, aber auch in Nüssen und Samen und in vielen weiteren Pflanzen. Sie binden Mineralstoffe und lassen nicht zu, dass diese im Darm aufgenommen werden. Wir bezeichnen sie deshalb als »Antinährstoffe«. Wenn sie sich nicht bereits in der mit Mineralien gebundenen Form befinden, können sie sich während der Verdauung an diese Moleküle anschließen und den gesunden, nahrhaften Effekt von Gemüse, das mit dem Brot gleichzeitig gegessen wird, verhindern.

Im Endeffekt gewinnen wir nichts! Viele heutige Mangelerscheinungen wie Osteoporose, Karies, verschiedene Vitamin- und Mineralstoffmängel werden nicht nur mit der nicht ausreichenden Zufuhr von Mineralstoffen und Vitaminen in Zusammenhang gebracht, sondern auch mit dem übermäßigen Verzehr von Phytinsäure, die Getreideprodukte, insbesondere Vollkorngetreide, im großen Ausmaß beinhalten. Obwohl Vollkornprodukte theoretisch mehr Mineralien beinhalten als Weißmehlprodukte, können diese Nährstoffe weniger verwertet werden. Im Endeffekt gewinnen wir nichts!

Phytinsäure ist auch schädlich, wenn wir zu jeder Mahlzeit eine Portion davon essen. Es entzieht dem Körper keine Mineralstoffe, kann sich aber an Moleküle binden, mit denen es im Darmtrakt gemeinsam nach unten wandert. Wenn wir darauf achten, Phytinsäure in moderaten Mengen und separat zu verzehren – zum Beispiel Mandeln als Snack zwischen zwei Hauptmahlzeiten –, können wir laut wissenschaftlicher Studien zum Beispiel sogar das Risiko für Darmkrebs verringern, ohne einen Mineralstoffmangel zu verursachen. Bei der Phytinsäure gilt: Die Dosis (und das Timing) macht das Gift.

Den richtigen Kraftstoff für den Homo sapiens und dessen wichtige Eigenschaft, die Nährstoffdichte, nehmen wir im späteren Teil dieses Buches genauer unter die Lupe. Aber schon vorab kann ich dir sagen, dass diese wichtige Eigenschaft bestimmt, wie nahrhaft ein Nahrungsmittel tatsächlich ist, also wie viele Vitamine und Mineralstoffe in ihm enthalten sind. Immer wird damit argumentiert, dass Vollkornprodukte gesund sind, weil sie viele Nährstoffe enthalten. Das ist im Vergleich mit Weißbrot zunächst richtig. Berücksichtigt man aber die im vorherigen Abschnitt besprochene Phytinsäure, so merkt man schnell, dass ein großer Teil der Nährstoffe gar nicht vom Körper aufgenommen werden kann, da sie sich an die Antinährstoffe binden.

Aufgrund dessen hinken Vollkornprodukte hier meilenweit der Paleo-Ernährung und den »echten« Lebensmitteln hinterher. Obwohl ihr Nährstoffgehalt immer gepriesen wird, weisen Vollkornprodukte hier Defizite auf, anders als nährstoffreiche Lebensmittel wie beispielsweise Innereien, Gemüse und Beeren.

Gluten – auf den Leim gegangen!

Das Klebereiweiß Gluten (lat. gluten = Leim, Kleber) befindet sich fast in jeder Sorte des Getreides. Gluten wird im Darm in seine zwei Grundbausteine, Gliadin und Glutenin, aufgespalten und kann dadurch das Leben von Menschen, die darauf allergisch reagieren, stark beeinträchtigen. Zöliakie ist eine schwere Allergie gegen Gluten, die sehr ernsthafte Symptome, unter anderem starken Durchfall, verursacht.

Aber nicht nur für Menschen mit dieser Allergie kann Gluten schlecht sein. Als ich aus der Fachliteratur und in einer Konferenz über die heimtückischen Auswirkungen von Gluten erfuhr, war ich schockiert. Denn Gluten ist in der Lage, die Ausschüttung vom Zonulin im Darmtrakt zu fördern. Das Protein Zonulin öffnet die festen Verbindungen der Darmwand und verursacht dieses bereits erwähnte Leaky Gut, den durchlässigen

Darm oder die erhöhte Darmpermeabilität. So gelangen Moleküle, zum Beispiel Proteine, Mikroben und Toxine, ohne überprüft und aufgehalten werden zu können, weil das Immunsystem überfordert ist, durch die Darmwand und geraten ins Blut. Vom Körper können sie zwar als potenziell gefährlich eingestuft werden, sodass er die Abwehrkräfte für einen heftigen Angriff aktiviert, der allerdings große Kollateralschäden mit sich bringt.

> Der durchlässige Darm ist bei fast allen Menschen mit einer Autoimmunerkrankung erwiesen

Wenn das regelmäßig passiert, so die Forscher, können sich mit der Zeit Autoimmunerkrankungen entwickeln. Meine eigene Autoimmunerkrankung könnte zum Teil so entstanden sein. Der durchlässige Darm ist bei fast allen Menschen mit einer Autoimmunerkrankung erwiesen. Die gute Nachricht ist, dass eine erhöhte Darmpermeabilität durch den Lebensstil und die Ernährung zu beeinflussen ist. Genau das habe ich gemacht, als ich mich auf eine glutenfreie Ernährung wie Paleo umstellte.

Da Zonulin ab und zu, aber relativ selten auch ohne Gluten ausgeschüttet wird, vermuten Forscher, dass dieser Mechanismus die Rolle hat, das Immunsystem zu trainieren, und zwar durch das Durchlassen einiger Moleküle durch die Darmwand – vergleichbar einer Kampfübung. Aber dieses Rufzeichen ist nicht für das alltägliche Spiel gedacht – es ist ein Spiel mit dem Feuer! Menschen mit einem durchlässigen Darm können Symptome wie Müdigkeit, Schmerzen, Bauchweh und Verdauungsprobleme haben. Als ich über die Verknüpfung jener Symptome mit dem Darm erfuhr, war ich total verblüfft und wurde gleichzeitig wütend. Warum hatte ich davon vorher noch nie gehört? Der durchlässige Darm kann auch durch Stress oder große körperliche Anstrengung verursacht werden.

Man sollte diesen Mechanismus sehr ernst nehmen: Laut einer Studie ist die Anzahl der Zöliakiepatienten und der nicht diagnostizierten Betroffenen in den letzten fünfzig Jahren um das Mehrfache gestiegen. Die Glutensensitivität betrifft immer mehr Menschen, und der von ihr ausgelöste Mechanismus ist sehr heimtückisch. Eine mögliche Ursache dafür ist, dass der Glutengehalt des Getreides in den letzten hundert Jahren künstlich, durch systematische Überzüchtung, erhöht wurde, um dem Mehl bessere Backeigenschaften zu verleihen. Durch Gluten wird sowohl der Teig als auch das Endprodukt klebriger, und sie haben eine bessere Konsistenz.

Ist das der Preis, den wir zahlen, damit der Pizzabäcker mit dem Teig jonglieren kann?

Wenn du von der glutenfreien Ernährung profitieren willst, musst du mehrere Wochen, sogar monatelang auf Gluten verzichten. Ein guter Effekt ist nur dann zu erwarten, weil es so lange dauert, bis Gluten komplett aus dem Organismus verschwindet.

Ich habe nach dem Verzicht auf jede Art von Vollkorn- und kohlenhydratreichen Lebensmitteln damals schon nach wenigen Wochen ganz wunderbare Verbesserungen meiner Krankheitssymptome festgestellt. Als ich Zucker, raffinierte Kohlenhydrate, Getreide und damit Gluten plötzlich weglie, wurde meine Verdauung binnen kürzester Zeit besser. Auch im Beruf traten ungeahnte Veränderungen ein: Mit meiner gesundheitlichen Erholung und der Stabilisierung meines Blutzuckerspiegels konnte ich mich besser und länger konzentrieren. Ich wurde wieder aktiver. Das motivierte mich, zum Beispiel auf Kuchen vollständig zu verzichten. Ich sah keinen Kuchen mehr, sondern die vielen Zuckerstücken, die sich darin verbargen, und die Schäden, die der raffinierte Zucker offensichtlich in meinem Darmtrakt anrichtete.

Es war damals wie eine Offenbarung: Je mehr ich in Sachen Paleo erfuhr und erlebte, desto weiter wollte ich auf meinem Weg gehen.

Das letzte Argument, das wir hier diskutieren müssen, sind die Ballaststoffe, womit Vollkornprodukte angepriesen werden, wenn keine Pro-Argumente mehr bleiben. Eine balancierte, vernünftige und vielseitige Paleo-Ernährung mit Gemüse, Obst, Nüssen und Samen kann die ausreichende Menge an Ballaststoffen liefern. Schließlich bedeutet Paleo nicht, dass wir uns nur noch von Fleisch ernähren – Paleo ist naturbelassene Ernährung in der richtigen Kombination unter Weglassung von Lebensmitteln, die uns schaden können. Dazu gehört nach den neuesten Forschungen eben auch Vollkorn. Wir brauchen es nicht. Ich zumindest kann bestens darauf verzichten.

Wenn man über Ballaststoffe spricht, unterscheidet man zwischen wasserlöslichen und nicht wasserlöslichen Ballaststoffen. Die löslichen werden während der Verdauung in einen gelähnlichen Stoff umgewandelt, der unsere Darmflora nährt und bei einer gesunden Bakterienzusammensetzung zu einer gesunden Verdauung beiträgt. Deshalb nennen wir sie Präbiotika – sie liefern keine Bakterien direkt, sondern schaffen einen guten Nährboden für sie. Probiotika, worüber ich dir noch im Weiteren erzählen werde, enthalten unterschiedliche Bakterienkulturen und können dadurch zu einer gesunden Verdauung beitragen.

Nicht wasserlösliche Ballaststoffe erhöhen das Volumen des Stuhls, was die Verdauung beschleunigt. Dies kann auch einer Verstopfung vorbeugen. Ballaststoffe sind also wichtig, aber Vollkorn ist nicht die einzige mögliche Quelle – es ist gänzlich wasserunlöslich und hat keinen positiven Effekt auf die Darmflora. In der Paleo-Ernährung sind Ballaststoffe unter anderem durch Avocados, Zucchini, Spargel, grünes Gemüse, Orangen, Äpfel und vieles mehr zu haben. Vollkorngetreide ist also überhaupt nicht lebensnotwendig, wie oft behauptet wird.

> Ballaststoffe sind also wichtig, aber Vollkorn ist nicht die einzige mögliche Quelle

Mit weniger Kohlenhydraten leben

Was passiert, wenn wir den schnellen Brennstoff, die raffinierten Kohlenhydrate, einfach komplett weglassen? Die ketogene Diät beispielsweise, die auf einem sehr hohen Fettkonsum und auf dem kompletten Verzicht auf Kohlenhydraten basiert, wird als Krebstherapie schon in mehreren Kliniken in Europa und weltweit erforscht und eingesetzt. Als Resultat werden das allgemeine Entzündungsniveau und der Blutzuckerspiegel auf Dauer gesenkt, und der Körper beginnt, sogenannte Ketonkörper zu bilden und damit den Körper und das Gehirn auf diese Weise mit Energie zu versorgen. Krebszellen, die ungefähr das Zwanzigfache an Zucker im Vergleich zu gesunden Zellen auffressen, hungern quasi aus, denn sie können nichts mit den Ketonkörpern anfangen – im Gegensatz zu den gesunden Zellen. Die Therapie ist sehr vielversprechend. Krebsforscher sind sich heute einig, dass die über Jahre entwickelte Insulinresistenz, die permanente Entzündung im Körper, die hohen Blutzucker- und Insulinspiegel die Entstehung von Tumoren begünstigen.

Es ist wiederum kein Zufall, dass Fettleibigkeit ein stark erhöhtes Risiko für Krebs darstellt.

Der Ketose-Zustand, in dem der Blutzuckerspiegel niedrig ist, fühlte sich für mich anfangs seltsam an, als ich das ausprobierte. Schon nach wenigen Tagen war ich durch den hohen gesättigten Fettkonsum und täglich weniger als dreißig Gramm Kohlenhydraten in diesem Zustand. Hier war ich zwar satt, merkte aber trotzdem den ständig niedrigen Blutzuckerspiegel. Dies ist anfangs ein merkwürdiges Gefühl, aber man gewöhnt sich leicht daran.

Bei einer Studie mit Alzheimer-Patienten konnten die Symptome der Krankheit durch eine Ernährung ohne raffinierte Kohlenhydrate, mit relativ viel gesundem gesättigten Fett, Fisch, Gemüse, Obst und Omega-3-Fettsäuren – also eine Ernährungsweise, die Paleo sehr ähnelt – deutlich verbessert werden. Die Lösung liegt im entzündungshemmenden Effekt dieser Ernährung, der teilweise durch den niedrigen raffinierten Kohlenhydratkonsum erreicht wird.

> Ich hatte den ganzen Tag Energie, ohne ständig ans Essen zu denken

Als ich damals anfing, raffinierte Kohlenhydrate wegzulassen, spürte ich die positiven Auswirkungen sofort. Nicht nur funktionierte meine Verdauung plötzlich besser und die meisten Symptome meiner Krankheit verschwanden, sondern meine Laune steigerte sich, und meine Energie kehrte zurück. Ich hatte den ganzen Tag Energie, ohne ständig ans Essen zu denken. Nie hätte ich vor meiner Umstellung auf Paleo gedacht, dass mein Stoffwechselsystem so effektiv die Fette anstatt der Kohlenhydrate als Energiequelle verwenden kann. Dadurch, dass ich meinen Körper auf weniger Kohlenhydrat- und mehr

Fettkonsum umstellte, fing mein Körper automatisch an, auch mehr Fett zu verbrennen, und bei gleichem – und immer noch moderatem – Trainingspensum merkte ich, dass sich mein Körperfettanteil reduzierte. Es scheint so, dass unserem Organismus keine langfristige Strategie für stark raffinierte Kohlenhydrate zur Verfügung steht. Sie waren nie verfügbar und machen uns krank.

Es ist die erste und wahrscheinlich wichtigste Regel auf dem Weg zur besten Gesundheit: **Streiche raffinierte Kohlenhydrate so früh wie möglich aus deinem Speiseplan und erlebe dadurch neue Vitalität und Energie!**

Ich habe schon erwähnt, dass die effektivste Methode zum Abnehmen eine Low-Carb-Ernährung ist, besser gesagt, eine, in der besonders keine azellulären, hoch raffinierten Kohlenhydrate gegessen werden. Hinzu kommt, dass in Studien, wo Low-Carb und andere Methoden verglichen wurden, die Forscher die Verzehrmenge in der Low-Carb-Gruppe nicht begrenzten, während die »fettarme« Testgruppe die vorgeschriebene Kalorienanzahl einhalten musste. Das Körpergewicht der Low-Carb-Probanden stellte sich automatisch richtig ein. Der Körper stellt alles richtig ein, wenn er die natürlichen Inputs bekommt, während Kalorienzählen und eine fettarme Diät auf Dauer nie funktionieren.

Wenn es ums Abnehmen geht, höre ich früher oder später die Empfehlung, mehr Sport zu treiben. Die schlechte Nachricht: Mit Sport allein kannst du nicht oder nur ganz schwer abnehmen. Die Ernährung

Die Ernährung ist der wichtigste Faktor beim Abnehmen

ist der wichtigste Faktor beim Abnehmen. Dies wissen die besten Fitnesstrainer, Leistungssportler und deren Trainer, die nach den neuesten Methoden arbeiten, selbstverständlich auch. Und meine eigene Erfahrung bestätigt das. Ich habe mein ganzes Leben lang Sport getrieben, doch erst nach der Umstellung auf Paleo habe ich eine besonders drahtige Muskelmasse und ein für mich ideales Körpergewicht erreicht. Ich dachte ziemlich lange, dass ich meinen hohen raffinierten Kohlenhydratkonsum mit genügend Sport ausgleichen kann. Das war ein Irrtum.

Ich habe heute keine Schwierigkeit, mein Gewicht zu halten und Muskeln aufbauen zu können. Und das mit meiner relativ fettreichen Ernährung. Das ist ganz verblüffend!

Einmal war ich mit einem bekannten französischen Rennradprofi auf einer Skitour unterwegs – eine der besten und härtesten Skitouren meines Lebens. Als ich ihn nach seinen Essgewohnheiten fragte, war ich völlig überrascht! In seinem Team kamen schnelle Kohlenhydrate ausschließlich während des Rennens zum Einsatz. Vor einer langen Trainingseinheit aß er immer Proteine und trank Kaffee mit Kokosfett oder Butter, um Energie aus Fett zu tanken. Erst nach ein oder zwei Stunden fing er an, mit Kohlenhydraten die langsam leer werdenden Glykogenspeicher – die Energiespeicher in den Muskeln und der Leber – aufzufüllen.

Die Lehre, die man daraus ziehen kann, lautet: Kohlenhydrate sind nicht grundsätzlich zu verteufeln, müssen dem Körper aber zum richtigen Zeitpunkt zugeführt werden, um optimale Leistungen zu erzielen. Vor intensiven Trainingseinheiten und vor Rennen hat der französische Rennradprofi Gluten und Milch vermieden, um die Belastung auf seinen Darmtrakt zu minimieren. Es war ganz lustig, er hat sich fast nach Paleo ernährt! Leistungssportler sind immer die Ersten, die aus dem Körper das Beste rausholen wollen.

Vor meiner Ernährungsumstellung auf Paleo trank ich fettarme Milch, aß fettarmen Joghurt und nur mageres Fleisch. Ich mied Fett in jeglicher Form. Die falschen Empfehlungen allerdings, die von gesättigtem Fett abraten, und die daraus resultierende Fettphobie haben in der westlichen Bevölkerung in den letzten vier Jahrzehnten zu einer kontinuierlich steigenden Übergewicht- und Insulinresistenz-Epidemie geführt. Die Zahlen lügen nicht: Seitdem gesättigtes Fett in der Öffentlichkeit als Feind gilt, ist Fettleibigkeit und Diabetes Typ 2 in den Statistiken förmlich explodiert. Und damit auch Herz-Kreislauf-Erkrankungen und Krebs.

Fett für die Gesundheit

Kokosfett, Avocados, Fisch und Fleisch, möglichst aus artgerechter Haltung, liefern dir ausreichende Energie mit einer optimalen Zusammensetzung der Fette und Proteine. Gesättigtes Fett macht ungefähr ein Viertel bis ein Drittel meiner Ernährung aus, was auch davon abhängt, wie viel und wie intensiv ich mich bewege. Für eine gute Grundausdauer verbrennt mein Körper überwiegend Fette, und erst für die intensiven Trainingseinheiten brauche ich den schnellen Sprit, die Kohlenhydrate, um die bereits erwähnten Glykogenspeicher schnell aufzufüllen. Die gute Nachricht: Mit dem Fettanteil, wie ihn die Paleo-Ernährung bietet, kannst du dich satt essen, ohne Kalorien zählen zu müssen und ohne ein schlechtes Gewissen wegen deines Cholesterinspiegels zu haben. Warum? Halte dich fest!

Es wurde schon mehrfach in Analysen und mehreren Studien gezeigt, dass gesättigtes Fett das Risiko für Herz-Kreislauf-Erkrankungen nicht erhöht. Das Problem mit gesättigtem Fett ist laut Allgemeinheit auf die Erhöhung unseres gesamten Cholesterinspiegels zurückzuführen. Diese Annäherung ist aber nach dem heutigen Stand der Wissenschaft und auch aus Sicht der Evolution falsch – Naturmenschen fürchten sich nicht vor Cholesterin und haben auch kaum Herz-Kreislauf-Erkrankungen.

Ohne Cholesterin würde kein Leben auf unserer Erde existieren

Cholesterin ist kein Schimpfwort, sondern ein für unser Leben absolut lebensnotwendiger Stoff. Es ist der Grundbaustein aller Zellmembranen und gleichzeitig der Ausgangsstoff wichtiger Hormone. Ohne Cholesterin würde kein Leben auf unserer Erde existieren. Da es für den Aufbau der Zellen notwendig ist, wird es vom Körper selber eingesetzt, beispielsweise wenn wir uns irgendwo verletzen. Cholesterin wird größtenteils in der Leber produziert, und die mit der Nahrung aufgenommene Menge hat oft wenig Einfluss auf unseren Cholesterinspiegel. Fett und Cholesterin sind wasserunlöslich und brauchen spezielle Moleküle, die diese im Blut zu dem gewünschten Ort transportieren. Der Körper verwendet sogenannte Lipoproteine, die das Cholesterin oder verschiedene Fettmoleküle im Blut zum Einsatzort transportieren. Sie sind quasi Transportmittel und vermutlich einer der wichtigsten Schlüssel zu den Herz-Kreislauf-Erkrankungen.

Ein ganz natürlicher Recyclingprozess unseres Körpers

Jetzt kommt der entscheidende Teil: Was passiert, wenn wir, als gesunder Naturmensch, etwas Fettreiches essen? Lipoproteine transportieren die Fettmoleküle an den Ort im Körper, wo sie gerade gebraucht werden. Nach getaner Arbeit kehren diese in die Leber zurück, wo sie »recycelt« werden. Ein paar Stunden nach einer fettreichen und kohlenhydratarmen Mahlzeit bleibt tatsächlich kein Zeichen in unserem Blut, dass wir irgendwas Fetthaltiges konsumierten. Die Triglyzeridwerte (Blutfettwerte) des Blutes sinken auf das normale Niveau. Es ist ein ganz natürlicher Recyclingprozess unseres Körpers, der Beweis, dass es völlig normal ist, gesättigtes Fett zu konsumieren.

Der Transport von Cholesterin sieht ähnlich aus, die Transportmittel sind wiederum die Lipoproteine. Es ist wichtig, zwischen den Lipoprotein-Partikeln LDL (Low Density Lipoprotein – Lipoproteine niedriger Dichte) und HDL (High Density Lipoprotein – Lipoproteine hoher Dichte) zu differenzieren. Diese kannst du auf deinem Laborblatt entdecken, und sie verraten dir interessante Dinge. LDL sind die großen Kombiwagen unter den Lipoproteinen. Das LDL-Cholesterin ist eine Kombination aus LDL und Cholesterin und wird oft irreführend als »schlechtes« Cholesterin bezeichnet. LDL-Partikel transportieren Cholesterinmoleküle von der Leber zu ihrem Einsatzort. Das HDL hingegen, in Kombination mit Cholesterin, oft als »gutes Cholesterin« bezeichnet, transportiert Cholesterinmoleküle in die Leber zurück, wo sie zerlegt werden. Die HDL-Partikel sind ganz klein, die Kleinwagen in dem großen Verkehr der Lipoproteine. Wir brauchen davon viele, um die Vielzahl an nicht verwendeten Cholesterinmolekülen in die Leber zurückzutransportieren, wo sie ebenfalls recycelt werden.

Wenn dein Arzt dir also eine Auskunft über deinen Cholesterinspiegel gibt, informiert er dich darüber, wie viele an Lipoproteine gebundene Cholesterinmoleküle du im Blut hast.

Bei manchen Menschen können Nahrungscholesterin und gesättigte Fette den gesamten Cholesterinspiegel – die gesamte Menge des in LDL- und HDL-Partikeln enthaltenen Cholesterins – erhöhen. Aber keine Panik! Wenn es um das Verhältnis dieser Moleküle in unserem Blut geht, wird es plötzlich ganz überraschend. In Forscherkreisen ist es aktuell ein sehr umstrittenes Thema, aber es kristallisiert sich immer mehr heraus, dass gesättigte Fette und das Nahrungscholesterin dieses Verhältnis, welches anscheinend so wichtig für unsere Gesundheit ist, in ein sehr günstiges Verhältnis rückt.

Der Stoffwechsel der Kohlenhydrate sieht folgendermaßen aus: Wie du bereits weißt, werden Kohlenhydrate in Glukose aufgespalten. Diese einfachsten Zuckermoleküle zirkulieren in unserem Kreislauf. Sie brauchen kein Transportmittel, dies ist auch ein Grund dafür, dass sie die extrem schnellen Energielieferanten sind. Nach einem bestimmten Sättigungsgrad nehmen Leber und Muskeln keine weitere Glukose auf. Besonders wenn jemand wenige Muskeln hat, ist seine Kapazität niedrig, Glukose hier in Form von Glykogen – komplexe, aber sehr mobile Kohlenhydratmoleküle – speichern zu können. Wenn die Lagerkapazitäten voll sind, muss unser Körper etwas mit dem übrigen Blutzucker tun. Und jetzt kommt die Leber ins Spiel. In der Leber wird überflüssige Glukose in Fettmoleküle (Triglyzeride) umgewandelt. Damit sie auch in unserem Blut transportiert werden können, bekommen sie das geeignete Transportmittel als Begleiter: die VLDL-Moleküle. VLDL steht für Very Low Density Lipoprotein, Lipoproteine sehr geringer Dichte. Ihre Aufgabe besteht darin, die von Glukose in Fett umgewandelten Moleküle von der Leber entweder ins Lager, zum Fettgewebe, zu transportieren oder zu den Muskeln zu bringen und dort verbrennen zu lassen.

Solange unser Körper mit einer hohen Menge an schnellen, raffinierten Kohlenhydraten oft bombardiert wird, ist unsere Leber ständig damit beschäftigt, überflüssige Glukose in Form von Fett in Begleitung von VLDL-Molekülen raus ins Blut zu schicken. Es ist ein weiterer Schutzmechanismus, wenn unsere Körperzellen keine Glukose mehr in der ursprünglichen Form haben wollen. Unser Körper ist fantastisch! Aber ein hoher und regelmäßiger Konsum an raffinierten Kohlenhydraten resultiert in hohen Triglyzeridwerten – dies wird auch beim Bluttest ermittelt –, die eindeutig ein hohes Risiko für Herz-Kreislauf-Erkrankungen darstellen.

Zahlreiche Untersuchungen zeigten, dass Triglyzeridwerte deutlich gesenkt werden, das Verhältnis von LDL- und HDL-Partikeln in eine günstige Richtung verschoben wird, wenn wir raffinierte Kohlenhydrate komplett weglassen und eine Low-Carb-Ernährung mit wenig Kohlenhydraten einhalten. Eine Ernährung mit reduziertem Fettanteil und gleichzeitig mit einem hohen Kohlenhydratanteil wirkt genau andersrum.

Ich habe es selbst erlebt: Die Bluttests von mir und meinen Bekannten und Familienmitgliedern bestätigen das – zwar ist unser gesamter Cholesterinspiegel leicht höher als vor unserer Paleo-Umstellung, aber die nüchternen Triglyzeridwerte, das HDL-LDL-Verhältnis und der nüchterne Blutzuckerwert sind optimal. Paleo-Anhänger haben mir von ähnlichen Erfahrungen berichtet.

Es klingt logisch, dass Fettkonsum unsere Blutfettwerte verschlechtern und das Risiko für Herz-Kreislauf-Erkrankungen erhöhen kann, stimmt aber nicht. Laut moderner Forschung werden hohe Triglyzeridwerte von einem hohen Konsum der raffinierten Kohlenhydrate verursacht.

Ich zeigte dir bereits, wie raffinierte Kohlenhydrate eine Insulinresistenz, einen betrogenen und umgekippten Hormonhaushalt, permanente Entzündungen, den Aufbau vom viszeralen Fett (das gefährliche Fett zwischen den Organen) und Diabetes Typ 2 fördern. Kein Wunder, dass diese wiederum erheblichen Risikofaktoren die Chance für Herz-Kreislauf-Erkrankungen erhöhen. Dagegen hat eine kohlenhydratarme Ernährung mit viel Fett keine negativen Auswirkungen auf unsere Gesundheit. Diese Erfahrung habe ich aus erster Hand – meine heutige Fitness und die Blutwerte sprechen für sich selbst.

Die Evolution lügt nicht

Insulinresistenz, viel viszerales Fett und Bauchfett, hohe nüchterne Blutzucker- und Triglyzeridwerte und niedriger HDL-Cholesterinwert bezeichnet man als das sogenannte metabolische Syndrom. Bei der Entstehung dieses Syndroms spielen die raffinierten Kohlenhydrate eine bedeutende Rolle. Wir kommen immer wieder zu dem Punkt: Die Evolution lügt nicht. Gesättigtes Fett sollte nicht verteufelt werden, und unsere wirklichen Feinde sind die hoch raffinierten Kohlenhydrate und Zucker. Diese zwei waren sogar vor zweihundert Jahren unbekannt.

Die fettarme und kohlenhydratreiche Ernährung, so viel steht fest, hat bisher zu keiner Verbesserung des Gesundheitszustandes der Menschen geführt, ganz im Gegenteil. Aber gegen die momentane Fettphobie scheint es kein Rezept zu geben: Es wäre ein zu großer Prestigeverlust für Pharmakonzerne, die Zuckerindustrie und Landwirtschaft. Die Lobby ist groß, der Mensch ist klein.

Deshalb halte deine steinzeitlichen Augen und Ohren offen und bewerte kritisch alle der Evolution widersprechenden Aussagen. Gesättigtes Fett, das wir Menschen in der meisten Zeit unserer Entwicklung über mehrere Hunderttausend, sogar Millionen Jahren verzehrten, kann allein nicht schädlich sein. Die Inuit in der Arktis essen ausschließlich Fleisch und sehr viel tierisches Fett. Leiden sie deshalb häufiger an Herz-Kreislauf-Erkrankungen? Fehlanzeige!

Vorsicht mit (Kuh-)Milch!

Alle Säugetiere und so auch der Mensch trinken Muttermilch bis zu einem bestimmten Alter. Muttermilch liefert die wichtigen Nährstoffe, Energie und wachstumsfördernde Stoffe, die einen sehr wichtigen Zweck haben: Sie versorgen das Kind mit allem für ein schnelles Wachstum, bis es feste Nahrung aufnehmen kann.

Steinzeitmenschen, die meisten Naturmenschen und ungefähr drei Viertel der heutigen menschlichen Population auf der ganzen Erde können im Erwachsenenalter keine Milch – egal ob Mutter- oder Kuhmilch – vertragen. Der Grund ist, dass die Verdauungsenzyme – Stoffe, die für die Verarbeitung bestimmter Nahrungsmittelmoleküle verantwortlich sind —, die Milchzucker, also Laktose, abbauen, nicht mehr produziert werden. Wir brauchten mehrere Hunderttausend Jahre lang keine Milch im Erwachsenenalter – und brauchen sie in der modernen Zeit auch nicht.

Milch war für mich eigentlich nie ein großes Thema. Schon mit vierzehn Jahren merkte ich, dass ich sie schlecht vertrug. Bauchschmerzen, Blähungen und Durchfall waren die sofortigen Folgen, wenn ich mehr Milch trank, als sich in einem Cappuccino befindet. Ich griff trotzdem ab und zu mal nach Milch, wenn nicht in der originären Form, dann in Milchschokolade oder Joghurt. Da Milch hunderttausend Jahre lang von keinem Erwachsenen getrunken wurde, müssen wir sie ein wenig unter die Lupe nehmen, um herauszufinden, ob wir sie unbedingt brauchen oder ob es uns besser geht, wenn wir auf sie verzichten.

Die menschliche Fähigkeit, Laktose auch außerhalb der Kinderzeit verdauen zu können, entwickelte sich später, nachdem der Mensch mit der Tierhaltung begann. Es handelt sich um eine genetische Anpassung, die in den letzten paar Tausend Jahren passiert ist. Sie zeigt, dass die menschliche Genetik nicht ganz unverändert geblieben ist. Ein möglicher und sehr wahrscheinlicher Grund für diese Veränderung ist, dass es einen sehr hohen Selektionsdruck unter manchen Schäfervölker-Nomaden gab, in knappen Zeiten die Milch ihrer Tiere vertragen zu können, um dadurch nicht zu verhungern. Aber fand auch eine Anpassung für die anderen Bestandteile der Milch statt?

Aus dem Blickwinkel der Biologie ist Milch für das schnelle Wachstum des Säuglings konzipiert. Dies deutet schon auf mögliche Gefahren hin! Sie funktioniert eigentlich als ein Signalstoff, der das kleine Säugetier mit Hormonen und vielen anderen Stoffen versorgt. Milch übermittelt die Nachricht »Wachsen, wachsen, wachsen!«. Aber obwohl Wachstum im Kindesalter notwendig ist, kann sich Milch später im Erwachsenenalter negativ auf die Gesundheit auswirken. Da recht viele Menschen in Europa die Fähigkeit entwickelten, Laktose verdauen zu können, heißt es nicht, dass unser Organismus und der komplette menschliche Stoffwechsel sich an einen regelmäßigen und dauerhaften Konsum von Milch erfolgreich angepasst haben.

Welche weiteren Bestandteile enthält Milch? Insulin, welches wir schon früher erwähnt haben, wirkt auch wachstumsfördernd. Dieses Hormon fördert bekanntlich den Transport vom Blutzucker in das Zellinnere. Obwohl Milch und der enthaltene Zucker durch den niedrigen GI alleine nur zu einer kleinen Erhöhung des Blutzuckerspiegels führt und eine geringe Insulinantwort auslösen würde, wird in unserem Körper nach dem Verzehr eine große Menge Insulin ausgeschüttet. Wissenschaftler haben festgestellt, dass dies von dem in der Milch enthaltenen Molkenprotein verursacht wird. Dieser Effekt kann noch stärker werden, wenn wir Milchprodukte mit anderen Lebensmitteln gleichzeitig essen. Vielleicht ist Milch wirklich nicht für den menschlichen Organismus geeignet?

Wenn wir Milchprodukte regelmäßig und in großen Mengen verzehren, entstehen in unserem Körper Insulin-Pegelspitzen. Diese können in Kombination mit raffinierten Kohlenhydraten die Insulinresistenz fördern, die auf Dauer die bereits bekannten Probleme mit sich zieht.

Kuhmilch enthält das Insulin des Rindes. Dieses Hormon unterscheidet sich aber vom menschlichen Insulin und wird von unserem Immunsystem als Fremdkörper identifiziert. Das Zeichen dafür ist die erhöhte Anzahl an Antikörpern, deren Aufgabe die Identifikation und Kennzeichnung potenziell, gefährlicher Moleküle, Viren und Bakterien in unserem Körper ist. Bei Kindern beobachteten Forscher, dass diese Antikörper nach dem Verzehr von Milch im Blut erschienen. Dies bedeutet, dass Insulin vom Rind durch die Darmwand kommt, in das Blut gerät und das Immunsystem provoziert. Ein deutlich erhöhtes Risiko für Diabetes Typ 1 – eine Autoimmunerkrankung, die am öftesten in der Kinderzeit entsteht – wurde mit der Anwesenheit dieser Antikörper in Zusammenhang gebracht.

Der andere Stoff, der einen starken, dem Insulin ähnlichen Effekt auf unseren Körper ausübt, ist der IGF-1, der insulinähnliche Wachstumsfaktor (Insulin-like Growth Factor). Forscher beobachteten, dass gleichzeitig viel IGF-1 in unserem Blut ist, wenn wir einen hohen Insulinspiegel haben. Es wird noch in wissenschaftlichen Kreisen darüber diskutiert, ob der in Kuhmilch enthaltene, relativ hohe IGF-1 oder der von Molke ausgelöste, hohe Insulinspiegel für unseren hohen IGF-1-Spiegel verantwortlich ist. Auf jeden Fall ist der IGF-1 durch seinen wachstumsfördernden Effekt mit mehreren Krebserkrankungen wie Prostata- und Brustkrebs assoziiert. Wir sollten den IGF-1-Spiegel durch hohen Kohlenhydrat- und Milchkonsum gar nicht künstlich erhöhen.

Wenn ich an Milch denke, fallen mir sofort die vielen Werbungen ein, die die Knochen unterstützende Wirkung der Milch propagieren. Sie suggerieren, dass wir ohne Milch nie im Leben starke und gesunde Knochen entwickeln können. Skelette von Steinzeitmenschen und den heutigen Naturmenschen weisen trotzdem eine hohe Knochendichte und eine robuste Struktur auf. Wie kann das sein, wenn sie keinen einzigen Schluck Kuhmilch tranken und trotzdem gesunde Knochen, auch im späten Erwachsenenalter, besaßen? Die landläufige Meinung lautet: Milch ist wegen der hohen Kalziumzufuhr notwendig, denn Kalzium ist der Hauptbaustoff unserer Knochen. Aber aus evolutionärer Sicht ist es eher unwahrscheinlich, dass wir mit einer natürlichen Ernährung ohne viel Milch im Erwachsenenalter nicht die gewünschten starken Knochen entwickeln und erhalten können. Der Mensch verzehrte Millionen Jahre lang keine Milch und hatte trotzdem ein robustes Skelett. Und wirklich: Forscher finden heute immer mehr Beweise, dass Kalziumzufuhr nicht die oberste Priorität hat, wenn es um die Knochengesundheit geht.

Das Hauptproblem ist, dass die verzehrte Menge an Kalzium alleine gar nicht im Zusammenhang mit der Stärke der Knochen steht. Nach dem Verzehr gelangt ein Teil des Kalziums in unser Blut. Unser Körper versucht, das Gleichgewicht an Kalzium im Blut zu halten, das heißt, bei einer erhöhten Zufuhr findet eine deutlich geringere Aufnahme statt. Das ist wiederum kein Zufall. Eine dauerhaft hohe Konzentration von Kalzium in unserem Blut führt zur Verkalkung der Arterien und fördert dadurch die Prozesse, die eventuell schon von dem hohen Konsum von raffinierten Kohlenhydraten und Entzündungen initiiert wurden. Nämlich dass sich in unseren Arterien Ablagerungen formen, die ein sehr hohes Risiko für Herz-Kreislauf-Erkrankungen darstellen. Kalzium, das nicht seinen Weg zu den Knochen und Zähnen findet, kann an diesen Stellen landen. Aber wie gelangt nun dieses Kalzium an die richtigen Stellen?

Eines der größten Defizite heutzutage ist der Mangel an Vitamin K2. Dieses Vitamin aktiviert Proteine in unserem Körper, die das Kalzium in die Knochen und Zähne quasi anziehen. Ohne diese Aktivierung findet kein effektiver Knochenaufbau statt, auch wenn genügend Kalzium im Blut zur Verfügung steht. Ein Mangel an Vitamin K2 ist nicht nur eine Ursache für Osteoporose, so die Wissenschaftler, sondern auch ein Risikofaktor für Herz-Kreislauf-Erkrankungen. Die Teile des Mosaiks passen gut zusammen: Ohne Vitamin K2 landet das Kalzium nicht dort, wo wir das wünschen – also in den Knochen und Zähnen –, sondern in den Arterien. Hier lauert eine doppelte Gefahr!

Die aktivste Form des Vitamin K2 ist Menacchinon, das in der Fachliteratur oft auch MK-7 genannt wird. Diese Form erzielt den besten Effekt.

Viele meiner Bekannten, die Probleme mit ihren Zähnen hatten, berichten mir von einer Verbesserung der Zähne durch das Weglassen von Getreide, den verringerten Konsum von Lebensmitteln, die reich an Phytinsäure sind, und durch eine erhöhte Zufuhr von Vitamin K2 und Vitamin D. Mit dieser Strategie kannst du auch gesunde Knochen und Zähne bekommen.

Evolutionär gesehen, ist also eine erhöhte Zufuhr an Kalzium nicht das Wichtigste. Wenn wir relativ wenig kalziumhaltiges Essen verzehren, wird die Aufnahme effektiver, wir nehmen also ein größeres Verhältnis von diesem Mineralstoff auf. Unser Körper ist schlau. Dies wird aber auch von unserem Vitamin-D-Spiegel beeinflusst. Ein ausreichend hohes Niveau von Vitamin D, des Sonnenvitamins, führt dazu, dass Kalzium in einem größeren Verhältnis aus der Nahrung aufgenommen wird.

Der Kalzium-Irrtum ist ein Resultat der Milchlobby über mehrere Jahrzehnte. Steinzeitmenschen hatten weder Ernährungsberater noch schauten sie Werbung im Fernsehen. Trotzdem konnten sie genügend Kalzium aufnehmen, das in Kombination mit ausreichendem Vitamin D und K den Aufbau und Erhalt ihrer gesunden Knochen förderte.

Kalziumhaltige, natürliche und ursprüngliche Lebensmittel sind zum Beispiel Mohn, Feigen, Sesam, Sardinen, Spinat (und dunkelgrüne Blattgemüse generell), Brokkoli, Nüsse und vieles mehr. Vitamin-K2-reiche Nahrungsmittel sind vor allem tierischen Ursprungs, unter anderem Eier (das Eigelb), Innereien und grüne Blattgemüse. Also keine Angst: Wenn unsere Vorfahren über zwei Millionen Jahre ohne Milch starke Knochen entwickelten, kannst du dies auch machen. Dein innerer Paleo-Code hilft dabei!

Des Weiteren gilt, dass Kuh-, Ziegen- oder Schafmilch, in ihrer originären Form – also Rohmilch – oder auch fermentiert, positive Auswirkungen auf unsere Gesundheit haben kann. Vorausgesetzt, das Fett wurde nicht von dem Rest entfernt und es handelt sich um Milchprodukte aus artgerechter Tierhaltung. Manche traditionelle Kulturen, zum Beispiel die Massai in Afrika, konsumieren Rohmilch und deren fermentierte Produkte. Diese können eine gute Auswirkung auf die menschliche Darmflora haben, und das darin enthaltene gesättigte Fett ist eine sehr gesunde Energiequelle, die den eventuellen Auswirkungen der Milch auf unser Stoffwechselsystem entgegenwirken kann. Dies haben mehrere Studien nachgewiesen. Fermentation verringert den Gehalt an Laktose und modifiziert die Zusammensetzung der Milch in einer gesunden Weise.

Ein fermentiertes Produkt (nicht nur aus Milch) zeichnet sich dadurch aus, dass bestimmte Bakterienstämme in der Nahrung wuchern und ihre chemische Zusammensetzung verändern. Der Kohlenhydratgehalt wird durch die Fermentation verringert, da die Bakterien sich davon ernähren. Nahrungsmittel mit bestimmten Bakterienkulturen nennen wir Probiotika. Sie sind also nicht nur in der Apotheke zu finden, sondern auch in der Natur. Probiotika können entweder durch traditionelle Verfahren hergestellt werden – ohne externe Hilfsmittel – oder auch durch die Beigabe Fermentation fördernder Bakterien.

Fermentierte Milchprodukte sind Kefir, Joghurt (am besten probiotisch), Butter und Käse. Je härter der Käse ist, desto weniger Laktose ist enthalten, was für unsere Verdauung unproblematischer ist. Butter oder geklärte Butter (zum Beispiel Ghee) sind sehr gute Quellen vom gesättigten Fett und können für das Braten verwendet werden. Mehr über Fette wirst du später detailliert erfahren.

Ob ich dir jetzt eine klare Empfehlung bezüglich Milchprodukte geben kann? Leider nein. Es stellt sich sehr oft heraus, dass Milch und Milchprodukte aus der industriellen Herstellung eine negative Auswirkung auf unsere Gesundheit haben. Die Kühe aus der Massentierhaltung bekommen oft IGF-1 und Hormone, sind künstlich befruchtet, um dreihundert Tage lang im Jahr gemolken werden zu können. Die Milchindustrie hat massive Profitinteressen: Deswegen läuft die Milchproduktion mit allen Mitteln auf Hochtouren. Das ist weder natürlich noch gesund. Außerdem: Die falsche, völlig unwirksame und sogar schädliche Fettphobie resultierte in der massiven Zugabe von Zucker zu den industriellen Milchprodukten. Der Grund dafür ist, dass die meisten, ursprünglich fetthaltigen Lebensmittel miserabel schmecken, wenn der Fettanteil reduziert ist.

Wenn du Laktose nicht gut verträgst, kommen die nicht fermentierten Produkte für dich sowieso nicht infrage. Aber wenn du Laktose vertragen kannst oder eine gute Quelle für fermentierte, fettreiche Milchprodukte, besonders mit probiotischem Effekt hast, kannst du gerne zugreifen, aber nur in Maßen. Für die erste Periode deiner Umstellung auf Paleo würde ich an deiner Stelle auf Milchprodukte komplett verzichten und sie dann graduell einführen. Butter verwende ich oft und sehr gerne, da sie gesunde gesättigte Fette und meistens – besonders geklärte Butter, Ghee – ganz wenig Laktose und Milchproteine beinhaltet. Kefir und harten Käse esse ich ab und zu in moderaten Mengen und profitiere von deren positiven Auswirkung auf meine Verdauung. Aber am Anfang meiner Umstellung waren sie tabu. Dies ist ein sicherer Weg, die Unverträglichkeiten herauszufinden und später von den Vorteilen profitieren zu können.

Pflanzliche Öle – waren früher in großen Mengen nie verfügbar

Der erhöhte Konsum raffinierter Kohlenhydrate war nicht der einzige Fehler in dem nutzlosen Krieg gegen die gesättigten Fette. Stattdessen wurden Margarine und pflanzliche Öle angepriesen und mit »herzfreundlichen« Eigenschaften für eine lange Zeit beworben. Der Butterersatz Margarine ist jedoch ein hydrogenisiertes pflanzliches Fett, das durch einen chemischen Prozess hergestellt wird. Margarine, raffinierte und hydrogenisierte Pflanzenöle und Transfette – Fette mit bestimmter chemischen Struktur – sind in keinster Weise freundlich zu unserem Körper: Sie verschlechtern die Blutfettwerte, begünstigen Herz-Kreislauf-Erkrankungen, fördern die Insulinresistenz und Entzündungen im Körper. Sie sind aber trotzdem immer noch in sehr vielen Fertigprodukten, sogar in Backwaren und billigen Süßigkeiten enthalten.

Der Mensch konnte bis zum Anfang des 20. Jahrhunderts keine raffinierten Pflanzenöle in der heutigen Menge herstellen. Es muss dich deswegen gar nicht wundern, dass die plötzliche breite Verwendung und der hohe Verzehr dieser Öle in unseren Lebensmitteln eine negative Auswirkung auf unseren Körper hat und den entzündungsfördernden Effekt des westlichen Lebensstils und der raffinierten Kohlenhydrate verstärkt. Eine wichtige Eigenschaft der pflanzlichen Öle ist, dass sie einen hohen Anteil an mehrfach ungesättigten Fettsäuren enthalten.

Mehrfach ungesättigte Fettsäuren sind in ihrer chemischen Zusammensetzung instabil und deshalb sehr reaktionsfähig. Die Hydrogenisierung (Addieren von Wasserstoffmolekülen) in den industriellen Prozessen machen die pflanzlichen Fette streichfähig und so stabil, dass sie relativ lange haltbar sind. Die mehrfach ungesättigten Fettsäuren solltest du in der Pfanne niemals stark erhitzen, da ihr chemischer Aufbau dadurch für den Menschen gesundheitsschädigend wird.

Die aus unserer Sicht wichtigsten mehrfach ungesättigten Fettsäuren sind Omega-3 und Omega-6, die sogenannten essenziellen Fettsäuren, die nicht vom Körper selbst hergestellt, sondern nur mit der Nahrung aufgenommen werden können.

Bevor Menschen anfingen, im 20. Jahrhundert große Mengen an pflanzlichen Ölen wie Sonnenblumenöl mit einem hohen Omega-6-Anteil zu konsumieren, war die Zufuhr der beiden Fettsäuren nahezu ausgeglichen und insgesamt relativ niedrig. Gesundheitlich problematisch hierbei ist, dass pflanzliche Öle einen großen Anteil an mehrfach ungesättigten, besonders Omega-6-Fettsäuren beinhalten. Deren hoher Konsum verschiebt das Verhältnis zugunsten des Omega-6, das für unseren Körper ungünstig ist, wie viele Ernährungswissenschaftler meinen.

Omega-3-Fettsäuren sind auch in Pflanzenölen zu finden, dort jedoch in einer Form, die vom Menschen nicht besonders gut verwertbar ist. Sie nennen sich ALA (Alpha-Linolenic-Acid).

Omega-3-Fettsäuren, mit denen unser Körper schon mehr anfangen kann, heißen DHA (Docosahexaenoic Acid) und EPA (Eicosapentaenoic Acid). Sie sind ausschließlich aus tierischen Nahrungsquellen zu bekommen, wie zum Beispiel aus öligem Fisch.

Um es kurz auf den Punkt zu bringen: Omega-6-Fettsäuren können in hohen Mengen in unserem Organismus entzündungsfördernd wirken, während Omega-3-Fettsäuren einen entzündungshemmenden Effekt aufweisen. Studien zeigen, dass ein niedriges Verhältnis von Omega-6 und Omega-3, beispielsweise 2 : 1, einen positiven Effekt auf Entzündungen in unserem Körper hat.

Steinzeitliche Funde und Analysen verraten uns auch, dass unsere Vorfahren ein niedriges, ausgeglichenes Verhältnis an diesen zwei Fettsäuren haben mussten. Die breite Verwendung von Pflanzenölen nach der industriellen Revolution schob dieses Verhältnis von Omega-6 zu Omega-3 in der westlichen Gesellschaft auf 10 : 1 bis 20 : 1. Das ist ein sehr hoher Wert, während die Verzehrmenge zugleich um das Mehrfache angestiegen ist, wodurch Entzündungsprozesse im Körper leichter entstehen können. In der freien Natur stehen diese Öle nicht in dieser großen Menge zur Verfügung.

Wenn wir diese Zusammenhänge beachten, sollten wir Öle der Ölsaaten – wie etwa Sonnenblumenöl – nicht konsumieren und auch nicht zum Braten verwenden. Während der Millionen Jahre unserer Entwicklung gab es weder große Sonnenblumenfelder noch die entsprechende Technologie, in industriellen Mengen das Öl aus den Saaten pressen zu können, um dies für Ernährungszwecke zu verwenden.

Später in diesem Buch fasse ich Empfehlungen zusammen, wie du das Verhältnis der essenziellen Fettsäuren für deine Gesundheit optimieren kannst. Dies beinhaltet auch, dass du nicht allzu häufig Nüsse und Ölsaaten essen solltest, obwohl sie zwar einerseits gesund sind und Energie liefern, andererseits aber sehr viel Omega-6-Fettsäuren beinhalten. Hier bringt die richtige Dosis jedoch den gewünschten positiven Effekt. Eine weitere Empfehlung ist der Konsum von öligem Fisch, zum Beispiel Wild-

> **Nicht allzu häufig Nüsse und Ölsaaten essen**

lachs, der eine gute Omega-3-Quelle ist. Diese kleinen Maßnahmen werden dir helfen, ein gesundes und natürliches Fettsäurenprofil in deiner Nahrung zu erreichen und gemeinsam mit den bereits diskutierten Maßnahmen das allgemeine Entzündungsniveau im Körper senken zu können.

Nach der geschürten Fetthysterie brauchte man nun einen Ersatz für gesättigtes Fett, um beispielsweise in der Pfanne braten zu können. Früher war tierisches Fett – wie etwa Speck oder Gänsefett, das gesättigt und dadurch chemisch stabil ist – für diesen Zweck perfekt geeignet: Es ist hitzebeständig, und es bilden sich keine schädlichen Stoffe, wenn wir es auf dem Herd stark erhitzen. Dagegen besitzen die meisten pflanzlichen, mehrfach ungesättigten Fette eine instabile chemische Struktur, wodurch sie während des Bratens modifiziert werden und letztendlich entzündungsfördernd und krebserregend wirken können. Dies ist natürlich ganz schlecht für unsere Gesundheit. Deshalb sollten sie beim Braten nicht verwendet werden.

Hülsenfrüchte – kontrovers in der Paleo-Szene

Meine Großmutter liebte und kochte sehr gern Suppen und Eintöpfe mit Bohnen, Erbsen und Linsen. Sie liebte es auch, Salat aus diesen Hülsenfrüchten zuzubereiten. Ich war nie ein Freund von diesen Gerichten: Sie verursachten mir fast immer Blähungen und ein sehr unangenehmes Gefühl im Darm. Doch überall in den Medien hörte ich, dass Hülsenfrüchte gesund sind, und deshalb aß ich sie.

Es ist sinnvoll, kritisch mit relativ neuartigen neolithischen Nahrungsquellen zu sein, die in großen Mengen konsumiert werden. Hülsenfrüchte gehören zu diesen Lebensmitteln, Jäger und Sammler züchteten keine davon. Aber wie wir bereits zeigten, gibt es nicht nur das steinzeitliche Prinzip bei Paleo. Wir stellen uns auch die Frage, ob es traditionelle Kulturen auf unserer Erde gibt, die diese Lebensmittel konsumieren. Tatsächlich sind Hülsenfrüchte ein kontroverses Thema.

Das Hauptargument strikter Paleo-Anhänger gegen Hülsenfrüchte ist, dass diese Lebensmittel vor Beginn des Ackerbaus nie in großen Mengen für den Menschen verfügbar waren. Viele Paleo-Experten warnen vor einem hohen Konsum, bannen aber die Hülsenfrüchte nicht komplett vom Speiseplan.

Lass mich anhand meiner eigenen Erfahrungen erklären, warum!

Trotz vielen Gegenargumenten verraten uns steinzeitliche Funde, dass einige Völkergruppen schon geringe Mengen an Hülsenfrüchten aßen. Heutige traditionelle Kulturen verzehren sie auch gele-

> **Der Teufel steckt wieder im Detail**

gentlich oder sogar regelmäßig. Der Teufel steckt wieder im Detail, denn die Zubereitung und die individuelle Verträglichkeit machten den großen Unterschied aus. Wir untersuchen beide Seiten. Welche negativen Charakteristika weisen Hülsenfrüchte auf?

Wir redeten schon über die sogenannten Antinährstoffe und Toxine. Dies sind Chemikalien, die die Aufnahme von Mineralstoffen verhindern können. Diese Eigenschaft ist nicht gerade vorteilhaft, wenn wir uns nach Paleo nährstoffreich und gesund ernähren möchten. Evolutionsbiologen meinen, dass Toxine natürliche Waffen der Pflanzen sind, damit sie sich gegen Insekten und Tiere wehren. Antinährstoffe und Toxine wie

Phytinsäure, Lektine und Saponine sind in Hülsenfrüchten oft in hoher Konzentration zu finden. Was bewirken sie in unserem Organismus?

Phytinsäure ist, wie wir bereits wissen, ein Antinährstoff, der sich an Mineralstoffe bindet. Dies ist ihre normale Funktion bei den Pflanzen. Sie helfen, die für die Fortpflanzung nötigen Mineralstoffe zu lagern. Wenn Phytinsäure sich bereits in gebundener Form in unserer Nahrung befindet, gibt es nur einen Nachteil: Wir können die darin enthaltenen Nährstoffe nicht verwerten. Aber wenn sie sich in freier Form in unserem Darm bewegt, kann sie sich an die übrigen verwertbaren Mineralien binden und damit die Aufnahme verhindern. In welcher Form Phytinsäure tatsächlich in der Nahrung zu finden ist, kann man sehr schwer sagen.

Beim Thema Vollkorn hatte ich ausgeführt, dass Forscher den hohen Verzehr damit begründen, den heutigen Nährstoffmangel zu kompensieren. Ein hoher Konsum an Phytinsäure ist scheinbar nicht sinnvoll. Dies allein wäre aber noch kein Grund, sie aus unserem Speiseplan komplett zu streichen.

Saponine sind ebenso Chemikalien, die einen ungünstigen Effekt haben können. Hülsenfrüchte beinhalten Saponine in hohen Mengen. Sie dienen dazu, Zellmembrane potenzieller Schädlinge wie Mikroben oder Insekten aufzulösen und die Pflanze dadurch zu schützen. Saponine binden sich an das Cholesterin in den Zellmembranen und formen dadurch stabile, porenähnliche Löcher in der Zellstruktur. Wenn sie in hohen Mengen in unseren Darm geraten, formen sich kleine Löcher in der Darmwand. Die Folge ist ein durchlässiger Darm.

Unter den in Hülsenfrüchten beinhalteten Toxinen sind noch die Lektine zu erwähnen, wobei sie auch in vielen anderen Pflanzen vorkommen. Ihre Konzentration ist aber bei den Hülsenfrüchten am höchsten. In der originären, unbehandelten Form können sie die Darmwand irritieren und einen Reizdarm oder eine ungesunde Verdauung verschlechtern.

Erdnüsse sind auch Hülsenfrüchte

Achtung: Erdnüsse sind auch Hülsenfrüchte und keine Nüsse! Sie enthalten eine extrem hohe Menge an Lektinen und jede Menge Erdnussöl mit einem erheblichen Anteil an Omega-6-Fettsäuren. Dies sind zwei wichtige Gründe, die Finger von zu vielen Erdnüssen zu lassen!

Ich habe dir schon ein wenig von dem Effekt mancher Kohlenhydrate auf die Darmflora erzählt. Jetzt geht es nicht um die Menge, sondern um die Typen. Wasserlösliche Ballaststoffe können gute Bakterien nähren, während Zucker und raffinierte Kohlenhydrate einen negativen Effekt auf die Zusammensetzung unserer Darmflora haben.

Es gibt heutzutage viele Menschen, die auf eine bestimmte Sorte von Kohlenhydraten besonders empfindlich reagieren. Zu ihnen gehöre ich auch. Diese sind die sogenannten FODMAPs (Fermentable Oligosaccharide, Disaccharide, Monosaccharide and Polyole). Nachdem sie nicht im Dünndarm aufgenommen wurden, werden sie im Dickdarm von Darmbakterien fermentiert und verursachen unangenehme Symptome wie Blähungen und Schmerzen. FODMAPs sind nicht nur in vielen Hülsenfrüchten, sondern auch zum Beispiel in Brokkoli und in den meisten Früchten zu finden. Fruktose ist auch ein Untertyp der FODMAPs. Lektine können also nicht der einzige Grund für unangenehme Verdauungsprobleme, verursacht von Hülsenfrüchten, sein.

Trotzdem sind Hülsenfrüchte nicht ganz zu verteufeln. Wenn sie nicht den Platz von anderen nährstoffreichen Lebensmitteln wegnehmen, spricht nichts gegen einem gelegentlichen Konsum. Warum auch? Phytinsäure ist wasserlöslich, und die größte Menge der aktiven Lektine kann ausgekocht werden. Viele traditionelle Völkergruppen weichen Hülsenfrüchte wie Bohnen und Linsen nicht ohne Grund für eine längere Zeit ein und kochen diese gut aus. Sie haben herausgefunden, dass so die meisten Toxine entfernt werden können. Wenn du so vorgehst, kannst du den größten Anteil an Phytinsäure und die Lektine entfernen.

Passen Hülsenfrüchte nun in die Paleo-Ernährung? Wenn wir Steinzeit- und Naturmenschen als Beispiel nehmen und ihre Lebensmittelzubereitungen nachmachen, sind sie von den meisten modernen Menschen verwertbar. Wenn du allerdings Probleme mit deiner Verdauung oder eine FODMAP-Unverträglichkeit hast, unter durchlässigem Darm oder einer Autoimmunerkrankung leidest, würde ich an deiner Stelle komplett auf Hülsenfrüchte verzichten. Wenn du keinerlei Anzeichen für eine dieser gesundheitlichen Störungen zeigst, lasse sie für vier Wochen weg. Danach kannst du sie wieder in moderaten Mengen essen. Du wirst dann selbst spüren, ob Hülsenfrüchte für dich geeignet sind oder nicht.

Manche Sorten, zum Beispiel weiße Bohnen, sind für mich schlecht, gekochte Erbsen und grüne Bohnen vertrage ich dagegen schon viel besser. Hülsenfrüchte sind unterschiedlich, und auch hier wie bei vielem anderen macht die Dosis das Gift.

Müdigkeit und Hunger – Chaos im System

Die sogenannten Sättigungsbeilagen machen mich komplett verrückt. Es sind meistens Kartoffeln, Rösti, Pommes, Reis, Nudeln oder Knödel. Sie haben einen extrem hohen Stärke- und dadurch Kohlenhydratgehalt. Gleichzeitig ist ihr glykemischer Index – die Auswirkung auf den Blutzuckerspiegel – katastrophal. Das heißt, sie beinhalten sehr viele leere Kalorien, ohne dabei wertvolle Mineralstoffe und Vitamine zu liefern. Es sind billige Kalorienhammer mit einer niedrigen Nährstoffdichte. Sind sie aber wirklich so sättigend oder nur Kohlenhydratbomben für das garantierte Mittagstief?

Ich schwor diesen Beilagen vor meiner Umstellung auf Paleo nie ab. Ganz ehrlich: Ja, ich liebte Nudeln und Kartoffeln. Und war gleichzeitig überzeugt, dass ich die vielen Kohlenhydrate sowieso beim Sport verbrenne. Seitdem ich denken kann, gab es diese Sättigungsbeilagen in unserer Familie zu jeder Hauptmahlzeit. Und wahrscheinlich wachsen die meisten Kinder so auf, dass diese als tägliche Grundnahrungsmittel gelten. Nudeln mit Tomatensoße und Ketchup-Mayo-Pommes sind die Lieblingsgerichte vieler Kinder – und auch oft der Eltern.

So innig ich Spaghetti und Kartoffeln in allen Varianten auch liebte, es kam jedes Mal die Keule nach solch einem Essen. Leider konnte ich damals den Zusammenhang noch nicht erkennen, nämlich dass eine große Portion Kartoffeln oder Nudeln ein schweres Gefühl in meinem Magen verursachten, ich aber nach kurzer Zeit wieder hungrig war. Der Magen war bombenschwer, aber es fehlte mir trotzdem irgendwas. Wenn ich nach dem Essen mit diesem Gefühl völlig erledigt auf dem Stuhl saß,

151

konnte ich gar nicht ans Arbeiten denken. Mein erster Gedanke war, sofort einen Kaffee zu trinken. Was passiert in diesem Fall?

Der schwere Magen schickt die Nachricht an unser Gehirn und Nervensystem: »Hallo, jetzt mal runterfahren mit der großen Maschine, wir müssen hier erst das Essen verarbeiten. Zeit für eine Pause!« Der menschliche Körper braucht einen gesunden Rhythmus, in dem sich Stress- und Ruhephasen abwechseln. Das Leben in der Steinzeit, mitten in der Natur, sah immer so aus, dass es keine dauerhaften, allzu langen Stressphasen gab. Unser vegetatives Nervensystem ist quasi ein uralter, automatischer Regelungsmechanismus, der bewusst nur schwierig zu beeinflussen ist. Er ist ein Teil unseres Paleo-Codes. Eine Jagd oder eine gefährliche Situation fordert immer, dass unser Körper den sogenannten Kampf-oder-Flucht-Modus einschaltet. Das sympathische Nervensystem, ein Teil des vegetativen Nervensystems, das in diesem Fall besonders aktiv wird, hilft, diese stressigen Situationen zu meistern und dabei unsere Kräfte zu mobilisieren. Stresshormone werden ausgeschüttet, der Körper ist bereit, etwas Großes zu leisten.

> Der Körper mobilisiert die Aktivitäten immer dort, wo sie gebraucht werden

Das parasympathische Nervensystem wirkt hingegen andersherum. Es schaltet den Spar- und Ruhemodus ein, damit wir uns erholen können und dadurch neue Energie tanken. Das ist die nötige, von der Natur so eingerichtete Aufladephase unserer Akkus. Genau dieses Nervensystem fährt nach einer ausgiebigen Mahlzeit hoch, damit der Darm in Ruhe arbeiten kann. Der Körper mobilisiert die Aktivitäten immer dort, wo sie gebraucht werden. Für eine optimale Verdauung brauchen wir also Ruhe. Das Leben in der Natur aktiviert diese Funktionen abwechselnd, und unser Nervensystem lässt normalerweise genügend Zeit für Erholung und langsame, ruhige Phasen. Das passiert ganz automatisch. Ein Problem entsteht, wenn wir diese Mechanismen mit allen Mitteln unterdrücken oder ändern wollen. Und das tun Menschen in der industriellen, schnellen Welt grundsätzlich leider sehr oft.

Die Unmengen an schnellen Kohlenhydraten sorgen für zu viel Energie im Körper. Forscher zeigten, dass, wenn wir uns mit dem schnellen Brennstoff überessen – mit Sättigungsbeilagen und Süßigkeiten ist es durchaus möglich –, automatisch das sympathische Nervensystem statt des parasympathischen aktiviert wird, um das plötzlich zur Verfügung stehende Übermaß an Energie zu verbrennen. Normalerweise wäre jetzt eine Ruhephase angebracht, das Nervensystem will aber diese Situation meistern. Es denkt: »Okay, jetzt machen wir eine Ausnahme und verbrennen zuerst den unnötigen Sprit.« Wir fühlen uns sofort lebhaft und bewegen uns.

Und genau in diesem Moment fühlte ich mich immer nicht ganz natürlich: Ich hatte einen schweren Magen und trotzdem Energie, die ich verbrennen musste. Das passt selten gut zusammen.

Erinnerst du dich an das falsche Konzept der Energiebilanz? Dies ist ein Beweis, warum unser Hormon- und Nervensystem sich an die Nahrung anpasst und die großen Energieschocks ausgleichen will.

Wenn wir regelmäßig große Portionen an Kohlenhydraten essen und gleichzeitig viel Kaffee trinken, um mit dem schweren Magen nicht einzuschlafen, bleibt das sympathische Nervensystem aktiviert und die parasympathische Wirkung, die wir für eine gesunde Verdauung und ein gutes Körpergefühl benötigen, ist unterdrückt.

Nicht nur Kohlenhydrate und Kaffee wirken so. Ständiger Stress in der Arbeit und in unserem Leben fordert unser Nervensystem, permanent im aktiven Modus zu bleiben. Wissenschaftler fanden heraus, dass diese Wirkung die Insulinresistenz stark fördert. Andersherum führt eine bereits durch hohen raffinierten Kohlenhydratkonsum entstandene Insulinresistenz zu einer permanenten Aktivierung des sympathischen Nervensystems, sodass wir nie wirklich tief entspannen.

> Wenn du deinen Körper ständig auf Hochtouren fahren lässt, handelst du gegen deine Natur

Unser Darm ist dicht mit Nerven vernetzt. Dann kommen die Achterbahn mit dem Blutzucker und der Effekt des Kaffees hinzu, und schon spielt unser Hormon- und Nervensystem völlig verrückt. Wenn du deinen Körper ständig auf Hochtouren fahren lässt, handelst du gegen deine Natur. Du wirst irgendwann chronisch erschöpft und müde sein. Viele Menschen entwickeln dadurch auf Dauer ernsthafte psychische Störungen. Diese sind heutzutage einer der häufigsten Gründe, warum Arbeitnehmer krankgeschrieben werden. Ich kann dir dies persönlich bestätigen.

Früher neigte ich immer dazu, mich zu überlasten. Ich gönnte mir keine Ruhe, obwohl ich spürte, dass es für meinen Körper und meine Seele sehr schädlich ist. Ich dachte aber, es ist nur eine Schwäche von mir. Nein! Es ist die normale Funktionsweise unseres Körpers. Gehe deshalb nicht permanent an deine Grenzen!

Unser hochkomplexer Organismus ist dafür ausgerichtet, unser Überleben in der Natur zu meistern. Das Beste, was wir heute machen können, ist, dass wir diese Mechanismen und Funktionen bewusst kennenlernen, in uns beobachten, diese erleben und unseren Lebensstil so anpassen, dass unser Körper wieder optimal funktionieren kann. Mit dem Paleo-Grundgedanken im Hinterkopf verstehe und merke ich heute viel besser, was wie in meinem Organismus abläuft. So kann ich meine Aktivitäten bewusst planen und kontrollieren. Ich fühle mich dadurch unglaublich gut! Seitdem ich mein eigenes Verdauungs- und Nervensystem besser verstehe, kann ich meinem Körper immer das geben, was er braucht.

Auch deswegen bin ich kein Freund mehr von den großen Portionen Sättigungsbeilagen und trinke Kaffee erst ein oder zwei Stunden nach dem Essen, wenn überhaupt. Es gibt viele Möglichkeiten, leicht und langfristig satt zu werden und gleichzeitig wertvolle Nährstoffe aufzunehmen. Ich zeige dir gleich, wie das mit Paleo gelingt.

Über Weizennudeln brauchen wir nicht zu sprechen, du kennst meine Meinung dazu. Kartoffeln, die Lieblingsbeilage der Deutschen, sind ebenso hochexplosive Kohlenhydratbomben und beinhalten in ihrer Schale, ähnlich wie viele Hülsenfrüchte, eine besonders hohe Menge des Toxins Solanin. Wenn du eine gesunde Verdauung und einen ausgeglichenen Blutzucker- und Insulinhaushalt haben möchtest, iss keine oder zumindest nur wenige Kartoffeln. Lass die Finger weg von der Kartoffelschale, denn in dieser stecken besonders viel Toxine. Pommes und Bratkartoffeln werden meistens in pflanzlichen Ölen gebraten, das doppelt ungesund ist. Meide diese auf jeden Fall.

Beim Reis ist sich die Paleo-Community nicht ganz einig. Reis ist Getreide, und in diesem Licht betrachtet, hat er in der Paleo-Ernährung nichts zu suchen. Wir müssen aber nicht so streng sein! Brauner Reis ist der landläufigen Meinung nach gesünder als weißer Reis. Wenn wir aber die Sache ein wenig näher betrachten, stellen wir Parallelen zum Vollkorn fest. Denn brauner oder Naturreis beinhaltet in der Kleie extrem viel Phytinsäure, die die Aufnahme wichtiger Nährstoffe blockieren kann. Dass brauner Reis im Allgemeinen nahrhafter als weißer Reis ist, stimmt also nicht. Auch viele Lektine stecken in der Kleie, die allerdings beim weißen Reis entfernt wird.

Ich versuche, den Verzehr von diesen Antinährstoffen und Toxinen, zu minimieren, und esse deswegen keinen braunen oder Naturreis.

Reis beinhaltet eine hohe Menge an Kohlenhydraten, dazu kommt, dass weißer Reis einen höheren GI hat, der den Blutzuckerspiegel erhöht. Deswegen ist er nur für Sportler und für Menschen mit einem erhöhten Bedarf an Kohlenhydraten zu empfehlen. Trotz der Tatsache, dass Reis Getreide ist, beinhaltet er kein Gluten. Gelegentlich weißen Reis zu verzehren ist also kein großes Problem, außer du willst abnehmen oder achtest besonders auf eine kohlenhydratarme Ernährung. Allerdings ist es hilfreich, wenn du nach dem Sport eine Portion Reis isst, um deine Kohlenhydratspeicher wieder aufzufüllen. Ich esse auch mal ab und zu Reis, jedoch nicht oft und nicht viel. Bei Sushi kann ich nie widerstehen, aber damit sind meine Reisquellen abgedeckt.

Bleibt denn überhaupt noch etwas zum Essen übrig?

Auf meinem Weg in die zuerst mysteriöse, aber dann verblüffend verständliche Paleo-Welt erlebte ich jeden Tag, wie die Teile des großen Mosaiks unserer Menschwerdung langsam, aber sicher zusammenpassten. Und ich begann, mein Leben in allen drei Bereichen Ernährung, Bewegung, Verbundenheit nach meinen nun immer deutlicher hervortretenden Bedürfnissen neu auszurichten. Aus der Literatur, zahllosen Gesprächen und meinen eigenen experimentellen Erfahrungen fand ich endlich die Lebensmittel, die eindeutig nicht kompatibel mit mir waren, diese habe ich dir gerade eben gezeigt.

Es ging dank Paleo dabei zu keinem Zeitpunkt um Verzicht wie bei so manchen Diäten, sondern darum, das Richtige für meinen Körper zu tun.

Nachdem ich diese für mich falschen Lebensmittel durch »Trial and Error« identifiziert und Stück für Stück eliminiert hatte, fing ich an, die Schätze der Natur wieder zu entdecken und mich wirklich nahrhaft und genussvoll mit Lebensmitteln zu ernähren, die meinen Darm nicht irritieren und die Entzündungen hemmten. Ich fand letztendlich meinen Paleo-Code, der am besten zu mir passt. Habe Mut und finde deinen eigenen Weg.

Wenn du mindestens vier Wochen lang auf die industriellen Lebensmittel verzichtest und dich nach Paleo ernährst, wirst du wahrscheinlich erleben, dass es dir plötzlich viel besser geht. Paleo darf aber nicht als Wunderkur bei schwerwiegenden Erkrankungen missverstanden werden. Hier brauchst du nach wie vor ärztliche Hilfe. Am besten suchst du dir einen Experten aus der evolutionären oder funktionellen Medizin (die evolutionäre Medizin betrachtet den Menschen und die auftretenden heutigen Krankheiten aus evolutionärer Sicht). Man wird dich unter anderem auch nach deinen Ernährungsgewohnheiten und deinem Lebensstil fragen, dich ganzheitlich untersuchen und Maßnahmen für besseren Schlaf, weniger Stress, richtige Körperbewegung und gesundes Essen vorschlagen.

In diesem Kapitel zählte ich dir viele Nahrungsmittel auf, die ich von meinem Speiseplan strich, um wieder gesund und fit zu werden. Du fragst dich jetzt vielleicht, was dann noch zum Essen übrig bleibt? Meine Antwort lautet: sehr viel. Eine Vielzahl gesunder, nahrhafter und sehr abwechslungsreicher Nahrungsmittel, von denen manche leider in Vergessenheit geraten sind. Und wenn du diesen Qualitätssprung durch Paleo entdeckst, wirst du eine neue Einstellung zum Essen haben!

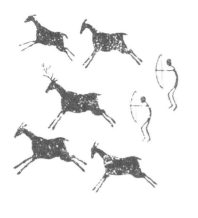

Der erste Baustein der Gesundheit – die Paleo-Ernährung

Paleo ist eine gesunde Ernährungsweise, die du individuell auf dich zuschneiden kannst. Bei Paleo gibt es keine Gurus, denen man blind folgen soll. Die entscheidende Frage lautet: Was sind deine eigenen Vorlieben und Bedürfnisse? Willst du dich einfach frischer fühlen, reinere Haut oder gesündere Haare haben? Willst du abnehmen, deinen Zucker- und Insulinhaushalt verbessern und sportlich und geistig fitter werden? Vielleicht hast du eine ernsthafte Krankheit wie ich damals, die im ersten Schritt die Wiederherstellung einer gesunden Darmflora und Darmwand braucht.

In allen Fällen kannst du das steinzeitliche Prinzip anwenden – der Fokus macht den Unterschied.

Die Nährstoffdichte zählt

Wenn ich mich mit Menschen treffe und ihnen etwas über Paleo erzähle, fange ich immer mit einer weiteren, vielleicht der wichtigsten Botschaft des Paleo an. Und diese Botschaft heißt:

Vielfalt in der Ernährung! Das wichtigste Prinzip ist, uns so abwechslungs- und nährstoffreich wie möglich zu ernähren.

Der Speiseplan der Jäger-Sammler war auch sehr abwechslungsreich und richtete sich nach den Jahreszeiten. Es wurde sprichwörtlich alles gegessen, was Mutter Natur auf den Tisch legte, und das war bei jeder Mahlzeit etwas anderes. Wir waren nie Kostverächter und sind so veranlagt, dass wir nicht auf ein einziges Nahrungsmittel spezialisiert sind, sondern den ganzen Variantenreichtum der Natur für uns nutzen können. Dieser Ernährungs- und Lebensstil machte uns zu einer der anpassungsfähigsten Gattungen, die die ganze Erde eroberte. Daraus erwächst andererseits auch eine Verpflichtung: Wir brauchen Abwechslung und ein breites Nährstoffangebot. Eine einseitige, wenig nahrhafte Ernährung, die auf Getreide und raffinierten Kohlenhydraten, also Pizza, Toastbrot oder Nudeln, basiert, passt nicht zu diesem Bild. Möglichst viele verschiedene Pflanzensorten, Obst in allen Varianten und Fleisch – und zwar alles. Ich meine wirklich alles. Auch die Innereien. Ja, dies wird dich vielleicht erschrecken, alle essbaren Teile des Tieres zu verwerten. Vom Hirn bis zum Schwanz!

> **Unser Körper verwertet nicht nur Muskelfleisch, sondern auch Innereien**

Nichts anderes haben unsere Vorfahren jahrtausendelang gemacht. Innereien zum Beispiel sind erst seit wenigen Jahrzehnten aus den Speiseplänen verschwunden: Leber, Herz und Nieren, die Blutwurst auf der Schlachtplatte, wie man sie heute noch in ländlichen Gegenden findet. Die Rückbesinnung darauf, dass alle Teile eines erlegten Tieres für unsere Ernährung äußerst wertvoll sind, hat sehr wichtige und verblüffende Gründe. Unser Körper verwertet nicht nur das

Muskelfleisch, sondern auch Innereien, das kollagene Eiweiß, das sich in Gefäßen, Darm und in der Haut des Tieres befindet. Sie sind besonders nährstoffreich und tragen zu gesunden Muskeln, Gelenken und einem intakten Verdauungssystem bei. Fleischkonsum sollte niemals einseitig sein.

Um es etwas abstrakt auf den Punkt zu bringen: Wir möchten die Nährstoffdichte unserer Nahrung maximieren. Wenn mich jemand fragt, was Paleo ist, und ich nur wenig Zeit zum Erklären habe, antworte ich: Die nahrhafteste und vielseitigste Ernährung der Welt, die unsere unglaublich lange menschliche Entwicklungsgeschichte berücksichtigt.

Ich hatte bereits an anderer Stelle erwähnt, dass Pflanzen bestimmte Strategien besitzen, sich gegen Tiere und Insekten zu wehren. Da Steinzeit- und Naturmenschen keine Pflanzensorten in großen Mengen züchteten, aßen sie immer, was sie in der Wildnis fanden. Dadurch hatten sie ein breites Spektrum an pflanzlicher Nahrung und waren deshalb einzelnen Toxinen wahrscheinlich ganz selten in großen Mengen ausgesetzt wie bei einer einseitigen Ernährung. Spannende Funde beweisen, dass beispielsweise bei den Neandertalern Gemüse eine der wichtigsten Nahrungsquellen war. Es gibt noch heute zahlreiche Jäger-Sammler auf unserer Erde, die viel pflanzliche Nahrung in ihrer Ernährung haben. Deswegen ist Gemüse eine sehr wichtige Basis für Paleo.

Das Gemüse aus dem eigenen Garten oder direkt vom Erzeuger ist qualitativ hochwertiger als das aus dem Supermarkt. Mache doch einfach mal den direkten Vergleich: Du wirst feststellen, dass biologisch angebautes Gemüse intensiver schmeckt als Massenware.

Die Zucchini, Birnen und Tomaten aus dem Garten meiner Familie am Plattensee wären für den Großhandel sicherlich ungeeignet. Sie sehen nicht makellos aus und sind von unterschiedlicher Größe, sodass die meisten Menschen sie im Supermarkt nie kaufen würden. Aber es sind genau die, die am besten schmecken und die meisten Vitamine liefern. Ihr höherer Nährstoffgehalt ist wichtiger als die Optik. Du wirst nach einer Zeit die unperfekten Nahrungsmittel viel mehr lieben, wenn du merkst, dass sie unglaublich gut und nicht immer so konform schmecken und aussehen. Konformität ist einer der größten Killer einer nährstoffreichen Ernährung.

Die bittere Erfahrung, dass die wunderschönen, runden und roten Tomaten, die riesigen, von der Optik her perfekten Äpfel im Supermarkt keinen guten Geschmack haben – manchmal schmecken sie nicht nur fade, sondern sogar nach Chemikalien –, spare ich mir mittlerweile. Stattdessen bevorzuge ich kleinere, weniger makellose, aber viel nahrhaftere Gemüse- und Obstsorten vom Wochenmarkt, wo sie von lokalen Erzeugern angeboten werden. Wie beim Fleisch und bei der tierischen Nahrung macht hier die Qualität und der Ursprung einen großen Unterschied. Es ist eben nicht alles Gold, was im Supermarktregal glänzt.

Es ist auch wichtig, zu saisonalen Gemüsesorten zu greifen, die nicht Tausende von Kilometern reisen, um am Ende auf deinem Teller zu landen. Wenn das Gemüse tagelang transportiert und gelagert wurde, kann sich sein Vitamingehalt reduzieren. Schau doch einfach mal beim Wochenmarkt in deiner Stadt vorbei und erkundige dich an den Ständen, wo das Gemüse herstammt. Statt in den Supermarkt zu gehen, könntest du einen nahe gelegenen Bauernhof besuchen und fragen, ob du dort Gemüse kaufen kannst.

Vitaminpillen sind übrigens keine Lösung. Wissenschaftler fanden heraus, dass die sogenannte Bioverfügbarkeit der Vitamine und Mineralstoffe – wie viele davon tatsächlich aufgenommen und von unserem Organismus verwertet werden – bei natürlich gewachsener Nahrung viel höher ist als bei Nahrungsergänzungsmitteln und besonders bei Multivitamintabletten. Dies bestätigt, dass wir den natürlichen Verbund der Moleküle brauchen und nicht künstlich hergestellte Pillen.

Aber Gemüse (und Obst) liefern nicht nur Energie und wichtige Nährstoffe, sondern versorgen auch nützliche Bakterien im Darm mit Futter. Warum ist das gut für uns? Hier sind Ballaststoffe der Schlüssel. Die wasserlöslichen befinden sich in Gemüse- und Obstsorten, und nach dem Verzehr werden sie in unserem Darm fermentiert.

Ich finde es wiederum fantastisch, wie viele Mikroorganismen uns dabei helfen, gesund zu bleiben. Was ist es denn, wenn nicht eine Verbundenheit, eine Synergie zwischen uns und der Natur? Unsere Darmbakterien beinhalten das Hundertfache des genetischen Codes im Vergleich zu uns Menschen. Ohne diese kleinen Helfer würden wir nicht existieren. Aber wenn wir sie nicht artgerecht behandeln, weil unser Organismus sein Gleichgewicht verloren hat, bekommen wir eine schlechte Verdauung und eine zerstörte Darmflora.

> Ballaststoffe können helfen, einen gesunden Darm aufzubauen

Ballaststoffe können helfen, wie es bei mir der Fall war, einen gesunden Darm aufzubauen. Es war Teil meiner Strategie, zuerst die möglichen Auslöser zu eliminieren und dann meinem Körper das Beste zuzuführen. Wenn du Verdauungsprobleme hast, musst du behutsam peu á peu mehr wasserlösliche Ballaststoffe in deine Ernährung integrieren. Die westliche Ernährungsweise beinhaltet leider sehr wenig an diesen wichtigen

Ballaststoffen, in den so begeistert angepriesenen Vollkornprodukten sind eher die wasserunlöslichen zu finden. Deswegen solltest du zu Gemüse und Obst greifen!

Flohsamenschalen oder Akazienfasern sind zum Beispiel eine ideale Ballaststoffergänzung. Ich trinke morgens oft ein großes Glas Wasser mit zwei Löffel Flohsamenschalen. Diese haben die fantastische Eigenschaft, dass sie das Fünfzigfache ihres Eigengewichtes an Wasser aufnehmen können und zu einer gesunden Darmflora beitragen. Es ist wichtig, mit kleinen Mengen anzufangen, die Zufuhr graduell zu erhöhen und über den Tag gut verteilt viel zu trinken.

Obst maßvoll genießen

Obst gehört zu einer gesunden Ernährung dazu, und dies hat gute Gründe. Allerdings solltest du nicht vergessen, dass die steinzeitlichen Früchte wild wuchsen und nicht so veredelt und gezüchtet waren wie heute. Die modernen Obstsorten werden so gezüchtet, dass sie mehr Zucker enthalten. Deshalb sollte man sie nur in Maßen genießen.

Wenn du abnehmen möchtest, Verdauungsprobleme oder eine FODMAP-Intoleranz (s. S. 149) hast, wie zum Beispiel gegen Fruktose, musst du genau darauf achten, welche Früchte für dich geeignet sind. Viele Obstsorten beinhalten eine hohe Menge an FODMAPs, beispielsweise Äpfel, Trauben, Aprikosen, Pflaumen, Mangos und Birnen. Dagegen sind Beeren, Grapefruits, Kiwis, Orangen und Honigmelonen für Menschen mit dieser Intoleranz oder Empfindlichkeit die bessere Wahl.

Hier passe ich auch auf. Da ich von Obstsorten mit hohem FODMAP-Gehalt oft ein unangenehmes Gefühl im Darm bekomme, esse ich zum Beispiel nie zu viel Trauben. Beobachte dich und deine Verdauung, du wirst es sicherlich merken, wie du mit den bestimmten Obstsorten klarkommst.

Paleo ist nicht unbedingt eine Low-Carb-Ernährung, die mit wenig Kohlenhydraten auskommt. Der Verzicht auf Kohlenhydrate, wie inzwischen mehrfach erläutert, kann bei Entzündungen, Problemen mit der Darmflora und beim Abnehmen sehr hilfreich sein. Allerdings für aktive Menschen, die sich gerne intensiv bewegen und Krafttraining machen – das ich auch für dich auf jeden Fall empfehle –, sind Kohlenhydrate nützlich. Die in den Glykogenspeichern gelagerten Kohlenhydratketten liefern die schnelle Energie, wenn wir Gewichte heben, Liegestützen oder Klimmzüge machen, einen Fels erklettern, sprinten und springen.

Die Avocado ist eine meiner beliebtesten Obstsorten. Zwar sind sie schwer in Europa direkt vom lokalen Erzeuger zu bekommen, dennoch sind sie äußerst gesund. Das Spezielle an ihr ist, dass sie sehr viel gesundes gesättigtes Fett beinhaltet. Obstsorten mit hohem Zuckergehalt können mich nie langfristig satt machen, und ich esse sie ausschließlich an besonders aktiven und sportlichen Tagen – zum Beispiel Bananen auf einer schwierigen Skitour, beim Krafttraining und während intensiverer Radtrainings-Einheiten. Avocados sättigen dank ihres hohen Fettgehalts hervorragend. Sie haben auch entzündungshemmende Eigenschaften, deswegen greife ich besonders gerne zu ihnen. An sportlichen Tagen, wenn meine Ausdauer gefragt ist, nehme ich zum Frühstück Proteine und Fette zu mir. Diese helfen, meinen Fettstoffwechsel anzukurbeln und nicht

> Avocados sättigen dank ihres hohen Fettgehalts hervorragend

auf Zucker angewiesen zu sein. Avocados sind in dem Fall ein wichtiger Bestandteil des Essens, ergänzt mit Schinken, gepfeffert und leicht gesalzen, mit ein wenig Zitronensaft begossen, und es kommt sehr oft ein Rührei oder zwei Spiegeleier dazu.

Es kommt relativ oft vor, dass Menschen eine Fruchtzucker-Unverträglichkeit haben. Dies heißt, dass die in der Darmwand steckenden Transportwege für Fruchtzucker schnell überlastet werden, bei manchen Menschen sogar schon von kleinsten Mengen. Unangenehme Verdauungsbeschwerden sind oft die Folgen, und bei einer hohen Dauerbelastung können psychische Störungen wie Depression oder Angstgefühle auftreten, wie Fachleute vermuten. Aus meiner eigenen Erfahrung mit Obst, das einen hohen Zucker- und FODMAP-Gehalt enthält – beispielsweise Pflaumen, Trauben oder Birnen —, esse ich nur wenig davon, um mich gut zu fühlen.

Damit aber keine Missverständnisse auftreten: Obst ist definitiv gesund, denn es liefert wertvolle Nährstoffe. Die Skala der verfügbaren Sorten ist sehr breit, sodass du bei Unverträglichkeiten genügend Alternativen hast. Wenn du in der Eingewöhnungsphase bei der Umstellung auf die Menge aufpasst, mit verschiedenen Früchten und Beeren experimentierst, kannst du sicher herausfinden, was dir individuell guttut und was Störungen verursacht.

Paleo bedeutet, das Prinzip zu verstehen, wie komplex dein Körper Nahrung verarbeitet, um dann deinen individuellen und persönlichen Code zu entziffern. Und glaub mir, mit den richtigen und leckeren Rezepten ist das ein Abenteuer, das dir noch viel Spaß bereiten wird.

Wenn Kohlenhydrate: welche wie viel?

Während meiner eigenen Heilung mithilfe Paleo experimentierte ich neben dem Weglassen oder der Reduzierung der bereits erwähnten Lebensmittel sehr viel mit Kohlenhydraten. Wie ich schon häufiger betonte, sind deren Eigenschaften entscheidend: zelluläre oder azelluläre Form, Komplexität der Kohlenhydratketten, die GI- und GL-Werte und selbstverständlich die Menge. Eine Low-Carb-Ernährung beinhaltet wenige Kohlenhydrate. Eine Ernährungsweise mit unter vierzig bis fünfzig Gramm Kohlenhydrate am Tag gilt als Very-Low-Carb. Dies hilft, in die sogenannte Ketose zu kommen. In diesem Zustand sinkt der Blutzuckerspiegel, und der Körper beginnt, Ketonkörper herzustellen, damit Körper- und Gehirnzellen quasi in der Abwesenheit von Blutzucker gefüttert werden können. Voraussetzung für die Ketose ist, dass wir bestimmte Proteine – beispielsweise Eiweiß – verzehren und eine ausreichende Menge gesättigtes Fett essen. Die Ketose wird therapeutisch bei bestimmten Krebserkrankungen erfolgreich eingesetzt, da der niedrige Blutzuckerspiegel die Ausbildung mancher Tumortypen behindert. Der Körper kann sehr gut ohne Kohlenhydrate überleben und gut funktionieren.

Ich wollte unbedingt Low-Carb ausprobieren, um zu testen, wie sich das auf meine sportliche und geistige Leistung auswirkt und welches Körpergefühl ich dadurch habe. Als ich Zucker und raffinierte Kohlenhydrate wie Weißmehlprodukte und Kekse, die ich allerdings vor meiner Umstellung auf Paleo immer gern aß, wegließ, fiel es mir anfangs schwer, mit dem niedrigen Kohlenhydratkonsum klarzukommen. Trotzdem mir bewusst war, dass es der erste und wichtigste Schritt meiner

Paleo-Transformation war, war die Versuchung nach Kuchen, Schokolade und vor allem Croissants riesig, und ich spürte schon nach einem Tag der Umstellung deutlich, dass mein Blutzuckerspiegel sank.

> Damit hörst du endlich auf, ein Zucker-Junkie zu sein

Mein Körper musste sich erst auf weniger Zucker umstellen und sich die Energie woanders beschaffen. Wenn unser Körper über einen langen Zeitraum mehrmals täglich Kohlenhydrate – und besonders die raffinierten und schnellen – zugeführt bekommt, muss er nicht an die eigenen Fettdepots für Energie zurückgreifen. Das heißt, wir brauchen keinen effektiven Fettstoffwechsel, da wir unseren Körper ständig mit leicht und schnell verfügbarer Energie versorgen. Das ist aber ein Teufelskreis: Wenn dein Blutzuckerspiegel plötzlich sinkt, verspürst du sofort den Drang, etwas Zuckerhaltiges essen zu müssen. Dies ist bei Menschen, die viel Zucker zu sich nehmen, häufig der Fall. Das passiert so lange, bis du plötzlich erkennst, dass du deinen Stoffwechsel für weniger oder kaum Zucker optimieren kannst. Damit hörst du endlich auf, ein Zucker-Junkie zu sein. Ich hatte nie mehr das Gefühl, ich muss sofort etwas essen, weil ich es sonst nicht aushalte. Dies ist beim Arbeiten und für den Ausdauersport ebenso vorteilhaft.

Meine Gefühle während dieses Experiments waren ganz unterschiedlich. Ich hätte nie gedacht, dass dieses Experiment einmal zu einer langfristigen Umstellung führen wird. Einerseits war ich immer satt, auf der anderen Seite fehlte mir aber doch etwas. Mein Energiehaushalt normalisierte sich endlich nach ungefähr einer Woche. Ich war den ganzen Tag lang geistig klar und fit, hatte aber trotzdem das komische Gefühl, ir-

gendwas stimme hier noch nicht. Ich fuhr jeden Tag vierundzwanzig Kilometer mit dem Fahrrad ins Büro und konnte weder
gut beschleunigen noch richtig schnell fahren. Sogar beim leichten Krafttraining fehlte mir die Kraft, obwohl ich nie hungrig
war. Ich beschloss, die Trainingsintensität, aber nicht die Menge
für die Dauer dieses Ohne-Kohlenhydrate-Experiments zu
senken. Das tägliche lockere Radfahren und das Laufen am
Wochenende fielen mir immer leichter, ich hatte nicht mehr das
Gefühl, nach dem Sport sofort etwas essen zu müssen. Mein
Energiehaushalt passte sich langsam der neuen Situation an
und stellte sich auf mehr Fettverbrennung um. Dies merkte ich
sehr schnell: Mein Körperfettanteil wurde weniger. Verblüf-
fenderweise war ich nie wirklich hungrig – das starke Hungergefühl im Magen gegen Mittag war einfach nicht mehr da. Und
abends auch nicht.

Dies war zu der Zeit, als ich noch jeden Tag Medikamente
gegen meine Darmentzündung nahm. Aber nach ungefähr einer Woche ohne Zucker, Backwaren und Weißmehl, also auch
ohne Gluten, verbesserte sich langsam meine Verdauung. Ich
spürte mit jedem Tag, dass mein Körper sich an weniger Zucker
anpasste und es mir gesundheitlich Schritt für Schritt besser
ging. Nach ungefähr einem halben Jahr konnte ich endlich die
Medikamente absetzen, denn die Entzündungen waren weg.

Ich fühlte mich allmählich leichter und ausgeglichener. Ich
brauchte nach dem Essen keinen Nachmittagsschlaf mehr, während ich zugleich das seltsame Gefühl verspürte, dass gerade
irgendwas Neues in meinem Körper passierte. Es war gar nicht
schlecht, es war nur anders – der erste und sehr wichtige Schritt
meiner metabolischen (das heißt im Stoffwechselsystem entstandenen) Transformation. Ohne meinen alten vertrauten
Feind, das Nachmittagstief, konnte ich plötzlich leicht auf Kaffee

verzichten, was wiederum weniger Stress für mein Verdauungssystem bedeutete. Ab diesem Punkt war die Abfolge von positiven Reaktionen durch meine Ernährungsumstellung nicht zu stoppen!

Nach drei Wochen spürte ich deutlich, dass mein Körper keinen Zucker mehr benötigte. Ich empfand kein Verlangen mehr nach Sättigungsbeilagen, Snacks oder Desserts nach dem Essen. Das war ein echt cooles, bisher noch unbekanntes Erlebnis. Ich fing an, den echten Geschmack der natürlichen Lebensmittel und das Prinzip von »Slowfood« zu entdecken: Ich schaufelte nicht mehr gierig das Essen vom Teller; sondern fing an, wirklich aufmerksam zu werden, was und wie ich esse.

> Ich wollte wissen, woher meine Nahrung kam und was sie enthielt

Ich begann, doppelt zu genießen, und entschied ganz bewusst, was in meinen Kühlschrank und meine Speisekammer darf. Im Supermarkt begann ich, die Etiketten der Lebensmittel auf ihre Inhaltsstoffe hin zu lesen. Das tat ich auch bei Speisekarten in Restaurants. Alles betrachtete ich mit einer gesunden Skepsis. Ich wollte wissen, woher meine Nahrung kam und was sie enthielt. Früher hatte ich dem keinerlei Beachtung geschenkt. Nun hatte ich angefangen, mich bewusst zu ernähren – mit dem Ziel, meinen Körper in Zukunft nicht mehr mit einer falschen Ernährung zu schädigen. Als Beilage zu Eiern, Fisch, Fleisch und Innereien nahm ich immer gegrilltes oder gegartes Gemüse, und als Dessert dienten Obstsorten mit niedrigem Zuckergehalt.

Meine Grundausdauer wurde innerhalb weniger Wochen deutlich besser. Ich hatte nach zwei Stunden auf dem Fahrrad immer noch keinen Hunger und konnte viel länger und ohne schnellen Leistungseinbruch durchziehen. Wenn du deinen Fettstoffwechsel optimierst – das ist Ausdauersportlern bekannt und auch meine Erfahrung –, spürst du, wenn dein Energieniveau sinkt, aber ganz langsam und berechenbar. Ich erkannte, dass es keine Katastrophe ist, eine Mahlzeit auszulassen, weil meine Fettverbrennung viel aktiver war. Als ich jünger war, zeigte ich beim Radrennen Symptome des Aushungerns: Die Leistung sank plötzlich, ich fühlte mich krank, energielos und sehr langsam. Heute kommt das Aushungern nicht mehr so schlagartig, sondern wird langsam bewusst, und dann habe ich Zeit, etwas zu essen. Adieu, Zuckersucht!

Nach ungefähr drei Wochen entschloss ich mich, wieder mit leichtem Krafttraining und schnelleren Fahrradfahrten – etwa mit leichter Kraftausdauer auf dem Berg – zu beginnen. Ich dachte, die Zeit für Ultra-Low-Carb sei vorbei. Ich hatte meinem Metabolismus den Startschuss gegeben und spürte, dass es bereits sehr effektiv war. Ich wollte versuchen, mich mit natürlichen, unverarbeiteten Kohlenhydraten, Low-Carb und Paleo geeigneten Produkten zu ernähren. Auf meinem Speiseplan standen jetzt Süßkartoffeln – die mit Kartoffeln sehr entfernt verwandt sind —, Leinsamenbrot, Energieriegel aus Nüssen und getrockneten Früchten sowie Obst mit niedrigem Zuckergehalt. Es war gerade Frühsommer, und leckere Beeren waren in Hülle und Fülle da. Ich integrierte alles langsam in meinen Ernährungsplan, probierte aus und fing an, eine für mich optimale Balance zwischen Kohlenhydraten, Fett und Eiweiß zu finden. Ich messe es nie genau, wie viel ich von dem einen oder anderen Makronährstoff esse, ich mache es relativ intuitiv. Man sollte nicht zu verbissen ans Werk gehen.

Als ich wegen meiner sportlichen Aktivitäten wieder langsam begann, meinen Verzehr an Kohlenhydraten zu erhöhen,

konnte ich nach einer Woche wieder die gewohnte Anzahl an
Klimmzügen schaffen und wie früher aus einer Kurve mit dem
Fahrrad zügig beschleunigen. Aber ich benötigte für diese körperlichen Leistungen niemals die frühere Kohlenhydratmenge –
es reichte mir viel weniger. Ob das nur der Zucker war oder das
Weglassen von Gluten den größeren Effekt erzielte, kann ich
nachträglich nicht sagen. Was ich definitiv sagen kann: Mein
Körper funktioniert seit dem Verzicht auf meinen früheren
exzessiven Konsum von Kohlenhydraten viel besser. Ich habe
wieder ein leichteres Körpergefühl und immer ausreichend
Energie.

Kennst du das Gefühl, dass du vor Hunger gleich sterben
musst? Ich kenne es nicht mehr!

Seit diesem Versuch sehe ich Kohlenhydrate ausschließlich
als die Plus-Power für Sport und mehr Leistung für intensive
Tage. Ich nutze sie bewusst als Turbo, aber als Basisversorgung
verwende ich sie nicht. Die allgemein gängige Empfehlung, täglich unbedingt mehrmals gut verteilt komplexe Kohlenhydrate
zu essen, halte ich aus meiner Erfahrung und eben aus evolutionärer Sicht gar nicht für nötig.

> Du brauchst nicht immer jede Methode blind zu befolgen

Durch die Umstellung meines Fettstoff-
wechsels kann mein Körper dank Paleo
für die Basis-Energieversorgung heute
mehr Körper- und Nahrungsfett verwenden, was wunderbar funktioniert. Manch-
mal nach dem Training und abends – aber nicht zu spät – esse
ich bewusst Kohlenhydrate (wie etwa Früchte oder Süßkartoffeln). Dies ist das bekannte Prinzip, damit du die leeren Speicher
wieder auffüllen kannst. Manche Paleo-Experten, beispielsweise Mark Sisson, halten das für überflüssig und sagen, dass

ein kurzes Fasten nach einem Workout auch gut funktionieren kann und Vorteile bringt. Man muss es selbst ausprobieren. Du brauchst nicht immer jede Methode blind zu befolgen – eine gesunde Mischung ohne Stress, sondern mit Spaß immer richtig zu essen, ist meiner Erfahrung nach der optimale Weg. Meistens komme ich sehr gut mit einem Anteil von fünfzehn bis fünfundzwanzig Prozent Kohlenhydraten meiner Kalorienzufuhr über den Tag zurecht, statt den von der Deutschen Gesellschaft für Ernährung empfohlenen fünfzig bis sechzig Prozent.

Zusammenfassend mein Tipp für die Umstellung:

Lasse Zucker und raffinierte Kohlenhydrate komplett weg. Entweder stellst du dich gleich auf Low-Carb um, um den Effekt zu testen, oder du reduzierst den Verzehr graduell. Beide Methoden funktionieren und verursachen langfristig keinen Leistungsabfall.

Mein Bruder, inzwischen auch ein Paleo-Fan, machte seine Umstellung viel sanfter als ich und reduzierte Kohlenhydrate langsam auf das jetzige, relativ niedrige Niveau. Er war trotzdem noch kräftig genug, um erfolgreich im ungarischen Eishockey-Nationalteam zu spielen. Wir beide ernähren uns seit Jahren ähnlich.

Eine kohlenhydratarme Ernährung, besonders die mit drastisch reduziertem Zucker- und raffiniertem Anteil, kann neben dem Ankurbeln des Stoffwechsels auch die Insulinsensitivität verbessern. Studien und die ärztliche Praxis zeigen, dass das metabolische Syndrom und Diabetes Typ 2 in der frühen Phase durch die Nahrung mit gut getimten und wenigen Kohlenhyd-

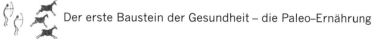

raten reversibel sind. Diabetiker und Menschen mit chronischen Beschwerden sollten aber zuerst mit ihrem Arzt sprechen, bevor sie ein ähnliches Experiment machen.

Für den Alltag und den Energie-Grundumsatz Fett, für den Muskelaufbau Proteine

Wahrscheinlich wirst du jetzt die Fragen stellen, was du anstelle der mengenmäßig stark reduzierten Kohlenhydrate essen darfst. Meine Antwort darauf lautet: Für den Alltag und den Energie-Grundumsatz Fett, für den Muskelaufbau Proteine. Nutze Kohlenhydrate nur für Kraft, Power und Schnelle – dies hat sich mehrere Hunderttausend Jahre lang beim Menschen bewährt.

Gesättigte Fette oder: Der Teufel steckt woanders

Früher dachten Menschen, dass die Sonne rund um unsere Erde kreise und unser Planet das Zentrum des Universums sei. Es scheint auf den ersten Blick logisch zu sein, aber einfache und verständliche Erklärungen haben manchmal nichts mit der Realität zu tun. Die Wahrheit über die Umlaufbahn der Erde kennen wir erst seit ungefähr fünfhundert Jahren. Ähnliche Missverständnisse passieren in unseren modernen Zeiten immer wieder, und dies bestätigt, dass wir sehr wenig über uns selbst und das Universum wissen.

So ähnlich, wie sich die Sonne um die Erde dreht, dreht sich auch die Diskussion um gute und schlechte Fette: verkehrt herum! Gesättigtes Fett wurde in den letzten vierzig Jahren ohne einen aussagekräftigen Grund, ohne fundierte Studien oder Beobachtungen verteufelt. Bei dieser plötzlichen Entscheidung war es anscheinend egal, dass der Mensch während seiner langen Entwicklungsgeschichte so viel überlebenswichtiges Fett zu sich nahm, wie es ihm möglich war, und dadurch sein Verdauungsapparat und Stoffwechselsystem für diese Art von Energiequelle perfekt optimiert wurden. Auch das ist Teil unserer Prägung durch den Paleo-Code. Und warum sollte es heute nicht mehr so sein? Die äußerst einseitige Propaganda, dass Fett und das Nahrungscholesterin das Blutcholesterin erhöhten und dadurch das Risiko für Herz-Kreislauf-Erkrankungen steigerten, ist zu einfach, um glaubhaft zu sein.

Zudem hören wir oft: Aus Fett wird Blut- und Körperfett. Aus den Mainstream-Medien erfahren wir täglich, dass wir durch Fett übergewichtig und krank werden. Wenn das tatsächlich so simpel wäre.

Die Inuit in der Arktis können wir als ein Naturvolk betrachten, da sie sehr lange in einer sehr natürlichen Lebensweise von Großstädten entfernt lebten und sich sehr naturbelassen ernährten – zumindest bevor die westliche Esskultur sie erreichte. Die Arktis ist nicht bekannt als Hauptanbaugebiet von Obst und Gemüse. Dazu sind die Sommer zu kurz und die Winter zu lang. Und wovon haben sich die Inuit traditionell seit Urzeiten ernährt? Von Fett – tranigem, öligem Fett von erjagten Robben, Walen und Lachsen. Sie sind dennoch nicht ausgestorben, weil sie sich fettreich ernährten. Sie sind weder übergewichtig noch oft von Herz-Kreislauf-Erkrankungen betroffen. Fettreiche Ernährung scheint also nicht in jedem Fall der Killer Nummer eins zu sein, wie behauptet wird.

Wir müssen aber nicht so weit in die Arktis fahren, um ähnliche Beispiele zu finden. Die Franzosen beispielsweise essen mehr gesättigtes Fett als der Durchschnittswesteuropäer, doch sind ihre Statistiken in puncto Herz-Kreislauf-Erkrankungen besser. Manche führen diese Erscheinung auf den erhöhten Konsum von Rotwein zurück, es ist aber wahrscheinlicher, dass ihre Ernährung, die reich an gesättigtem Fett, Omega-3-Fettsäuren und Vitamin K2 – das gut gegen Kalziumablagerungen wirkt – ist, dafür verantwortlich ist. Für die erfahrenen Paleo-Anhänger, die diese Ernährungsweise hautnah erleben, sind die Beispiele der Inuit und der Franzosen kein Paradox; es ist das Zeugnis, dass gesundes Fett aus natürlichen, hochwertigen Quellen gut für unsere Gesundheit ist!

Vor meiner Umstellung auf Paleo dachte ich und glaubte fest daran, dass ich das Fett in meiner Ernährung reduzieren muss, um fit und schlank zu werden. Ich recherchierte nicht, sondern akzeptierte blind, was mir im Fernsehen, in Zeitungen und im Internet als Wahrheit vorgesetzt wurde. Die pauschale Information, fettarm ist gesund und macht schlank, strömt aus allen möglichen Quellen, schaue dich einfach im Supermarkt um, wie viele fettreduzierte, angeblich »leichte« Produkte es dort gibt. »Fettarm« wurde ein Werbevorteil und Fett zum Sündenbock erklärt, da es angeblich alle möglichen Krankheiten verursache. Die Menschen kaufen diese Produkte in dem Irrglauben, dass dieser Weg der Fettreduzierung zur besseren Gesundheit und zum optimalen Körpergewicht führt – in der Realität ist es tatsächlich ganz andersherum. Obwohl die »Fettarm«-Propaganda heutzutage immer noch ganz stark und laut ist, gibt es in unserer Gesellschaft stark übergewichtige Menschen mit verschiedenen Stoffwechselerkrankungen. Und die Tendenz steigt!

In die gleiche Falle bin ich vor meiner Paleo-Umstellung reingefallen: Trotz des vielen Trainings war ich vor meiner Paleo-Transformation nie mit meinem Körperfettanteil zufrieden. Als ich im Fitnessstudio meine Muskelmasse erhöhen wollte – ich Ignorant –, dachte ich nie an die Reduzierung der Kohlenhydrate und die Erhöhung des Fettanteils in meiner Ernährung. Heute sehe ich das Ganze anders und hoffe, dass du aus meinen Erfahrungen profitieren wirst.

Ich erzählte dir bereits, dass ich im ersten Schritt meinen Zucker- und Kohlenhydratkonsum reduzierte. Viel Zweifel und Unsicherheit empfand ich dabei, denn ich wusste nicht genau, wie ich meinen Kalorienbedarf decken sollte. Ich tauchte tief in die Thematik ein, ich las Studien über evolutionäre Ernährung und Fitness, ich nahm aktuelle Sporternährungsbücher in die Hand und fing an, Sportlerforen im Internet aus verschiedenen Ländern zu besuchen, um herauszufinden, wie man ohne Kohlenhydrate und Zucker »überleben« kann. Eigentlich ganz einfach – wie in der freien Natur nach dem Paleo-Code!

> Wie man ohne Kohlenhydrate und Zucker »überleben« kann

Eindeutige Konsequenz meiner Recherchen war, dass ich mehr gesättigtes Fett und ein gesundes Maß und Verhältnis an mehrfach ungesättigten Fettsäuren – erinnere dich an die gute Balance an Omega-6 und Omega-3! – konsumieren sollte, um meinen Stoffwechsel zu optimieren und meiner Zuckersucht endlich und für immer ein Ende zu setzen.

Die Resultate waren wirklich beeindruckend und fantastisch. Fett ist eine wunderbare, perfekte Energiequelle, für deren Konsum der menschliche Körper absolut ausgelegt ist. Wir sind auf Fett als Langzeit- oder Ausdauer-Kraftstoff angewiesen. Lehrreiche Erfahrungen liefern meine Bekannten, meine Familie und auch ich selbst – das Paleo-Fieber hat die meisten Menschen in meiner Umgebung erreicht, und ich freue mich riesig über die eindeutigen und deutlichen Verbesserungen, die wir jetzt gemeinsam machen.

Mein Großvater zum Beispiel hatte Arteriosklerose – Arterienverkalkung oder Arterienverhärtung – und hatte nie bestritten, dass er fettreiches Fleisch und Eier gerne isst. Aber er hat nebenbei auch immer viel Weißbrot gegessen, täglich fast zu jeder Mahlzeit. Im Alter von sechzig Jahren hatte er einen großen Bauchumfang und massive Kreislaufprobleme. Ob eine der Ursachen die vielen raffinierten Kohlenhydrate waren, die er aß, das viele Brot, das er verzehrte, fragte niemand – kein einziges Mal! Eine spätere lange, bittere, fettarme Diät nach den Empfehlungen seines Arztes und verschiedene Medikamente konnten ihn nicht vor einer Herzoperation retten. Seine Blutwerte wurden nie wieder gut – trotz des verzweifelten Versuchs, das Fett in seiner Ernährung auf ein sehr niedriges Niveau zu reduzieren. Er ist dann leider mit siebzig Jahren an einer Nebenwirkung seines Herzmedikaments innerhalb von vier Wochen plötzlich gestorben. Da ich heutzutage besonders viel von Menschen lese und höre, deren Blutfettwerte durch eine kohlenhydratarme Ernährung deutlich verbessert wurden, da mir meine Familie und Bekannten unglaublich viele positive Rückmeldungen liefern, frage ich mich, warum ihm das wie vielen anderen Menschen auch passieren musste. Wenn er den Versuch mit Paleo einmal gewagt hätte, würde er vielleicht noch am Leben sein.

Die Information, dass Kohlenhydrate im Übermaß und in raffinierter Form schädlich sind, gesättigtes Fett hingegen nicht zu verteufeln, sondern Teil unseres steinzeitlichen Plans ist, erreicht die meisten Menschen noch nicht – die Erkenntnis dämmert erst sehr langsam auf. Und wenn du jetzt den Satz hörst,

Fett muss nicht schädlich sein – es ist sogar gesund und wichtig für unseren Stoffwechsel –, dann kannst du mehrere Jahrzehnte falsche und auf Dauer tödliche Propaganda nicht so einfach aus deinem Kopf löschen. Genauso ging es mir damals, als ich davon hörte. Es widersprach allem, was ich bis dahin über Ernährung gehört hatte.

Ich bin heute – auch dank meines neuen Fettkonsums – ein besonders glücklicher Mensch, da meine Freundin, die Familie und Freunde mich in meinem Experiment, ohne Zucker, raffinierte und einfache Kohlenhydrate und gleichzeitig mit erhöhtem Fettanteil zu leben, bedingungslos begleiteten und unterstützten. Ohne sie wäre es für mich viel schwieriger.

Deshalb empfehle ich dir – wenn du genügend Mut für diesen Versuch hast –, Gleichgesinnte zu finden, mit denen du die vier Wochen gemeinsam bewältigst. Erstelle eine Gruppe in den sozialen Medien oder stelle einen E-Mail-Verteiler auf, und ich verspreche dir, dass die Umstellung ganz leicht werden wird. In der Gemeinschaft, dem Zusammenhalt, liegt eine große Kraft, die alle Hindernisse aus dem Weg räumt.

Die Unterstützung meiner Familie hat eine Kettenreaktion ausgelöst: Nachdem meine Mutter anfing, zu Hause zunächst nur für mich Paleo zu kochen aß sie dann einfach mit, weil es praktisch schien. Irgendwann stellte sie plötzlich fest, dass sich ihr Allgemeinbefinden besserte und sie sich insgesamt wohler fühlte. So erfuhren alle meiner Familienmitglieder die positiven Effekte und unsere ganze Familie wurde plötzlich paleo – freiwillig!

Selbst meine Großmutter, die an die deftige ungarische Küche gewöhnt war, machte plötzlich mit, wenn auch nicht ganz freiwillig. Sie backte und kochte für unsere Familie sehr leidenschaftlich und war die Köchin unserer Familienfeiern. Aber dadurch, dass die anderen Familienmitglieder nicht mehr zu den früheren Lebensmitteln – beispielsweise ihren allerdings sehr leckeren Kuchen – greifen wollten, musste sie dies akzeptieren und passte sich an. Ein Drama zunächst, aber eines mit Happy End. Anfangs fiel es ihr noch sehr schwer, da sie in ihrem ganzen Leben gern Weißbrot, Kartoffeln, Kuchen zubereitete und aß. Zucker, Weißmehl, die vielen Kartoffeln verschwanden jedoch bald aus ihren Kreationen, und sie beglückte uns mit den gewohnten Kuchen und Torten – aber aus Kastanien- und Mandelmehl. Ich weiß, wie schwierig es für sie war, ihre alten Gewohnheiten mit fünfundsiebzig Jahren hinter sich zu lassen und alles auf den Kopf zu stellen, was bisher das Leben dieser begnadeten Köchin ausgemacht hatte. Aber es hat trotzdem sehr gut geklappt. Sie ist meine Paleo-Oma!

Nachdem auch meine Freundin meine positiven Erfahrungen miterlebte – Verbesserung meiner Entzündungen, reduziertes Körperfett, besseres Wohlbefinden und mehr Energie —, fing sie auch an, sich nach Paleo zu ernähren. Wir machten immer gemeinsam Sport, kochten gern zusammen, und die Paleo-Lebensweise brachte uns beide auf ein neues Niveau. Wir gingen nicht nur bewusster mit unserer Ernährung um, sondern auch mit unserem Leben und unserer Beziehung.

Drei Wochen nach dem Start hatten die meisten Menschen meine Essgewohnheiten noch für komisch gehalten. Keine Kohlenhydrate, kein Müsli, keine Croissants zum Frühstück? Auch keine Banane, keine schnelle und sofort verfügbare Energie? Stattdessen morgens Speck, Avocados und ein wenig Gemüse dazu? Gemüsepfanne mit Gänsefett und Spiegeleiern? Manchmal sogar kein einziges Frühstück bis auf den Tee oder Kaffee mit Kokosfett und Butter? Waren wir alle verrückt geworden? Definitiv nicht! Denn nachdem die Zuckersucht weg war, spürten wir alle, dass statt des schädlichen Turbo-Zuckers gesundes Fett langsam die Rolle eines nachhaltig wirkenden Energiespenders übernahm. Wir dachten um – nicht weil wir uns irgendwie dazu gezwungen fühlten, sondern aus Überzeugung. Schließlich bemerkten wir alle, wie wir uns täglich besser fühlten. Es machte sich eine regelrechte Euphorie in unserer Familie breit. Seither sind wir alle paleo – und niemand würde auf die Idee kommen, uns für verrückt zu halten.

Gute Fette für gesunde Energie!

Die Qualität des Nahrungsfetts kann mit dem Anteil der gesättigten, einfach ungesättigten und mehrfach ungesättigten Fettsäuren charakterisiert werden. Das Fett in unserer Nahrung beinhaltet diese Fettsäuren in unterschiedlichen Verhältnissen. Tierisches Fett wie Rinder- und Gänsefett besteht größtenteils aus gesättigtem Fett. Diese Art von Fett ist sehr hitzebeständig, und sein Rauchpunkt liegt bei einer hohen Temperatur. Dies heißt, wir können damit braten, seine chemische Struktur bleibt bei der Hitze stabil, es bilden sich keine schädlichen Stoffe und Transfette. Sie sind tolle Geschmacksträger und wichtige Träger für fettlösliche Vitamine wie Vitamin A, D, E und K. Da das gesättigte Fett, chemisch gesehen, stabil ist, oxidiert es auch innerhalb unseres Organismus nicht.

Zwar beinhaltet Fett mehr als das Doppelte an Kalorien als Kohlenhydrate, in der Praxis sättigt es viel besser als diese, da es unseren Hormonhaushalt und das Sättigungsgefühl anders beeinflusst. Wenn ich die obige Methode – fett- und protein-

181

reich frühstücken – verwende, bleibe ich sehr lange satt, habe den ganzen Tag Energie, ohne dass mein Blutzuckerspiegel hohe Schwankungen hat.

In meinem Kochbuch im Anhang findest du leckere Beispiele. Probiere es bei deiner Umstellung auf Paleo aus, und du wirst den Effekt, die lang anhaltende Energie, dein inneres Kraftwerk innerhalb von ein paar Wochen – wenn nicht in ein paar Tagen – spüren!

Das Fett von Tieren aus Massenhaltung beinhaltet mehr von reaktionsfähigen und daher für den Menschen eher schädlichen Omega-6-Fetten (aufgrund des Tierfutters wie Soja und Maismastfutter). Das Fett von grasgefütterten Tieren dagegen liefert neben den gesättigten Fetten relativ wenig mehrfach ungesättigte Fette. Dies ist ein Grund dafür, warum wir in Paleo die artgerechte Tierhaltung mit einer naturbelassenen Ernährung ohne Gen-Futter bevorzugen. Die Qualität von Fleisch und Fett hängt sehr stark davon ab, wie die Tiere gehalten werden. Meine Erfahrung ist zudem, dass Fleisch aus der artgerechten Tierhaltung viel besser schmeckt und beim Zubereiten und im rohen Zustand gesünder riecht als das aus der Massenproduktion. Es ist nicht immer möglich, sicherzustellen, so qualitativ hochwertiges Fleisch und damit das beste tierische Fett zu bekommen, aber wenn es geht, sollten wir danach streben – es lohnt sich!

Fett ist für mich heute kein Tabu mehr, sondern fester Bestandteil meines Speiseplans. Ich brate und koche zum Beispiel gern mit Gänsefett, dies gibt den Gerichten einen besonderen Geschmack. Zum Frühstück bereite ich immer sehr gerne eine Gemüsepfanne mit Gänsefett oder Speck und Spiegeleier zu. In dieser Mahlzeit ist alles enthalten, was ich für den Start eines aktiven Tages – wie Skifahren, Radfahren oder einfach für einen langen Arbeitstag – brauche: Ballaststoffe aus Gemüse, gesundes Fett und Proteine für Energie und ein gutes Sättigungsgefühl.

Kokosfett ist eines der gesündesten und vielseitigsten gesättigten Fette überhaupt. Die fettreiche Kokosnuss steht auf dem natürlichen Speiseplan zum Beispiel des Kitava-Stamms in Papua-Neuguinea. Die mittelkettigen Fettsäuren des Kokosöls sind besonders leicht verdaulich und wirken gegen Bakterien und Viren. Natives Kokosfett hat einen milden und sehr feinen Kokosgeschmack, ich mag es manchmal auch, ein paar Teelöffel davon »pur« zu essen. Ja, pures Fett, du hast richtig gehört. Und ich bin dünn wie ein Brett – aber mit Muskeln und Sixpack. Seitdem ich Sonnenblumenöl wegen des hohen Omega-6-Gehalts nicht mehr für das Braten verwende, kommt ausschließlich Schmalz oder Kokosfett infrage – je nach Geschmacksrichtung und Verfügbarkeit.

Kokosfett findet eine extrem vielfältige Verwendung, für Haare- und Hautpflege als Creme ist es auch bestens geeignet.

In meiner Kindheit hatte meine Familie immer Margarine statt Butter im Kühlschrank. Es war die Zeit, als permanent im Fernsehen mit den herzfreundlichen Eigenschaften der Margarine geworben wurde. Obwohl Butter einen weit besseren Geschmack hatte, folgten meine Eltern der Werbung blind und hatten gesunde Butter gegen das hydrogenisierte Pflanzenöl getauscht. Heute wissen wir, dass Margarine wie die meisten verarbeiteten und chemisch modifizierten Pflanzenöle weniger gesund ist. Auch die gute Butter fand als gesundes, fermentiertes Milchprodukt reich an gesättigten Fetten wieder seinen Platz im Familienkühlschrank. Butter vom Bauernhof, die aus roher

Milch durch Fermentation hergestellt ist, schmeckt fantastisch und manchmal deutlich besser als die aus dem Supermarkt. Geklärte Butter, Ghee, wird aus Butter durch das Entfernen der restlichen festen Bestandteile hergestellt; es bleibt das reine, gesunde Butterfett. Dies kannst du auch selber herstellen.

Wenn ich nichts Festes frühstücken will, aber trotzdem ein wenig Energie zum Tagesstart brauche, trinke ich meistens einen schwachen Kaffee mit Kokosfett und Butter oder einen Kakao aus Kokosmilch mit extra Kokosfett. Du glaubst nicht, was du hier liest? Probiere es selbst aus – zumindest ein paar Wochen lang –, und es wird dir zur Gewohnheit werden. Du wirst es spüren, dass dieser kleine Powerdrink morgens bis weit in den Tag völlig reicht. Ein weiterer Vorteil besteht darin, dass du fast keine Zeit für das Frühstück brauchst – dies war für mich zunächst das Hauptargument, diese Methode umzusetzen. Ich mochte nie morgens frühstücken, und seitdem mein Körper effektiver Fett verbrennt, muss ich mich nicht mehr um diese frühe Mahlzeit kümmern.

Brate und koche die wertvollen Öle nicht mit hohen Temperaturen

Die Fette der Avocado und Olivenöl sind auch gesunde Fettquellen. Sie bestehen größtenteils aus einfach ungesättigten Fettsäuren, sind weniger stabil, und ihr Rauchpunkt ist niedriger als der der gesättigten Fette. Brate und koche diese wertvollen Öle nie mit hohen Temperaturen, sie sind als Energielieferant im kalten Zustand perfekt. Ersetze diese Öle beim Braten besser durch Schmalz oder Kokosfett. Das native Olivenöl und das Avocadofett enthalten weitere gesunde Nährstoffe und Vitamine. Das Avocadofett ist reich an Vitamin B und E und enthält Ballaststoffe. Das Olivenöl verwendest du am besten als Dressing für Salate. Gegrilltes Gemüse bereitete ich früher gerne mit Olivenöl zu, neuerlich verwende ich dafür stabilere Fette wie Kokosfett oder Schmalz.

Das Kurzzeitfasten – zum Beispiel morgens bis zwölf Uhr nichts essen – oder das Carb Back-Loading – Kohlenhydrate nur am Abend verzehren – funktionieren sehr gut, wenn du es geschafft hast, deinen Metabolismus umzustellen, und Körper- und Nahrungsfett effizient als Energielieferant zu nutzen. Morgens esse ich fast nie Kohlenhydrate, und es geht mir dadurch besser denn je. Meine Glykogenspeicher in den Muskeln und in der Leber sind vom vorherigen Abend gut aufgefüllt, und morgens, wenn mein Organismus besonders gut Körperfett verbrennen kann, unterstütze ich diesen Prozess dadurch, dass ich meinen Blutzucker- und Insulinspiegel nicht erhöhe. Es ist Fettverbrennung pur – ohne zu hungern und besondere Anstrengung!

Die richtigen und gesunden Fette finden endlich ihren Platz auch in der Ernährung von Sportlern. Um ihre Energieversorgung für drei- oder sogar achtstündige Trainings- und Wettkampfausfahrten zu sichern und einen niedrigen Körperfettanteil zu haben – dies ist für Höchstleistungen erforderlich —, kurbeln Ausdauersportler ihren Fettstoffwechsel mit einer kohlenhydratarmen Ernährung während ihrer Grundlagen-Trainingsphasen an.

Es funktionierte auch bei mir bestens: Obwohl ich die wöchentlichen Trainingsstunden reduzierte, verlor ich durch die optimierte Ernährung und meine neuen Essgewohnheiten wie zum Beispiel das Kurzzeitfasten viel Körperfett und wurde dadurch leistungsfähiger. Was mich besonders gefreut hat: Neulich las ich die gleiche Stellungnahme in meinem Lieblings-Mountainbike-Magazin in Deutschland.

Was bei Leistungssportlern funktioniert, geht bei allen, besonders was die Ernährung und Fettverbrennung angeht. Der Organismus eines übergewichtigen Büromenschen kann die gleiche Umstellung machen, nur braucht er keine fünfhundert Kilometer die Woche zu radeln oder Hunderte von Kilometern zu laufen. Das Leistungsniveau ist anders, das Prinzip aber gleich.

Ich erzählte dir bereits, welchen Effekt der niedrige raffinierte Kohlenhydratkonsum und mehr gesundes, qualitativ hochwertiges Fett auf das Blutbild haben kann. Meine Familienmitglieder, viele Bekannten und Freunde, die sich auf Paleo umgestellt haben und gesättigtes Fett aus guten Quellen verzehren, leiteten mir seitdem regelmäßig ihre Blutwerte und die Kommentare ihrer Ärzte weiter. Die Werte waren seit der Umstellung kontinuierlich besser geworden. Bei fast allen sind sie heute perfekt. Die Ärzte waren zunächst ahnungslos, hatten die vorherigen Untersuchungen doch deutlich schlechtere Werte gezeigt. Woher kam diese deutliche Verbesserung in so kurzer Zeit? Die Erschrockenheit war besonders groß, als die Patienten ihren Ärzten ihre Paleo-Wende und die neue Ernährungsweise erklärten. Zu einfach, ja revolutionär schien den Medizinern, was sie da hörten: die konsequente Reduzierung raffinierter Kohlenhydrat- und erhöhter Konsum von qualitativ hochwertigem Fett. Die positiven Auswirkungen auf das vorher desaströse Blutbild dagegen waren medizinisch eindeutig und ließen sich nicht wegargumentieren.

Meine Mutter ließ ihre Blutwerte vor ihrer Umstellung auf Paleo und zwei Jahre danach messen. Nüchtern-Triglyzeridwerte – wenn sie hoch sind, bedeutet dies ein erhöhtes Risiko für Herz-Kreislauf-Erkrankungen – sanken von 132 mg/dl auf 67 mg/dl, also fast auf die Hälfte. Dabei sanken LDL- und erhöhten sich HDL-Cholesterinwerte. Bekannte unserer Familie, ein über sechzigjähriges Ehepaar, begannen mit Paleo. Bereits nach einem Jahr sanken die Triglyzeridwerte bei der Frau von 285 mg/dl (hohes Risiko!) auf 119. Bei ihrem Mann sank der Wert von 129 mg/dl auf 61. Sie hatten in den letzten zwanzig Jahren immer eine steigende Tendenz der Werte, und daran änderte die ärztliche Empfehlung, wenig Fett und Cholesterin zu verzehren, nichts! Das Paleo-Grundprinzip für die verbesserten Blutwerte lautet: keine raffinierten, schnellen Kohlenhydrate und mehr Nahrungsfett aus guten Quellen. Als Nebeneffekt verloren beide ganz leicht viele überflüssige Kilos, die sich in den vergangenen Jahrzehnten langsam angesammelt hatten!

Mein Beispiel ist auch keine Ausnahme! Ich aß in der letzten Zeit nicht unbedingt extrem Low-Carb, aber das Paleo-Prinzip, der ausreichende Fettkonsum, halfen mir, nicht nur meinen Stoffwechsel und die Fettverbrennung zu optimieren, sondern auch ein gesundes Blutbild zu haben. Ich erinnere mich noch zu genau: Bei meiner chronischen Darmerkrankung rieten mir die Ärzte dringend, nur noch wenig Fett zu verzehren. Aber meine Erfahrung sprach dagegen. Nachdem meine Entzündungen zurückgingen und ich anfing, mehr Fett als Energiegeber zu nutzen, funktionierte meine Verdauung viel besser. Das Entfernen der irritierenden und entzündungsfördernden Nahrungsmittel aus meiner Ernährung – unter anderem Gluten, Zucker und raffinierte Kohlenhydrate, scharfe Gewürze und die meisten Hülsenfrüchte – brachten zusätzlich einen weiteren positiven Effekt. Es mag ja sein, vielleicht ist Fettkonsum in den schlechten Phasen der Krankheit wirklich nicht empfehlenswert, aber nachdem mein Darm wieder gesund wurde, hatte ich nie mehr Problem damit, Fette in großen Mengen zu verzehren. Ganz im Gegenteil, ich fühlte mich noch nie so leistungsfähig, gesund und ausgeglichen! Außerdem: Knochenmark, das eine Mischung gesunder Proteine und Fette liefert, hatte einen sehr positiven Effekt auf meine Darmschleimhaut. Ich kann es allen empfehlen, die die Gesundheit ihres Darms wiederherstellen möchten.

Bevor du dich auf Paleo umstellst, lass einen Blutcheck machen

Du musst mir nicht glauben. Du kannst die vielen positiven Beispiele ignorieren. Auch die Studien, die das Verteufeln der gesättigten Fette eindeutig dementieren. Du kannst die Fakten ignorieren, dass die fettarmen Empfehlungen kein einziges Leben gerettet haben und die Häufigkeit der Kreislaufkrankheiten seitdem massiv gestiegen ist.

Wenn du es in diesem Buch bis hierhin geschafft hast, kannst du eins machen:

Starte einen Versuch. Bevor du dich auf Paleo umstellst, lass einen Blutcheck machen, um Vitamin D, Blutfettwerte wie Nüchtern-Triglyzeride und Cholesterinwerte zu messen. Ernähre dich mindestens vier Wochen lang nach Paleo. Genieße die natürliche und ursprüngliche Kost, ohne raffinierte Kohlenhydrate und mit gesunden Fetten und einer hohen Nährstoffdichte. Probiere es aus, erlebe und lebe es mindestens vier Wochen lang. Dann lasse den Test noch einmal machen. Die Resultate werden sicherlich ganz verblüffend sein. Und vier Wochen sind gar nicht die Welt: Damit kannst du nichts falsch machen!

Wenn du dieses Experiment machst, am Ende einen Blick auf deine Laborergebnisse wirfst und merkst, wie gut du dich nachher fühlst, wirst du nicht mehr zurückkehren wollen! Mich kostete es sehr viel Leid, Zeit und Energie, diese Wende zu machen, alles für mich selbst zu testen und auszuprobieren. Du brauchst wesentlich weniger. Werde genauso mutig – du kannst so nur gewinnen! Jede deiner Körperzellen wird es dir danken.

Optimale tierische Proteinquellen und echte Delikatessen: Innereien!

Der klassische – und recht ärgerliche – Irrtum bezüglich Paleo ist, dass es fleischlastig und deswegen nicht ausgewogen sei. Aber was ist denn bitte »Fleisch«? Wenn es um Fleisch geht, sind heute leider oft nur die Muskeln des Tieres gemeint. Um das Prinzip Paleo wirklich zu verstehen, müssen wir den Begriff »Fleisch« viel weiter fassen. Denn unsere prähistorischen Vorfahren hatten nie den Luxus und wären auch nie auf die Idee gekommen, im Supermarkt oder beim Metzger ausgerechnet die teuren und mageren Filetstücke eines Tieres auszuwählen. Auf ihrer Werteskala standen andere Teile des erlegten Tieres ganz oben: die Teile, die am meisten Fett und Proteine abgaben und damit Kraft in die Speicher pumpten. Außerdem verwerteten sie einfach alles des erbeuteten Tieres. Aus dem Fell wurde Kleidung. Knochen wurden zu Werkzeugen. Sehnen zu Bogensehnen.

Nichts wurde verschwendet – denn dazu war der Aufwand, ein Tier zu jagen und zu erlegen, sehr hoch – und das Jagdglück nicht täglich garantiert. Versuch dir folgende Situation vorzustellen: Ein Jäger in der freien Natur jagt ein Tier mit all seinem Wissen, seiner Kraft und Schnelligkeit. Manchmal hetzt er es einen halben Tag lang. Würde er dann den Großteil der wertvollen tierischen Proteine einfach den Aasgeiern überlassen, nur weil die sich nicht perfekt zum Grillen eignen?

Zu Paleo gehört die Achtung tierischer Lebewesen

Bis heute werden erlegte Tiere bei den Naturvölkern mit großem Respekt behandelt. Die Indianer Nordamerikas sahen noch das Göttliche im Tatonka-Büffel und schickten Dankgebete zu Manitu und baten die Seele des erlegten Tieres um Vergebung. Einen ähnlichen Respekt sollten auch wir im Zeitalter der Massentierhaltung wieder unserer Nahrung, der »erlegten« Kreatur, entgegenbringen. Zu Paleo gehört die Achtung tierischer Lebewesen und vor allem, dass wir uns genauer anschauen, auf welche Nahrungsschätze der Natur wir verzichten, wenn wir nur mageres Fleisch wertschätzen und das andere jedoch achtlos oder mit Ekel beiseiteschieben. Zu dem, was wir vom Teller verbannen, gehören eben auch Fett und vor allem der tabuisierte Verzehr von Innereien.

Auch bei mir kam erst mit Paleo die Wende in der Wertschätzung, was die wirklich nahrhaften Teile eines Tieres sind, als ich auch hier anfing, die für mich optimale Ernährung zu suchen. Vor meiner Umstellung war ich ein Mensch mit der üblichen anerzogenen Fettphobie. Ich aß größtenteils fettarmes Puten- und Hühnerfleisch und rotes Fleisch. Fettes Rippenfleisch oder eine fetttriefende Schweinshaxe mied ich wie die Pest, die restlichen Teile eines Tieres sowieso, wie zum Beispiel Lunge, Herz, Leber, Nieren, Gefäße, Knorpel und Innereien. Ich hatte das alles nie probiert. Mein damaliger Ekel vor Fett und Innereien beruhte rein auf Vorurteilen. Ohne groß darüber nachzudenken, übernahm ich die allgemeine Ansicht, dass Muskelfleisch – und besonders das ohne viel Fett – gesünder, schicker und konform mit meinem sportlich aktiven Lebensstil sei. Ich kannte auch niemanden in meinem Umfeld (außer meiner Großmutter), der gern Fett und Innereien aß, und hätte den auch mit seltsamen Augen angeschaut, ob der noch ganz richtig ist.

Innereien zu essen war für mich ein »No-Go«. Und damit befand ich mich in der breiten Mehrheit. In welchem Restaurant findest du denn heute noch eine Suppe mit Hirnpastete, gegrillte Nieren oder Lungenbraten? Früher waren diese Gerichte auf der Speisekarte eines guten Landgasthofes zu finden. Heute haben wir völlig vergessen, welch reiches Spektrum tierischer Proteine ein geschlachtetes Tier für unsere optimale Ernährung bietet. Wir essen nur noch »Mager-Fleisch« – was für ein Fehler. Wir setzen uns damit einer hohen Gefahr aus, denn unsere Proteinzufuhr durch die gesellschaftliche Verachtung wichtiger Teile eines geschlachteten Tieres ist sehr einseitig geworden.

Im Zuge meiner Umstellung begann ich, diese Vorurteile über Bord zu schmeißen. Ich hatte schon zu viele Ernährungslügen entlarvt, die ich für meinen angegriffenen Zustand verantwortlich machte. Warum sollte das, was ich bisher über Kohlenhydrate gedacht hatte, nicht genauso falsch sein wie das, was ich über den ausschließlichen Verzehr von magerem Fleisch und die Ächtung von Innereien dachte? Ich begann, offener zu sein für »neue« Sichtweisen auf unsere Ernährungsweise, unsere Nahrungsmittel und Proteinquellen. Kernthema meiner Forschungen war anfangs natürlich Ursachenforschung und Heilung meines chronisch entzündeten Darms und der aus meiner Erkrankung folgenden depressiven Schübe. Die Erfolge, die ich bereits mit den ersten Anläufen mit Paleo verzeichnen konnte, motivierten mich, meine Suche zu intensivieren. Zum Beispiel las ich ein Buch darüber, wie man psychische Störungen mittels der GAPS-Diät (Gut And Psychology Syndrome – Darm- und Psychologie-Syndrom), durch die Wiederherstellung eines durchlässigen Darms positiv beeinflusst. Hier war das Knochenmark einer der wichtigsten Bestandteile der Grunddiät, dessen Proteine und Fette zu einer gesunden Darmschleimhaut beitragen. Ich erfuhr das erste Mal in meinem Leben, wie unglaublich gut das gekochte, leicht gesalzene Knochenmark zusammen mit gekochten Karotten und Pastinaken schmeckt und wie schnell eine Suppe aus allen möglichen tierischen Bestandteilen sättigen kann. Dies alles war für mich ganz neu, obwohl meine Großmutter, mittlerweile meine Paleo-Oma, wie du weißt, diese Gerichte fast jede Woche zubereitete. Ich fand dieses Essen immer sehr seltsam und nicht hochwertig genug und hatte eine Suppe aus Knochenmark immer wieder angeekelt abgewiesen. Was für ein Fehler!

Was wusste ich eigentlich über Fleisch und Ernährung? Woher nahm ich mein scheinbar gesichertes Wissen? Das Reduzieren meines Zucker- und raffinierten Kohlenhydratkonsums auf null, die Einführung der gesunden Fette waren noch keine Endstation in meiner Umstellung. Nachdem mein Stoffwechsel und mein Körper sich an die neuen Gewohnheiten angepasst hatten, war es höchste Zeit, auf die nächste Paleo-Stufe zu gehen. Wenn ein Schlüssel zur gesunden Ernährung der Naturvölker und unserer Vorfahren die bunte Vielfalt im Nahrungsangebot zu sein schien, musste auch ich eine natürlich ausbalancierte Vielfalt in meiner Ernährung einführen. Und dabei ist die bereits erwähnte Nährstoffdichte und das breite Portfolio an natürlichen Nahrungsmitteln – auch in tierischen Protein- und Fettquellen! – der Schlüssel zu allem.

Nach dem Lesen vieler Bücher und Studien war es für mich plötzlich klar: An den Essgewohnheiten meiner Oma, unter anderem an den traditionellen Suppen, Knochenbrühen, am Geflügelklein gibt es weder etwas Seltsames noch Ekelerregendes. Ganz im Gegenteil: Die fatale Unart des 21. Jahrhunderts, diese wertvollen tierischen Teile wegzuwerfen, erreichten sie einfach nicht.

Unterschiedliche Proteine bestehen aus unterschiedlichen Aminosäuren, und diese haben diverse Effekte in unserem Organismus. Wer nur rotes oder Putenfleisch verzehrt, hat keine vernünftige Aminosäuren-Balance in seiner Ernährung. Eine solche einseitige Zusammensetzung der Proteine in der Nahrung des Menschen war wahrscheinlich noch nie während unserer langen Evolution vorgesehen – außer in unserer modernen Zeit – und ist schon aus diesem Grund wahrscheinlich nicht unbedingt gesund. Pflanzliche Proteine sind vom menschlichen Körper deutlich schlechter verwertbar als die tierischen Ursprungs, und sie beinhalten die sogenannten essenziellen Aminosäuren, die unser Körper nicht selbst herstellen kann, in deutlich niedrigerer Konzentration. Soja hat auch große Nachteile. Außer der niedrigen Bioverfügbarkeit ihrer Proteine beinhaltet es viele Allergene und eine besonders hohe Menge an Phytinsäure. Soja ist kein geeigneter Ersatz für die Aminosäure-Balance, die uns die tierischen Proteine mit ganzer Breite liefern können.

Nachdem ich über diese Aspekte erfuhr, entschloss ich, hier eine neue Baustelle aufzumachen und eine neue, interessante und vor allem besonders köstliche Geschmackswelt des Paleo zu entdecken. Es hat sich durchaus gelohnt!

Ich fing an, jede Woche einmal auf dem Markt Markknochen einzukaufen und eine fantastisch schmeckende Knochenbrühe mit viel Gemüse und leckeren Gewürzen zuzubereiten. Die Suppe und das darin enthaltene Knochenmark wurden immer delikater und reichten sogar als Frühstück mit seinen gesunden Fetten und Proteinen völlig aus. Vielleicht mag das zuerst ein wenig seltsam anmuten, aber für meine Gesundheit war diese

Methode äußerst wirksam. Ich spürte die Langzeit-Energie am ganzen Vormittag, und meine Verdauung wurde täglich besser.

Die Proteine im Knochenmark unterscheiden sich von denen in Eiern und Muskelfleisch. Es ist das sogenannte kollagene Eiweiß, ein Strukturprotein, das sich außer im Knochenmark in Gefäßen, im Darm, in Knorpel, Sehnen, Bändern und in der Haut befindet. In uns Menschen, aber auch bei den meisten Tieren ist dies das am häufigsten vorkommende Eiweiß. Es hat die wichtige Funktion, Bindegewebe aufzubauen.

Ein weiteres, großes Upgrade war für mich, als ich Suppen mit Hühnerklein zubereitete. Wenn das komplette Bein, die Haut und Sehnen des Tieres in der Brühe landen, wirst du eine gelatineähnliche Masse bekommen, sobald sie auskühlt. Die Suppe, die im warmen Zustand flüssig und besonders lecker war, bleibt jetzt als gummiartige Masse im Glas oder im Topf. Was ist passiert? Das Protein Kollagen wurde aus den weichen Teilen ausgekocht, womit du im Endeffekt Gelatine bekommen hast. Das Kollagen ist ein wichtiger Proteintyp, der unter anderem zu schönerer Haut, fettarmen Muskeln und einer gesunden Darmschleimhaut beiträgt.

Weitere Forschungen bezüglich Kollagenproteinen weisen darauf hin, dass sie durch die Aminosäure-Komponenten Glycin und Prolin einen entzündungshemmenden Effekt haben und helfen, die verletzte Oberfläche des Darms zu sanieren. Mehr Anreiz brauchte ich gar nicht, um das Kollagen aus den angeblich nicht genießbaren Teilen des geschlachteten Tieres in meine Ernährung aufzunehmen. Das Kollagen hilft nicht nur, gesunde Knochen, Muskeln, Gelenke und schöne Haut aufzubauen. Die erhöhte Zufuhr war auch ein möglicher Grund dafür, weshalb die starken Knieschmerzen meiner Freundin nach ihrer Umstellung auf Paleo verschwanden. Die Knorpel in ihrer angegriffenen Gelenkpfanne hatten sich augenscheinlich regeneriert. Wenn du dir noch nicht vorstellen kannst, Knorpel und Sehnen zu kauen, Hühnerklein oder Haut zu essen, bereite eine Suppe daraus zu und koche diese drei bis vier Stunden lang. So kannst du sicherstellen, dass diese gesunden Proteine leicht verfügbar werden und je nach Abschmecken der Suppe auch toll schmecken!

Nicht nur wegen des Kollagens ist es sinnvoll, den Konsum von rotem und weißem Muskelfleisch mit anderen Proteinquellen auszubalancieren. Wir sollten alle Ressourcen nutzen, die uns die Natur bietet. Eine der größten Reserven in der

> Wir sollten alle Ressourcen nutzen, die uns die Natur bietet

Kategorie der »vergessenen« Nahrungsmittel tierischen Ursprungs sind die Innereien. Mal Hühnerleber und Herz mit der Hühnersuppe meiner Großmutter zu essen war für mich vor meiner Paleo-Umstellung gerade noch in Ordnung. Aber Lunge, Magen und Niere – oder gar das Hirn eines Tieres? Früher hatte ich meine Großmutter noch belächelt. Dabei hatte sie nur das Küchenwissen ihrer eigenen Mutter und deren Vorfahren mit in unsere Zeit genommen, was auf mich archaisch und komplett unmodern wirkte. Aber eben auch für Innereien gilt: Wir sollten umdenken und den Ekel- durch den Genussfaktor ersetzen. Wir vernachlässigen sonst eine der wichtigsten Nährstoffquellen im Paleo-Plan: Innereien in allen Variationen, schmackhaft zubereitet. Leckere und erprobte Rezepte findest du im beigefügten Büchlein.

Erinnere dich daran: In Paleo soll die Nährstoffdichte und die Vielfalt unserer Nahrung erhöht werden, um eine einseitige und übermäßige Zufuhr von bestimmten Makro- und Mikronährstoffen zu vermeiden. Habe also keine Angst vor Innereien, dein Körper braucht sie!

Du siehst schon, dass der übermäßige Verzehr von nur rotem Fleisch und dessen bestimmten Aminosäuren – das übrigens in manchen Studien mit Zivilisationskrankheiten in Verbindung gebracht wird – eher vermieden werden sollte. Ein Rindersteak, Schweinegeschnetzeltes und ein Ragout sind schmackhafte und beliebte Gerichte. Dadurch wirst du aber noch nicht paleo und ernährst dich im steinzeitlichen, natürlichen Sinne noch nicht ausgewogen. Experimentiere ab und zu mit Innereien, koche eine Suppe mit Markknochen und viel kollagenem Eiweiß und ernähre dich nicht allzu muskelfleischlastig!

Wenn du deine Proteinzufuhr nach diesen Prinzipien optimierst, brauchst du dir keine Sorgen wegen deines Fleischkonsums zu machen. Denn diese differenzierten und vielseitigen Proteine standen mehrere Hunderttausend Jahre lang auf dem Speiseplan der Menschheit. Die richtig ausgewogene, für den Menschen aus evolutionärer Sicht optimale Ernährung beinhaltet keine raffinierten Vollkornprodukte und keine industriellen Milchprodukte – im Gegensatz zu der Mainstream-Stellungnahme der Deutschen Gesellschaft für Ernährung –, sondern basiert auf dem Verzehr von Gemüse, Obst und tierischen Produkten in einem möglichst breiten Spektrum.

Wie wäre es zum Beispiel mit einem Omelette mit frischen Gewürzen, Kurkuma und Hirn? Pilze-Rührei mit Niere? Hier wird es für viele schon kritisch … Doch diese Gerichte schmecken fantastisch und sind die am meisten »steinzeitlichen« und gleichzeitig nahrhaftesten Paleo-Gerichte überhaupt.

Vielleicht denkst du, eine Ernährung nach Paleo sei teuer? Nur so lange, bis du entdeckt hast, dass nicht nur das teure Filetfleisch existiert, sondern Innereien beim Metzger wirklich preisgünstig zu haben sind. Denn immer sind das Wissen über die Nährstoffdichte der Innereien und die raffinierten Zubereitungsarten, die sie zur Delikatesse machen, nur wenigen bekannt.

Weitere wichtige Proteine und Fette: Fisch und Meeresfrüchte

Neben Muskelfleisch, Innereien und dem Kollagen sind auch die in Meeren, Seen und Flüssen lebenden Lebewesen sehr gute Quellen für Proteine, Fette und Mikronährstoffe. Fisch und Meeresfrüchte aß ich immer besonders gerne. Ein Lachssteak, Garnelen oder Sardellen mit Gemüse sind perfekte Gerichte für einen aktiven Tag. Öliger Fisch und Meeresfrüchte sind wegen ihres hohen Ölgehalts wichtig, sie beinhalten die mehrfach ungesättigten Omega-3-Fettsäuren und helfen dabei, ein gesundes und balanciertes Verhältnis an essenziellen Fettsäuren im Organismus herzustellen. Dies ist – so vermuten die Forscher – vor allem für das Reduzieren des allgemeinen Entzündungsniveaus im Körper wichtig.

Bei den essenziellen Omega-3-Fettsäuren gibt es auch Untertypen, über die ich dir bereits ein wenig erzählte. Das ALA (Alpha-Linolenic-Acid) befindet sich in Pflanzen und ist vom Körper deutlich weniger gut verwertbar als EPA (Eicosapentaenoic Acid) und DHA (Docosahexaenoic Acid), die sich ausschließlich in Tieren wie zum Beispiel Wildlachs und Hering befinden. ALA muss erst vom Körper in EPA und DHA umgewandelt werden, und dies erfolgt mit einem sehr niedrigen Ver hältnis. Omega-3 pflanzlichen Ursprungs kann also leider nicht die gesundheitsfördernden Effekte des EPA und DHA liefern.

Um meinen Körper bei der Heilung der Entzündungen zu unterstützen, verringerte ich die Einnahme von Omega-6 deutlich, und gleichzeitig begann ich, an den Tagen ohne Fisch und Meeresfrüchte Fischöl zu ergänzen. Omega-3 aus Fischöl hatte in zahlreichen Studien einen sehr positiven Effekt auf Entzündungen, konnte dem metabolischen Syndrom entgegenwirken, verbesserte die Insulinsensitivität sowie die Blutwerte und trug zur Gesundheit des Gehirns bei. Laut wissenschaftlicher Untersuchungen unterstützt Fischöl die Gehirnfunktionen, verbessert das Gedächtnis und die Lernfähigkeit und hilft in der Behandlung von Depression und Demenz. Für Personen mit gesundheitlichen Problemen entzündlicher Art empfehlen Experten, besonders auf die tägliche Zufuhr von reinem, hochwertigem Fischöl zu achten. Dies hatte ich auch angenommen, deshalb verzehre ich jeden Tag einen Teelöffel davon. Aber ausschließlich in flüssiger Form aus dem Glas, denn ich kann hier selbst die Qualität des Öls prüfen und sicherstellen, dass das Öl nicht ranzig ist. Ranziges Fischöl solltest du auf jeden Fall wegen der veränderten chemischen Struktur meiden.

Also mit dem Verzehr von Fisch und Meeresfrüchten sicherst du dir nicht nur eine wertvolle Proteinquelle, sondern du versorgst deinen Körper auch mit den essenziellen Fettsäuren, die für dein Gehirn und deinen Körper lebensnotwendig sind. Ich höre und lese sehr oft Artikel und Meinungen darüber, dass »zu viel Fett« und »zu viel Zucker« schädlich für unsere Gesundheit seien. Es kommt tatsächlich darauf an, in welcher Form sich der Zucker und das Fett befinden. Von Speiseöl triefende Pommes und Haushaltszucker sind ganz klar sichere Gesundheitskiller, aber in Kokosöl ausgebratenes Lachsfilet oder Süßkartoffel-Stäbchen und Kohlenhydrate in zellulärer, natürlicher Form, wie zum Beispiel Obst in begrenzter Menge, machen einen riesigen Unterschied. Es war mir wichtig, diese Unterschiede zu erkennen; ich fing an, »moderne« Lebensmittel mit natürlichen und gesünderen Zutaten zuzubereiten. Und die Belohnung war eine große Freude an der Nahrung, bessere Gesundheit und Fitness. Der Geschmack und Genuss kamen für mich bei Paleo nie zu kurz!

Eier sind besser als ihr Ruf

Je nach Verfügbarkeit und Saisonalität stehen verschiedene Eier auf dem Ernährungsplan vieler Naturvölker, und dies nicht ohne Grund: Sie sind voller wertvoller Nährstoffe und sättigen gleichzeitig prima. Eier sind einer der besten Proteinlieferanten, denn die darin enthaltenen essenziellen Aminosäuren unterstützen die körperliche Regeneration und den Muskelaufbau sehr effektiv. Eier sind leicht und schnell zuzubereiten. Man kann aus ihnen im Handumdrehen ein leckeres und nahrhaftes Gericht zaubern. Für mich bieten Eier in den meisten Fällen die besten Frühstücksvariationen an. Zum Start eines aktiven Tages passen Spiegeleier in Kokosöl oder Gänsefett gebraten mit ein wenig Gemüse und eventuell mit hochwertigem, leicht geröstetem Speck perfekt. So kann ich mich zum Beispiel für eine lange Ausfahrt mit dem Rennrad bestens vorbereiten. Da ich morgens selten Kohlenhydrate verzehre – ich fülle meine Glykogenspeicher meistens nach dem Training und abends auf (dies ist die Methode des Carb Back-Loading) – und mit Fett und Protein wie etwa Speck und Spiegeleier beginne, bleibe ich länger in dem Fettverbrennungsmodus, der morgens besonders aktiv ist. Leckere Frühstücksvariationen findest du auch in meinem Rezeptbuch.

Eine wahre Nährstoffbombe

Proteine morgens und vor dem Training helfen dabei, den Abbau der Muskeln während des Trainings zu verhindern, da im Blut bereits die den Aufbau und Regeneration fördernden Aminosäuren zirkulieren. Gerichte aus Eiern sind meistens relativ leicht zu verdauen, und ein Spiegelei oder ein Omelette zuzubereiten dauert gar nicht lange. Deswegen ist das Eiweiß eine optimale Proteinquelle vor und nach dem Training. Während das Eiweiß nicht allzu viele Vitamine beinhaltet, stecken viele wertvolle Nährstoffe im Eigelb, unter anderem Vitamin B12, Phosphor und Selen – es ist eine wahre Nährstoffbombe!

Nach einem Training nehme ich meistens eine Mischung aus Proteinen und Kohlenhydraten zu mir. Diese fördern den Muskelaufbau, und mit den Kohlenhydraten fülle ich gleichzeitig meine Glykogenspeicher auf. Der beste Zeitpunkt, um diesen aufbauenden Effekt zu haben, liegt innerhalb von einer Stunde nach dem Training. Wenn du über den Tag wenig Kohlenhydrate isst, optimierst du deine Insulinsensitivität, und die Regeneration nach der körperlichen Belastung funktioniert mit diesen Makronährstoffen viel besser. Nachdem ich dieser Methode folge, bin ich an Folgetagen einer großen Tour wieder hundertprozentig fit und leistungsfähig. Ich habe so Körperfett verloren und konnte gleichzeitig meine Muskeln stärken – ein Traum (fast) aller Sportler. Ein optimaler, natürlicher Proteinshake nach dem Training kann zum Beispiel aus zwei Eiern, ein wenig Kokosmilch und einer Banane oder Beeren zubereitet werden. Ich schlage die Eier, zusammen mit der Kokosmilch, auf dem Elektroherd auf niedriger Temperatur mit einem Handrührer schaumig, und wenn die Mischung leicht kocht, tue ich sie in den Standmixer und füge das Obst zu. Den ersten Schritt kannst du eventuell einfach durch Weichkochen ersetzen. Dann am Ende auch Kakao, Vanille oder Zimt beimischen und gleich hast du eine Menge Geschmacksmöglichkeiten. Im Frühling gebe ich verschiedene Sorten Beeren dazu, damit bekomme ich einen köstlichen Fruchtgeschmack. Der Drink ist immer in nur fünf Minuten fertig!

Du hast es bestimmt schon häufig gehört – und bist ja sicherlich mehr als genug gewarnt worden –, dass das Eigelb viel Cholesterin beinhaltet. Wie früher bereits erwähnt, hat das Nahrungscholesterin keinen negativen Einfluss auf unsere Gesundheit. Nur eine Minderheit der menschlichen Population reagiert genetisch bedingt tatsächlich auf Cholesterin in der Nahrung mit einem erhöhten gesamten Cholesterinspiegel. Aber dabei wird auch die Zusammensetzung der Cholesterin transportierenden LDL- und HDL-Lipoproteine in die gesunde Richtung verschoben. Nach neuesten Erkenntnissen vieler Experten der evolutionären Medizin ist jedoch jede aus evolutionärer Sicht geeignete Nahrung, also eine ohne raffinierte Kohlenhydrate und Speiseöle, in Verbindung mit Obst und Gemüse, einer gesunden Menge gesättigten Fette und einem breiten Spektrum an tierischen Proteinen – auch Eiern! – meistens ausreichend, Zivilisationskrankheiten vorzubeugen und die Gesundheit unseres Körpers wiederherzustellen. Dies gilt hundertprozentig auch für den Konsum absolut natürlicher Lebensmittel wie Eier.

Ein natürliches Lebensmittel wie Hühnereier – wenn sie nicht aus Legebatterien stammen, sondern von einem Bauernhof mit frei laufenden, natürlich ernährten Tieren – kann also nicht schädlich sein. Das ganze Geheimnis, sich gesund zu ernähren und sich mit allen wichtigen Nährstoffen zu versorgen, liegt allein in der bunten Vielfalt all der ausgesuchten Speisen, die wir zu uns nehmen. Von einem oder drei Hühnereiern am Morgen wird unter normalen Umständen kein Mensch an Herz-Kreislauf-Problemen erkranken.

Seitdem ich das Paleo-Prinzip verstanden habe, mache ich mir keine Sorge um gesättigte Fette oder das Cholesterin in Eiern. Ich bereite viele Gerichte mit Eiern zu, sie sind nahezu täglich auf meinem Ernährungsplan. Ich liebe Eier! Und dennoch sind meine Blutwerte hervorragend. Der Mix macht es.

Es gibt aber auch Ausnahmezustände, in denen ich keine Eier esse. Bei meiner Autoimmunerkrankung – und das gilt für alle Autoimmunerkrankungen – ist es so, dass es keine vollständige Heilung gibt. Man kann die Symptome auf ein absolutes Minimum reduzieren, aber gelegentlich tauchen dann doch kleine Anzeichen wieder auf. In diesen Fällen rufe ich das sogenannte Autoimmun-Protokoll zu Hilfe, dies funktioniert immer zuverlässig.

Das Autoimmun-Protokoll ist eine Zusammenstellung von krankheitsbegünstigenden Lebensmitteln, welche zwar paleo sind, aber temporär aus dem Speiseplan genommen werden sollten, weil sie eventuell für die Herausbildung der Symptome der bereits entstandenen Autoimmunerkrankung verantwortlich sind. Für eine Zeit lasse ich dann Eier, Nüsse und Samen, aber auch Nachtschattengewächse (u. a. gehören Tomaten, Paprika und Kartoffeln dazu) weg. Dabei ist der temporäre Verzicht auf Eier wichtig, da deren Proteine in der aktiven Phase einer Autoimmunerkrankung das Immunsystem stark beeinflussen können. Im Allgemeinen setze ich die genannten Lebensmittel dann in ein paar Wochen wieder auf meinen Speiseplan.

Nüsse und Samen

Da im Zuge meiner Umstellung auf Paleo gezuckerte Schokolade und künstliche Energieriegel wegfielen, musste ich darüber nachdenken, was ich zukünftig während des Sports und auf meinen Touren essen könnte. Also »Paleo to Go« sozusagen. Wenn du mehrere Stunden oder gar Tage weit entfernt von der Zivilisation verbringen willst, musst du vorher sehr gut planen und Proviant mitnehmen. Ich jage selbst keine Tiere und kann meinen Energieverbrauch nicht hundertprozentig aus dem Wald decken, besonders im Winter nicht, obwohl ich gerne und oft Boviste (eine leckere Art von Pilzen) und Beeren in der freien Natur sammele.

Einmal war ich mit einem guten Freund auf einer Hütte am Dachstein-Gletscher, wir wollten eine lange Klettersteig-Tour absolvieren. Es war ein wunderschönes Herbstwochenende mit strahlender Sonne und milden Temperaturen im Tal. Das Wetter war sehr schön, und wir machten uns am Freitagnachmittag nach Feierabend auf dem Wanderweg hoch zur Hütte. Wir hatten uns lange nicht mehr gesehen, und er war sehr neugierig, wie es mir durch Paleo mittlerweile ergangen ist und wie das Ganze aussieht. Er wollte drei Tage lang ein Paleo-Experiment machen!

Schon vorher checkte ich auf der Homepage der Hütte die Speisekarte und realisierte, dass es sehr schwierig wird, mich hier glutenfrei zu ernähren und Essen für die langen Tagestouren zum Mitnehmen zu bekommen. Bei Übernachtungen auf Hütten ist es meistens so, und da ich im Winter während unserer Skitouren sehr oft im Winterraum übernachte – das heißt quasi eine Hütte mit Selbstverpflegung –, bin ich gewohnt, immer mein eigenes Essen mitzunehmen. Kleine Boxen für nährstoffreiche, sättigende Nahrung und Obst sind in meinem Rucksack seither immer dabei, und wenn möglich, fülle ich diese auf den Hütten auf. Den Rest decke ich aus meinem Körperfett, dazu sind die Fettreserven eines gesunden Körpers schließlich da!

Wir entschieden uns also, vorher am Fuß des Berges noch einzukaufen. Kokosmilch, Bananen, Schinken, Eier und die unverzichtbaren Nüsse – Walnuss, Mandeln, Macadamia und Cashews (nur keine Erdnüsse!) – nahmen wir mit. Auf dem Parkplatz unten fingen wir noch an, die Eier in einem Campingkocher hart zu kochen. Gefolgt von neugierigen Blicken anderer Wanderer, machten wir unser Essen fertig und packten es in praktische Behälter. Wir nahmen Nahrung für fast drei Tage mit, und auf solchen Touren ist es für mich wichtig, dass irgendwas als Snack stets zur Verfügung steht. Während der Tour hat man nicht immer die Möglichkeit, eine vollwertige Mahlzeit zu genießen, und für solche Fälle sind Nüsse die perfekten Begleiter und gute Energielieferanten.

Neben den im Tal gekauften Nüssen hatte ich meine eigenen Energieriegel dabei, die ich nach einem Rezept aus Mandeln, Haselnüssen, Kokosraspeln, Datteln und Gewürzen noch zu Hause zubereitet hatte. Wir hatten also für das Frühstück und für die Touren für drei Tage alles dabei; nur das Abendessen planten wir, auf der Hütte einzunehmen.

Und warum sind Nüsse und die selbst gemachten Riegel geeignet für solche sportlichen Tage? Sie sind reich an Energie, klein und sehr einfach zum Mitnehmen. Ich esse sie nicht jeden Tag, aber für Touren und Sport sind sie ausgezeichnet.

Mit unserem Vorrat hatten wir genügend Energie für die langen Touren an diesen drei Tagen – mein Kumpel war überzeugt, wie gut das ohne die gewohnten Sportriegel und Schokolade funktionieren kann. Abends auf der Hütte und am Ende der Tour genossen wir warme Suppen, aber während des Sports fehlte uns wirklich nichts. Als ehemalige Mountainbike-Rennkollegen hätten wir früher nicht geglaubt, dass wir ohne viele Kohlenhydrate in den hohen Bergen drei Tage lang so gut klarkommen werden …

> Aus Nüssen und Samen zubereitete Snacks liefern gute Energie

Aus Nüssen und Samen – beispielsweise Sesam – zubereitete Snacks liefern gute Energie, aber es ist ratsam, auf die Menge aufzupassen. Sie beinhalten sehr viel mehrfach ungesättigte Fettsäuren, überwiegend Omega-6, und deswegen bevorzuge ich deren Konsum eher an solchen sportlichen Tagen. Wenn ich eine Tüte Mandeln bei mir im Büro habe, droht die Gefahr, dass ich mich schnell mit diesen Energiebomben überesse. Nüsse sind in der natürlichen Form in harten Schalen eingeschlossen, und Steinzeitmenschen hatten wahrscheinlich nie die Möglichkeit, zweihundert Gramm Mandelkerne auf einmal zu essen. Behalte das beim Konsum von Nüssen und Samen im Hinterkopf und finde die für dich optimale Menge. Du kannst mit einer Handvoll am Tag starten und gucken, wie dein Körper darauf reagiert.

Nüsse und Samen enthalten in der Regel viel Phytinsäure, und deswegen ist es sinnvoll, sie als Snack oder separat von anderen Mahlzeiten zu verzehren.

Nüsse sind eben Kalorienbomben!

Ich hatte eine besonders stressige Periode schon nach meiner Umstellung auf Paleo, und dabei naschte ich viele Nüsse. Die sind ja paleo, dachte ich, und können nichts Schlechtes anrichten, oder? Als ich durch den Schlafentzug und vom Terminstress einen erhöhten Appetit hatte, realisierte ich das erste Mal, dass eine optimale Ernährung mit Paleo-Nahrungsmitteln allein meinen Körper nicht retten kann. Die vielen Nüsse am Tag gaben mir zwar enorm viel Energie, aber ich merkte nach zwei Wochen – welch ein Wunder! —, dass ich langsam leicht zunahm. Nüsse sind eben Kalorienbomben! Müdigkeit und Überlastung kann man nicht ausschließlich mit der bewussten und hier auch noch einseitigen Ernährung ausgleichen – die körperlichen und psychischen Faktoren kommen verstärkt zur Geltung. Noch heute ist das Naschen für mich ein eindeutiges Zeichen dafür, dass ich gestresst bin, und in solchen Fällen ist es besonders schwer, Nüssen zu widerstehen! Am Ende entschloss ich mich, mich besser zu entspannen und ausreichend zu schlafen – und die Gier nach Kalorien verschwand!

Paleo-Kuchen & Co.

Die wichtige Basis, die Grundbausteine einer gesunden, ausgeglichenen und besonders nahrhaften Paleo-Ernährung durch bunte Vielfalt zeigte ich dir auf den vorhergehenden Seiten. Wenn du dich hundertprozentig daran hältst, kannst du sicher sein, dass dein Körper mit allen notwendigen und passenden Kraft- und Nährstoffen versorgt wird. Wenn ich mit meinem heutigen Wissen noch mal eine Umstellung wegen meiner Krankheit planen würde, würde ich sofort Vollgas geben und von Anfang an komplett einsteigen. Aber wie ich dir erzählte, war dies in meinem Fall ein langsamerer Prozess, in dem ich Schritt für Schritt die schädliche Auswirkung bestimmter Lebensmittel auf meinen Organismus erlebte und dank Paleo ersetzen konnte.

Es ging nicht von einem Tag auf den anderen. Ich experimentierte viel und machte natürlich Fehler – wie die einseitige Ernährung mit Mandeln –, bis ich meinen Paleo-Code entschlüsselt hatte und heute mit meiner Ernährungsweise völlig zufrieden bin. Ich mache Paleo, keine Diät, die ich langfristig nicht hätte einhalten können. Ich lernte meine Ernährung, meinen Körper und mich selbst Schritt für Schritt besser verstehen. Dies war der Schlüssel in meiner Heilung; ich fühlte kein einziges Mal, dass ich auf irgendwas verzichten musste.

Wenn ich jemandem etwas über Paleo erzähle, habe ich zwei Möglichkeiten, mich dem Thema anzunähern. Entweder fange ich bei der Steinzeit an und rede mit dieser Person darüber, welche Lebensmittel tatsächlich auf unserem evolutionären

> Wie können wir das in unserer heutigen modernen Welt umsetzen?

Ernährungsplan stehen. Dann erzähle ich, welche Bedürfnisse unser Körper hat, welche Art von Bewegung, welche Belastung, wie viel Schlaf er braucht und auf welchen Biorhythmus er sich während der mehreren Hunderttausend Jahre gewöhnt hat. Die Frage ist dann immer folgende: Alles gut und schön, aber wie können wir das in unserer heutigen modernen Welt umsetzen? Die Theorie funktioniert nur, wenn sie in der Praxis umsetzbar ist, und damit landen wir bei der zweiten Annäherung: bei einer realistischen, persönlichen Paleo-Umsetzung. Hier müssen (und können) wir nicht hundertprozentig die steinzeitliche

Kost und Bedingungen rekonstruieren. Welcher Urmensch hatte zum Beispiel einen Umluftofen oder einen Mikrowellenherd?

Die zweite Möglichkeit besteht darin, dass ich nicht von der Steinzeit ausgehe, sondern unsere moderne Lebenssituation als Ausgangsproblematik nenne, nämlich dass wir durch die Errungenschaften unserer Zivilisation nicht nur viel Positives erreichten, sondern uns mit einer Ernährung voller Zucker, raffinierter Kohlenhydrate, mit Pflanzenölen und anderen entzündungsfördernden Stoffen überlasten, die aus evolutionärer Sicht einfach nicht zu unserem Körper passen und uns früher oder später dick und krank macht.

Die Lösung dieser Probleme ist stets dieselbe, egal von welchem Ende ich argumentiere: eine realistische, vernünftige Paleo-Annäherung mit dem Konzept, all diese schädlichen Lebensmittel konsequent und so schnell es geht aus unserem Ernährungsplan zu streichen, diese nach dem evolutionären Prinzip durch gesündere und passende Zutaten zu ersetzen und ab sofort nur noch artgerechte und nährstoffreiche Nahrung zu verzehren. Die Betonung ist zukunftsgerichtet und liegt auf der evolutionären Sichtweise und nicht rückwärtsgerichtet auf eine idealisierte Steinzeit.

Ich schreibe diese Zeilen am ersten Adventssonntag, und überall in der Stadt herrscht Weihnachtsstimmung. Ich aß heute Morgen ein paar kleine Stückchen geröstete Gänseleber mit zwei Spiegeleiern, war heute früh in der Kletterhalle ausgiebig klettern, zum Mittagessen gab es nur Obst und eine leckere Gänsesuppe. Mir fehlt nichts. Und wenn ich wollte: Nicht mal auf einen Lebkuchen müsste ich heute verzichten. Vor einigen Jahren um diese Zeit backte meine Mutter immer Weihnachts-

Lebkuchen; normalerweise hergestellt aus Weizenmehl und Unmengen von Zucker. Das ist nicht paleo, und deshalb sage ich ganz klar Nein.

Doch zum Glück sind wir mittlerweile alle in der Familie paleo, und meine Mutter berichtete heute stolz am Telefon, wie sie so lange rumexperimentierte, bis sie endlich unser einst so beliebtes Lebkuchenrezept der Familie nunmehr auch á la Paleo zubereiten konnte. Ohne Weizenmehl, Zucker und Milch, sondern aus

> Paleo bedeutet nicht Verzicht und Entsagung, sondern kreatives Umdenken hin zu mehr Gesundheit

Mandel- und Kokosmehl. Wow! Daher ein begeistertes Ja. Ihre Paleo-Lebkuchen haben wirklich fabelhaft geschmeckt. Daher noch mal: Paleo bedeutet nicht Verzicht und Entsagung, sondern kreatives Umdenken hin zu mehr Gesundheit. Das macht Spaß und frustriert nicht.

Paleo-Kuchen tragen in unserer Familie seither zu einer festlichen Stimmung bei, und nicht nur Weihnachten, sondern auch an Geburtstagen und an anderen Sonn- und Feiertagen oder auch einfach mal unter der Woche. Im Lebkuchen-Rezept stehen unter anderem Eier, Mandelmehl, Kokosmehl, Leinsamenmehl, ein wenig Honig und cremige Kokosmilch. Diese Zutaten garantieren, dass die Lebkuchen glutenfrei, relativ kohlenhydratarm und sehr sättigend werden. Die Nussmehlsorten sind sehr stark entölt, und damit ist die Menge der verzehrten Omega-6-Fettsäuren der Nüsse und Samen stark reduziert. Das Ziel ist es nicht, jeden Tag Kuchen aus Paleo-konformen Zutaten zu backen, denn die meisten Nussmehlsorten und geriebenen Nüsse enthalten natürlich eine Menge Phytinsäure. Nussmehl enthält – wenn auch entölt – quasi Nüsse in hochkonzentrierter Form und ist nicht als alltäglicher Ersatz für das konventionelle Weißmehl gedacht. Für eine festliche Stimmung jedoch ist es hervorragend geeignet!

Und da waren noch die Pfannkuchen? Sie waren mein Lieblingsnachtisch vor meiner Umstellung. Und heute? Seitdem ich Kastanienmehl und Kokosraspeln zu Hause habe, bereite ich eine Portion Pfannkuchen nach meinem Training zu und decke damit schnell den Kohlenhydrat- und Proteinbedarf meines erschöpften Körpers. Das Gleiche gilt für mein Brotrezept, das unter anderem aus Mandel- und Leinsamenmehl besteht. Ein Sandwich mit Schinken, Gemüse, Eiern und zwei dünnen Scheiben dieses Brots wirken Wunder während einer schönen Bergwanderung – ohne die Nachteile des Glutens.

Lass dich nicht verwirren; du brauchst diese Sachen wie Leb- und Pfannkuchen nicht. Sie sind nicht wirklich wesentlich – aber lecker! Paleo soll ja auch Spaß machen, hier geht's um Genuss und Lebensfreude – und Nussmehl ist in jedem Fall eine gute Alternative zu Weizenmehl. Trotzdem: Wenn du eine langfristige Umstellung auf Paleo planst, solltest du diese Speisen zunächst bewusst sparsam zu dir nehmen und dich an erster Stelle auf die Grundbausteine von Paleo konzentrieren. Wenn sich alles eingespielt hat, kannst du auch zur Kür übergehen und Paleo-Kuchen in deinen Ernährungsplan aufnehmen so wie ich.

Meine Erfahrung ist nämlich, dass die Nahrungsumstellung am angenehmsten und am besten funktioniert, wenn ich mir ab und zu solche Paleo-Varianten meiner früheren Lieblingsspeisen – beispielsweise des beliebten Kaiserschmarrens – erlauben kann. Letztendlich macht es auch jede Menge Spaß, so etwas zuzubereiten.

Selbst bei Einladungen muss ich durch einen Trick nicht verzichten. Um nicht den Geburtstagskuchen meines Kumpels zu verweigern, gehe ich stets in Vorleistung und bringe zu Einladungen meine Paleo-Variante als Präsent mit. Ohne Ver-

> Bewusster Genuss durch wertvolle und abwechslungsreiche Zutaten

zicht gibt es kein demotivierendes Diätgefühl, und wie ich feststelle, interessiert meine Ernährungsweise die anderen Menschen sehr und motiviert zum Nachahmen.

Paleo ist kein Verzicht – es ist bewusster Genuss durch wertvolle und abwechslungsreiche Zutaten. Sei dir auch bewusst, dass die kompromisslose strenge Einhaltung eines Ernährungskonzepts so viel Stress bedeuten kann, dass es dich demotiviert und möglicherweise den eigentlich erwünschten positiven Effekt wieder zunichtemacht.

Brauchen wir Nahrungsergänzungsmittel?

Ich gehe davon aus, dass der Steinzeitmensch im Normalfall durch seine vielfältige Ernährung den Bedarf an Mineralstoffen und Vitaminen in der freien Natur täglich decken konnte. Dieser tägliche Bedarf an bestimmten Nährstoffen entstand wie alles, was in unserem Paleo-Code angelegt ist. Also wenn wir, wie mit dem Beginn des Ackerbaus und der Sesshaftigkeit geschehen, unseren Lebensstil und die Ernährung plötzlich – innerhalb kurzer Zeit – derart grundsätzlich verändern und uns viel einseitiger ernähren, droht natürlich die Gefahr eines Vitaminmangels.

Wenn du viel frisches Obst und Gemüse, Fleisch, Innereien, Fisch und Nüsse isst, maximierst du die Zufuhr der wichtigen

Nährstoffe. Gemüse und Obst, die aus der Ferne nach Europa transportiert wurden, enthalten weniger Vitamine als die im Wald oder im eigenen Garten selbst gepflückten. Und die Letzteren sind auch nachhaltiger; sie müssen nicht Tausende Kilometer weit transportiert werden, um in deinem Einkaufswagen zu landen.

Vitamin D

Es gibt ein besonders wichtiges Vitamin, das der Steinzeitmensch größtenteils nicht durch seine Nahrung deckte, und zwar das Vitamin D. Dieses Vitamin nennen wir das Sonnenvitamin, denn es wird durch die Sonneneinstrahlung in unserer Haut gebildet. Gehen wir zu selten aus dem Haus, sammeln zu wenige Sonnenstunden oder cremen uns immer mit Sonnencreme ein – alles unnatürliche Verhaltensweisen –, so kommt diese wichtige Funktion unserer Haut nicht zur Geltung. Die Haut ist die Verbindung zwischen der Natur und unserem Körper, und die Produktion eines Vitamins durch diesen Kontakt gibt uns ein Gefühl, dass wir natürliche Bedingungen und eine Symbiose mit unserer Umgebung für gute Gesundheit und Wohlbefinden benötigen.

Vitamin D beeinflusst unglaublich viele Prozesse in unserem Körper. Es trägt zur optimalen Funktion des Immunsystems bei, ein Mangel daran erhöht das Risiko, Krankheiten und Erkältungen ausgesetzt zu sein. Experten behaupten, dass ein ausreichend hohes Niveau von Vitamin D im Blut das Krebsrisiko deutlich verringert – das verstärkte Immunsystem spielt hier eine wichtige Rolle. Auch bei der Entstehung von Autoimmunerkrankungen wird der Vitamin-D-Mangel in Zusammenhang gebracht.

Trotzdem leidet ein Großteil der Deutschen – besonders im Norden – unter einem starken Vitamin-D-Mangel. Wie kann das passieren? Verbringen wir zu wenig Zeit an der Sonne? Nicht nur das. Ein häufiger Irrtum diesbezüglich ist, dass wir auch im Winter Vitamin D produzieren können, wenn wir in die Sonne gehen. Leider ist der Winkel der Sonnenstrahlung in Mittel- und Westeuropa so niedrig in den dunklen Monaten – auch an schönen, sonnigen Tagen —, dass die UVB-Strahlen, die für die Produktion von Vitamin D zuständig sind, die Oberfläche unserer Erde nicht erreichen. So entsteht eine lange Periode – etwa von Anfang November bis März –, in der wir leicht ein Defizit des Sonnenvitamins aufweisen.

Experten sind der Meinung, dass ein gesunder Vitamin-D-Spiegel zwischen vierzig bis siebzig Nanogramm pro Milliliter liegt – ein ähnlich hohes Niveau ist allerdings bei den meisten Naturvölkern zu finden. Wenn du Vitamin D ausschließlich durch die Sonneneinstrahlung bekommst, brauchst du dir keine Sorgen zu machen, dass du dieses fettlösliche Vitamin überdosierst.

Durch die Lebensmittel ist es schwierig, eine ausreichende Menge besonders im Winter zu bekommen. Unter anderem beinhalten Lachs, Thunfisch, Forelle und das Eigelb eine sehr kleine Portion an Vitamin D, aber den täglichen Bedarf allein aus diesen zu decken – besonders wenn du bereits einen niedrigen Spiegel hast – ist unmöglich. Wenn du auch im Winter den besten Schutz haben möchtest, macht es Sinn, das Vitamin D – am besten in Form von D3 – als Supplement zu nehmen. In dem Fall lasse deinen Vitamin-D-Spiegel regelmäßig messen, damit du siehst, welche Dosis du tatsächlich zuführen solltest. Dies kann bei jedem Menschen unterschiedlich sein.

Als ich über die Wichtigkeit und die mögliche positive Auswirkung davon erfuhr, ließ ich meinen Vitamin-D-Spiegel messen. Die Resultate zeigten, dass ich mit 21 Nanogramm pro Milliliter im Blut knapp über dem Mangelbereich lag. Dies war im Frühling. Danach entschloss ich, morgens und später nachmittags mehr Zeit in der Sonne zu verbringen und im Winter Vitamin D3 als Supplement zu nehmen. Ich wollte meinen Vitamin-D-Spiegel erhöhen und ausprobieren, welchen Effekt dies auf meine Gesundheit hat.

Aufgrund der vielen sportlichen Aktivitäten in der freien Natur im Winter hatte ich vor meiner Umstellung ein starkes Immunsystem, aber trotzdem litt ich ab und zu unter der einen oder anderen kleinen Krankheit wie Halsschmerzen und Erkältung mit leichtem Fieber ungefähr zweimal im Jahr.

Aber nicht mehr nach meiner Umstellung auf Paleo und der Erhöhung meines Vitamin-D-Spiegels, den ich mit jährlich zwei Kontrollen im optimalen Bereich halte. In den letzten drei Jahren ließ ich keinen einzigen Arbeitstag wegen einer Krankheit aus. Ich hatte mal höchstens ein leichtes kratziges Gefühl im Hals, und dies war in der Regel gleich nach ein paar Tagen weg. Mein Immunsystem ist durch die Umstellung deutlich stärker geworden – keine einzige Erkältung im Winter, auch nicht nach anstrengenden mehrtägigen Skitouren.

Der Schlüssel liegt wahrscheinlich in der optimierten Ernährungsweise und gleichzeitig in der extra Zufuhr von ausreichend Vitamin D in Form von Tropfen im Winter. Meine Erfahrungen mit Vitamin D sind durchaus positiv, und ich empfehle dir, auf deinen Vitamin-D-Spiegel aufzupassen und wenn nötig – beispielsweise in den dunklen und kalten Wintermonaten – extra davon einzunehmen.

Vitamin K

Wenn das Niveau von Vitamin D im Blut ausreichend hoch ist, wird beispielsweise Kalzium aus der Nahrung in einer höheren Dosis aufgenommen. Es wurde schon längst bewiesen, und Vitamin D wird für Patienten mit Osteoporose empfohlen. Jedoch ist weniger bekannt, dass das Vitamin K2, das sich in der Natur unter anderem in Fisch, im Eigelb und in Innereien befindet, eine entscheidende Rolle in der Bildung und im Erhalt gesunder Knochen und Zähne spielt. Vitamin K2 kannst du nicht überdosieren, und zahlreiche Studien belegten bereits, dass es zu starken Knochen beiträgt und in der Osteoporosebehandlung besonders effektiv ist.

Diesen Effekt erzielt das Vitamin K2 dadurch, dass es den Prozess, in dem das Kalzium aus dem Blut in die Knochen eingebaut wird, durch Aktivierung bestimmter Proteine unterstützt. Viel Kalzium im Blut genügt allein nicht für gesunde Knochen. Wie bereits erwähnt, ist es auch nicht ungefährlich, denn es kann zu Arterienverkalkungen führen. Neben der Verstärkung der Knochen hilft ausreichend Vitamin K2, diesen Prozess zu verhindern. Es lohnt sich also, auf die Zufuhr von Vitamin D und K2 gleichzeitig zu achten und wenn nötig als Supplement zusammen einzunehmen!

Nicht nur jeder Sportler weiß heute, dass auch Magnesium ein wichtiger Mitspieler ist, wenn es um die Knochengesundheit und unsere Energie geht. Außerdem ist Magnesium auch für die Funktion des Nervensystems wichtig. Du brauchst es beispielsweise für guten Schlaf, ruhige Nerven und gut funktionierende Muskeln. Deswegen empfiehlt es sich für Sportler und aktive Menschen besonders, auf ihre Magnesiumzufuhr zu achten. Gute Quellen für Magnesium sind unter anderem Blattgemüse, Nüsse und Samen, Avocados und Bananen. Ich persönlich nehme extra Magnesium ein, wenn ich besonders viel Sport treibe.

Künstlich hergestellte Multivitamine aus der Apotheke nehme ich gar nicht. Außerdem sind diese Präparate neben dem angeblich umstrittenen Nutzen einfach unverschämt teuer. Für die 50 Euro, die manche Packung kostet, bekomme ich mehrere Kisten frisches Obst und Gemüse und wunderbare Innereien vom Biometzger und stelle perfekte vitamin- und nährstoffreiche Mahlzeiten zusammen. Die Bioverfügbarkeit der Mineralstoffe und Vitamine ist in der echten Nahrung am höchsten, und ich versuche, meinen Bedarf ausschließlich so zu decken. Der Körper braucht den natürlichen Verbund zwischen Nahrung und Vitamin, um diese optimal verwerten zu können. Es gibt aber trotzdem manche Mikronährstoffe, wo eine Ergänzung Sinn machen kann. In jedem Fall ist es sinnvoll, vor der Paleo-Umstellung deine Blutwerte auch auf Vitamin- und Mineralstoffmängel checken zu lassen und professionelle Beratung in Anspruch zu nehmen.

Die nächsten Schritte zum Paleo-Profi

Wir lernten die wichtigsten Bausteine der Paleo-Ernährung kennen. Wir wissen jetzt, worauf wir bei Paleo achten sollten, welche Lebensmittel wir vermeiden und welche wir bevorzugen sollten. Aber nicht nur das ist wichtig, unseren Körper mit den richtigen Nährstoffen zu versorgen, sondern auch das »Wann« ist entscheidend. Regelmäßige Mahlzeiten sind Teil unserer Kultur. Wir sind es gewohnt, rechtzeitig zu frühstücken, mit den Kollegen Mittagessen zu gehen und auch etwas zum Abendessen zu genießen. Der noch nie gesehene Überfluss an Nahrungsangeboten in unserer Gesellschaft ermöglicht uns, immer und beliebig viel essen zu können. Da Menschen mehrere Hunderttausend Jahre lang Jäger-Sammler waren und keinen Kühlschrank hatten, mussten sie morgens erst etwas für die Nahrung tun. Und das bedeutet: Bewegung! Es gab kein Müsli gleich nach dem Aufstehen, und ein üppiges Frühstücksbüfett war wahrscheinlich sehr selten möglich.

Das Frühstück gilt heute als die wichtigste Mahlzeit des Tages. Frühstücke wie ein Kaiser, esse zu Mittag wie ein Kaufmann und gehe hungrig zu Bett wie ein Bettler – sagt der Volksmund. Vor meiner Umstellung auf Paleo dachte ich so und spürte, dass dies die Wahrheit sein müsste, denn mein Magen knurrte morgens schon sehr laut, und ich brauchte sofort schnelle Energie zum Start. Ich hätte vor Hunger nicht ohne Frühstück aus dem Haus gehen können, was ich heute ganz anders sehe.

Die Wahrheit ist, dass der Mensch sehr gut ohne ein ausgiebiges Frühstück durch den Tag kommt. Der Körper kann diese Situation sehr effektiv meistern, erst körperliche Energie investieren – sich bewegen – zu müssen und dann mit Nahrung versorgt zu werden. Dies hat ganz praktische Gründe: Das Essen folgte auf körperliche Aktivität und nicht umgekehrt. Ein Schmaus war die Krönung einer erfolgreichen Jagd, ein echtes Freudenfest, aber vor dem kilometerlangen Hetzen gab es in der Steinzeit keine optimierte Sportnahrung wie heute vor einem Wettkampf.

In der langen Entwicklungsgeschichte der Menschheit war die Nahrungsversorgung nie gleichmäßig. Es gab Perioden, in denen wenig Nahrung zur Verfügung stand, und das Leben durfte deswegen nicht stillstehen. Dass wir Hunger über Tage mühelos – und wirklich ohne große Anstrengung – aushalten können, ist Teil unseres Paleo-Codes! Alles ist nur eine Frage der metabolischen Flexibilität. Ist mein Körper gut trainiert dafür, Energie in verschiedenen Formen zu lagern und diese immer zu der Lebenssituation passend freizusetzen?

Ich zeige dir urige Techniken, damit du deinen Metabolismus für höhere Effektivität und noch mehr Fettverbrennung optimieren kannst. Eine davon ist die Methode des Kurzzeitfastens. Das Fasten assoziieren wir oft mit religiösen Ereignissen, es ist aber viel älter; genauso alt wie die Menschheit selbst. Dadurch, dass unsere Vorfahren ab und zu mal erfolglose Jagden hatten oder weniger Nahrung beim Sammeln fanden, mussten sie sich an diese Situationen anpassen und ein Stoffwechselsystem entwickeln, das sie zu jedem Zeitpunkt mit Energie versorgt. Auch in knappen Zeiten! Sonst hätten Menschen die ganze Erde nicht erobern können und unter extremen Bedingungen überlebt!

Der Schlüssel zu einem ausgeglichenen Energiehaushalt ist der Fettmetabolismus

Der Körper als Energiesystem ähnelt dem dem des bundesweiten Stromnetzes. Es gibt eine Grundleistung, die als Basis funktioniert, während an der Leistung der großen Kraftwerke selten gedreht wird. In unserem Körper spielt Fett diesbezüglich eine ganz wichtige Rolle der Basisenergieversorgung. Da Strom nicht gleichmäßig gebraucht wird – beispielsweise tagsüber braucht man mehr als in der Nacht –, werden kleinere Kraftwerke hochgefahren, um einen Höchstbedarf an Energie decken zu können. Bei Spitzenleistung werden alle nötigen, ergänzenden Energiequellen eingeschaltet. In unserem Körper sind dies die Kohlenhydrate. Die in den Glykogenspeichern gelagerten komplexen Kohlenhydrate wer-

den während einer intensiven körperlichen Belastung freige-
geben und unterstützen die höhere Leistung, die nicht mehr
ausschließlich mit Fetten gedeckt werden kann.

Die Leistungssportler optimieren diese Schwelle, das Fett so
lange in großen Portionen zu verbrennen wie möglich. Denn
die Menge der gespeicherten Kohlenhydrate im Körper ist be-
grenzt. Körperfett dagegen kann uns mehrere Wochen lang mit
Energie versorgen, ohne dass wir etwas essen müssen. Der
Schlüssel zu einem ausgeglichenen Energiehaushalt ist der Fettmetabolismus; er ist die Grundlage, die Basis-Energieversorgung des Körpers. Alles andere – Zucker und Kohlenhydrate
– ist für kurzfristige, schnelle und kräftige Prozesse gedacht.
Dieses Wissen sollten wir nutzen, um den Fettstoffwechsel anzukurbeln und gleichzeitig ausreichend Energie zu haben.

Als ich mich von den vielen und schnellen
Kohlenhydraten auf mehr Nahrungsfett
umstellte, merkte ich, dass ich morgens
viel weniger – wenn überhaupt – hungrig
war. Das starke Hungergefühl, das mor-

**Das Kurzzeitfasten
trainiert unser
Stoffwechselsystem**

gens mehr als zwanzig Jahre lang meinen Start in den Tag be-
gleitete, verschwand von einer Woche auf die andere. Ich konnte
ganze Vormittage ohne Essen und nur mit Getränken aushalten, ohne bewusst und gewaltig hungern zu müssen. Dann las
ich in einem Buch über das Kurzzeitfasten, und auch die wissenschaftlichen Argumente haben mich völlig überzeugt. Das
Kurzzeitfasten trainiert unser Stoffwechselsystem, auf die eigenen Energiequellen zurückzugreifen und diese effektiver zu
verwenden. Du denkst, dass du ohne Frühstück nicht bis zum
Mittag aushältst? Fehlanzeige! Dein Körper kann das, und zwar
ohne Anstrengung. Jetzt zeige ich dir, wie.

Beim Kurzzeitfasten wählt man eine bestimmte Periode am Tag, wann gegessen wird – oder umgekehrt, wann nicht. Ich verwende am häufigsten die sogenannte 16/8-Methode, dabei gibt es ein Zeitfenster von acht Stunden, in dem ich feste Nahrung zu mir nehme, in den restlichen sechzehn Stunden gibt es dann nichts. In der Praxis sieht es ganz einfach aus; ich esse vormittags bis zwölf Uhr kein Frühstück, und dann ab acht Uhr wieder nichts. Die Menge der Kalorien bleibt die Gleiche. In den acht Stunden esse ich insgesamt genau so viel, wie ich ganz normal essen würde. Wenn ich morgens mit dem Fahrrad zur Arbeit fahre oder ein ganz leichtes Training – zum Beispiel zwei Stunden Grundlagenausdauer im niedrigen Leistungsbereich – durchführe, esse ich davor nichts. Erst nach der Fahrt wird gegessen oder im Büro zum Mittag. Wenn die Belastung niedrig bleibt, spüre ich keinen einzigen Nachteil, ganz im Gegenteil. Ich fühle mich den ganzen Vormittag sehr leicht, voller Energie und fit.

Die andere, sehr effektive Methode ist, wenn wir nicht das Essen selbst, sondern den Verzehr der Makronährstoffe, meistens Kohlenhydrate, auf bestimmte Zeitpunkte oder Perioden beschränken. Das richtige Timing der Kohlenhydrate hat die größte Wirkung, wenn es um unser Körpergewicht, unsere Fitness und körperliche Leistung geht. Wenn die Fettverbrennung optimiert ist und Körperfett für den Energiegrundumsatz sorgt, brauchst du morgens überhaupt keine Erhöhung deines Blutzuckerspiegels zu haben. Dein Körper befindet sich zu diesem Zeitpunkt in der effektivsten Fettverbrennungsphase, die du mit einem Blutzuckerschub nicht unterbrechen willst. Deswegen ergibt es durchaus Sinn, dass du den Verzehr der Kohlenhydrate auf den Abend oder nach dem Training beschränkst.

An Tagen mit längeren Ausfahrten, vor einer langen Bergwanderung oder vor dem Krafttraining starte ich mit Fett, Proteinen und ein wenig Gemüse in den Tag, wie etwa mit Spiegelei mit Speck oder einer Avocado mit Kokosmilch. Dies fördert den gleichen Prozess wie das Kurzzeitfasten; die effektive Energiegewinnung aus Fett bleibt morgens erhalten, und der Körper wird vom Anfang an mit Proteinen und Energie versorgt.

Dies passt großartig zu einem aktiven Tag, ohne ein Blutzuckertief durchleben zu müssen. Letzteres würde unsere mentale sowie sportliche Leistung beschränken. Die Erfahrungen von mir, vielen Trainern und zahlreichen Studien belegen die Wirksamkeit vom Verzicht auf Kohlenhydrate vor dem Training. Wenn du dann am Ende des Tages oder erst nach deinem Training oder körperlicher Aktivität Kohlenhydrate verzehrst, lädst du deine entleerten Glykogenspeicher sehr effektiv auf, und den nächsten Tag startest du mit voll geladenen Power-Akkus! Die schnelle Energie während deines Trainings deckst du also nicht aus Energieriegeln, sondern aus den eigenen Speichern. Das ist genau die bereits erwähnte Methode des Carb Back-Loading. Diese Methoden werden von zahlreichen Ausdauersportlern angewendet; sie sind sehr wirksam, wenn es um den schmerzfreien Körperfettverlust, einen schnelleren Fettstoffwechsel und den effektiven Muskelaufbau geht.

Stell dir vor, du lebst in der Natur, stehst morgens auf, und es ist Zeit, auf Nahrungssuche oder eventuell auf die Jagd zu gehen. Du hast keine große Auswahl zum Frühstücken; es steht kein Kühlschrank zur Verfügung, du musst erst Energie investieren! Es kann eine Hetzjagd sein oder eine Tour, um Beeren zu pflücken, Holz zu suchen, auf Bäume zu klettern, einen Fluss zu durchschwimmen. Sehr wahrscheinlich hast du also eine Ausdauerkomponente mit kurzen, intensiven Einheiten dabei.

Deine Muskeln und dein Kreislauf sind schon in der Früh gefragt, dies ist eine ganz normale und alltägliche Situation für einen Naturmenschen. Ohne oder mit wenig Frühstück: Das ist Kurzzeitfasten pur. Und traue dich – genau dafür ist unser Körper ausgelegt!

> Die Paleo-Methode ist nicht als Diät, sondern als langfristige Lebenseinstellung zu sehen

Das moderne Kurzzeitfasten hat mehrere Varianten, du brauchst nicht ausschließlich an der 16/8-Methode festzuhalten. Es gibt Menschen, die mit einer ausgiebigen Mahlzeit am Tag gut klarkommen, aber wenn es hart wird, mache es nicht! Es ist kein Ziel, knallhart diese Methode durchzuziehen. Du würdest dich schlecht fühlen, und das Kurzzeitfasten wird nicht den optimalen Effekt erzielen. Die Paleo-Methode ist nicht als Diät, sondern als langfristige Lebenseinstellung zu sehen. Wenn dir ein Schritt einmal gelingt, gehst du immer einen weiter! Wenn du langsam anfängst, erst nach zehn Uhr, dann eine Woche später um elf Uhr und dann erst mittags zu essen, kannst du deine Grenzen spüren und immer weiter verschieben. Und das alles, nachdem du dich auf mehr Fettverbrennung und weniger Kohlenhydratkonsum umgestellt hast.

Ich fing auch nicht plötzlich mit dem Kurzzeitfasten an; das Eliminieren der Kohlenhydrate aus dem Frühstück war mein erster Schritt. Die meisten schaffen es nicht, von einem Tag auf den anderen auf die frühen Mahlzeiten zu verzichten. Deswegen lohnt es sich, mit der Kohlenhydrat-Aufladung zu starten – morgens nur Fett und Proteine zu verzehren –, und dann später, nach der erfolgreichen Umstellung, das Kurzzeitfasten auszuprobieren.

Die Praxis zeigt also nicht nur, dass wir nicht unbedingt Kohlenhydrate, gut verteilt über den ganzen Tag, essen müssen, um fit, stark und schlank zu werden, sondern auch, dass wir auf Frühstück oder die regelmäßigen gewohnten Mahlzeiten überhaupt nicht angewiesen sind. Der menschliche Körper ist einer der besten Anpassungsorganismen auf unserer Erde und entwickelte sich genau für eine solche Flexibilität. Warum nutzen wir dann dies nicht für einen schlanken, gesunden Körper, dessen Insulinsensitivität gut ist und Fette sehr effektiv für die Energiegewinnung verwenden kann? Die meisten Menschen werden übergewichtig, weil ihr Körper mit der hohen und ständig zur Verfügung stehenden Kohlenhydratmenge nicht mehr effektiv umgehen kann. Hier helfen die steinzeitlichen Methoden, die immer unserem Überleben dienten; warum sollten sie heute, in unserer modernen Welt, nicht funktionieren?

Mein Tipp: morgens mit dem Fahrrad zur Arbeit fahren oder mindestens eine halbe Stunde spazieren – am besten auf dem Weg zur Arbeit oder am Sonntagmorgen in der freien Natur – und erst später nur gesättigtes Fett und Proteine essen. Mit leerem Magen leichten Sport zu treiben und dadurch den Stoffwechsel zu trainieren hat einen besonders guten Effekt. Du wirst es schon nach ein paar Tagen spüren!

Und noch ein weiterer, ganz praktischer Aspekt, warum das Auslassen des Frühstücks vorteilhaft sein kann – das kennt jeder, der viel zu tun und morgens wenig Zeit hat. Kein großes Frühstück, sondern nur Kaffee mit Kokosmilch oder ein Kokos-Kakao mit Butter heißt auch: Du sparst Zeit und Mühe und bist trotzdem satt, fit und voller Energie! Davon profitiere ich auf langen Skitouren: seitdem ich der Zuckersucht entkommen bin, genügt eine Portion Kokosfett oder Kokosmilch, bevor ich meinen Weg Richtung Bergspitze mache. Wenn der Energiehaushalt stimmt, brauchst du auf deinem Weg nicht allzu viele Kohlenhydrate zu essen, es reicht, wenn du diese am Abend in der Hütte, schon unten im Dorf oder zu Hause nachfüllst. Es funktioniert wunderbar!

Besonders in der letzten Zeit, mit zwei Jobs und dem Buchprojekt, erlebte ich folgende Situation sehr oft. Ich war satt, ich wusste, dass ich ausreichend viel aß, und trotzdem bekam ich die bekannten Naschattacken. Zuckersucht oder ein starker Drang nach Snacks tritt bei mir nur auf, wenn ich mich langweile oder gestresst bin. Dies bemerke ich immer öfter und kann stets gut gegensteuern. Ich gehe eine Runde spazieren, mache ein paar Klimmzüge oder Liegestützen, und der Drang ist plötzlich weg. Beim langen Sitzen passierte das sehr oft, und heute weiß ich schon, dass mein Körper dagegen in dieser Art und Weise protestiert.

Studien wiesen darauf hin, dass das tagelange Sitzen eine sehr negative Auswirkung auf unsere Gesundheit hat, und dies auch, wenn wir am Abend intensiv trainieren! Also brauchen wir nicht nur tägliche körperliche Bewegung, sondern sollen auch darauf aufpassen, keine allzu langen Perioden sitzend zu verbringen!

Paleo – mehr als ein Ernährungskonzept!

Am besten atmest du jetzt tief ein und integrierst die neuen Informationen über die Ernährung, die dir helfen, nach dem evolutionären Plan – nach Paleo – gesund und stark zu sein. Du siehst es bereits, dass der Paleo-Ernährungsbaustein nicht nur aus dem konventionellen »Was sollten wir essen« besteht, sondern er schlägt auch ein vernünftiges Timing des Essens vor. Die Kombination vom richtigen Kraftstoff und vom passenden Zeitpunkt ist für deine Zielerreichung entscheidend – egal ob dein Ziel Gewichtsverlust, Leistungsoptimierung oder ein attraktiver Körper ist.

Du kannst entweder von Anfang an voll reinhauen, alle alten Sachen aus deiner Speisekammer werfen und mit einer 180-Grad-Wende einsteigen. Oder, du machst es graduell, wenn es bei dir auf diese Weise langfristig besser funktioniert. Keiner der Wege in die Paleo-Welt ist gut oder schlecht, es kommt immer auf die persönliche Motivation an. Paleo kann nicht hundertprozentig definiert werden, es gibt aber Empfehlungen. Die Skala vom Fast-Food-Junkie bis zum Naturmenschen ist sehr breit, und du kannst auf jeden Fall fantastische Effekte erzielen, wenn du die wichtigsten Botschaften von Paleo in deinem Leben umsetzt. Es gibt kein hundertprozentiges Paleo! Ich vertrete kein dogmatisches Ernährungs- und Lifestyle-Konzept, ich zeige dir meine Meinung, erzähle meine Geschichte, und am Ende wirst du selbst entscheiden.

In dem nächsten Kapitel erzähle ich dir, welche körperlichen Anregungen unser Körper außer der Ernährung braucht, um in Balance mit dem urigen steinzeitlichen Plan zu sein. Steinzeitmenschen aßen nicht nur sehr vielseitig, sondern bewegten sich auch viel in der freien Natur, spürten die Sonnenstrahlen und die Elemente der Natur auf ihrer Haut, schliefen und erholten sich ausreichend, saßen keine zehn Stunden am Tag vor einem Bildschirm und ärgerten sich nicht ständig über den aktuellen Börsengang. Sie waren Teil einer natürlichen Umgebung, Teil des Ökosystems auf unserer Erde. Der Kontakt und die empfindliche Symbiose mit der Natur formten unseren Körper für eine sehr lange Zeit, und dies stellt Anforderungen, was er für die optimale Funktion braucht.

Also: Sehen wir den zweiten Baustein und stellen wir die Verbindung mit der Natur durch unseren Körper her! Wenn du bereits am Umsetzen des ersten Bausteins, der Paleo-Ernährung, bist, wird dir die körperliche Bewegung deutlich leichter fallen. Du wirst mehr Energie und Lust auf die körperliche Aktivität haben, dein Körper wacht auf und wird bereit, die schlummernden Kräfte, die ursprüngliche Power freizugeben.

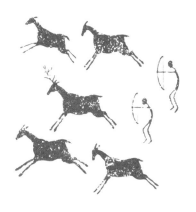

Der zweite Baustein – das Körperbewusstsein

Immer mehr Athleten entdecken das fantastische Potenzial, das in Paleo liegt. Es fördert gleichzeitig den Muskelaufbau und die effektive Fettverbrennung – ein Traum für Sportler. Aber sind das wirklich nur Sportler, die von einer mageren Muskelmasse und weniger Körperfett profitieren? Überhaupt nicht! Die Bewegung ist genauso wichtig für unseren Körper und die Seele wie Atmen und Essen – und das gilt für jeden von uns. Unser Verdauungssystem, Kreislauf und Gehirn können nur durch die körperliche Aktivität optimal geölt laufen. Wenn die Ernährung stimmt und du schon einen gut funktionierenden Stoffwechsel hast, der ohne viel Zucker klarkommt und mit einer Vielfalt an Nährstoffen versorgt ist, wirst du dich während und nach dem Sport wunderbar energetisiert fühlen, statt erschöpft und müde zu sein.

Wenn ich meinem Körper morgens diesen körperlichen Anreiz gebe, bin ich den ganzen Tag lang frisch und aktiv. Es gibt nichts Besseres für mich, als morgens in der Früh ins Schwimmbad oder in die Kletterhalle zu gehen, eine Runde im Wald oder im Park zu laufen oder mit dem Fahrrad zur Arbeit zu fahren, denn so fühle ich mich den ganzen Tag über fantastisch, konzentriert und belastbar. Mein Körper und Geist werden dadurch aktiviert!

Wir brauchen mehr Impulse!

Neueste Forschungsergebnisse besagen, dass sogar der tägliche Sport wenig nutzt, wenn jemand sehr lange ohne Bewegung auf einem Stuhl sitzt – zum Beispiel im Büro, beim langen Autofahren und dann noch abends vor dem Fernseher. Der Durchschnittsdeutsche sitzt sieben bis neun Stunden am Tag, und das ist besonders gesundheitsschädigend, wenn das an einem Stück passiert. Schlagzeilen wie »Sitzen ist das neue Rauchen« waren in den letzten Jahren häufiger zu hören, denn das ununterbrochene Sitzen ist ein enorm hohes Risiko für Herz-Kreislauf-Erkrankungen und Übergewicht. Wir leben in einer Dienstleistungsgesellschaft, wo ein ganz großer Teil unserer Arbeit geistiger Art ist und am Schreibtisch erledigt wird. Wir brauchen für unser Überleben keine große Menge an körperlicher Energie aufzuwenden und bekommen das Essen auch ohne Anstrengung in der Kantine, im Schnellimbiss oder vom Lieferservice. Das ist alles abseits eines Lebens nach unserem steinzeitlichen Code, der immer noch stark unsere Gesundheit und unser Wohlbefinden bestimmt.

Als begeisterter Hobbysportler schaffte ich es nie, ohne ein schlechtes Gewissen den ganzen Tag ununterbrochen auf einem Stuhl zu sitzen, egal wie interessant meine Aufgaben am Schreibtisch waren. Wenn ich mit dem Fahrrad von der Firma zum Kunden fahre, einen kurzen Spaziergang nach dem Mittagessen mache und das eventuell mit zehn Klimmzügen am Türrahmen ergänze, fühle ich mich großartig, auch wenn die

Kollegen manchmal etwas irritiert gucken. Sogar fünfzehn Minuten am Mittag können für den ganzen Tag Wunder bewirken. Probiere es aus!

Allerdings, wenn ich an Körperbewusstsein und Sport denke, meine ich nicht nur Muskelbewegung und schnellere Herzschläge, sondern auch die wichtigen Impulse, die uns die Natur Millionen Jahre lang lieferte. Wir berührten Bäume und Steine, wir liefen ohne Schuhe durch nasses Gras, auf steinigem Untergrund sowie auf weichem Waldboden, wir spürten den Wind und den Regen auf unserem Gesicht und mussten uns täglich an die Wetterverhältnisse ohne Klimaanlage und automatische Heizung anpassen. Unser Körper lernte, mit diesen Einwirkungen und Signalen zusammenzuleben, und wir sind physisch sowie geistig darauf programmiert. Es ist meiner Meinung nach eine falsche Auffassung, dass wir uns umso besser fühlen werden, wenn wir uns von der Natur entfernen und ein bequemes Leben haben. Das ist eine Komfortfalle. Denn eine Ausgrenzung der Natur und natürlichen Lebensweise stellt eine riesige Belastung für den Körper und die Seele dar. Es ist eine komplett neue Umgebung ohne die bewährten und nötigen natürlichen Impulse und Signale.

Der Reiz des Barfußlaufens

Für mich war es eine fantastische Entdeckung, wie Barfußlaufen diese Distanz zur Natur wieder aufzuheben vermag. Seitdem der Mensch auf zwei Füßen steht, hatte er fast immer einen direkten Kontakt mit Mutter Erde. Es gab vor zwanzigtausend Jahren keine Laufschuhe mit dicker Sohle aus Kunststoff, keinen PVC-Boden und keinen Beton, die uns vom natürlichen Untergrund hätten isolieren können. Menschen liefen barfuß durch die Gegend, nicht selten mehr als zwanzig Kilometer täglich. Im Gegensatz zu uns heute waren sie nicht vom Untergrund isoliert. Steinzeitmenschen spürten alle Impulse, die Temperatur des Bodens, kleine oder größere Unebenheiten, Steine, Sand, Wurzeln, Gras, Nässe und Frost. Der Fuß war – und ist immer noch! – eines der wichtigsten Kommunikationsmittel zwischen uns und dem Planeten.

> Der Fuß ist eines der wichtigsten Kommunikationsmittel zwischen uns und dem Planeten

Lustigerweise musste ich für meine Lieblingssportarten oft harte Funktionsschuhe anziehen. Im Mountainbike-Rennschuh, Skischuhen und Langlaufschuhen hat man allerdings keine gute Verbindung zum Unterboden. Über die Jahre sank mein Fußgewölbe stark, und als ich vor ein paar Jahren Laufschuhe kaufte, zeigte mir der Berater im Geschäft ein Modell, das meine Fußsohle passiv durch dessen Struktur unterstützte. Da fragte ich mich das erste Mal in meinem Leben: Warum brauchen meine Füße eine künstliche Korrektur und Unterstützung? Vielleicht weil sie auf eine unnatürliche Weise belastet sind? Können sie sich von selbst wirklich nicht stabilisieren? Diese Fragen ließen mich nicht in Ruhe, und ich fing an, im Sommer öfters ohne Schuhe im Gelände zu spazieren. Ich erfuhr aus einer Studie, dass das Spazieren und Laufen im unebenen Gelände die stabilisierende Fußmuskulatur und die Sehnenbänder verstärken, dann warum nicht eine Probe machen? Während meiner Wanderungen oder beim Laufen legte ich Pausen ein und spazierte ein paar Kilometer mit nackten Füßen. Das Gefühl war fantastisch, ich genoss den direkten Kontakt mit der Natur, das Erlebnis war unvergleichbar zu den in Schuhen hinterlegten Kilometern! Ich fühlte mich nicht mehr isoliert, ich war Teil vom Ganzen. Und es war jedes Mal ein befremdliches Gefühl, als ich meine Schuhe wieder anzog. Danach entdeckte ich die Barfußschuhe, die über eine sehr flexible und dünne Sohle verfügen. Ich wusste sofort, dass dies etwas für mich war.

Plötzlich gab es keine Unebenheiten mehr, die ich während eines Spaziergangs nicht spürte, und jedes Mal, als ich auf meine Lieblingspfade kam, musste ich grinsen. Dies passiert auch heute, bei jedem Lauf, bei den ersten Schritten im Wald. Nicht nur meine Augen liefern Informationen über den Boden, sondern auch meine Füße. Allerdings warnten mich viele, nicht allzu schnell mit dem dynamischen Barfußlaufen zu beginnen; dies würde meine Fußmuskulatur, die Sehnen und Bänder plötzlich zu stark belasten. Ich müsse sie erst für die größeren und zeitlich längeren Belastungen trainieren. Da ich es seit Jahren gewohnt bin, relativ feste Schuhe zu tragen, mussten meine Füße zuerst gekräftigt werden. Nicht die Waden und Oberschenkel, die vom Rad- und Skifahren gut trainiert waren, sondern die kleinen Muskeln mussten gefordert werden und zum Einsatz kommen. Nach längeren Spaziergängen und schon nach kurzen Laufeinheiten spürte ich, dass meine Füße und meine Waden stärker belastet wurden. Ich erinnere mich nicht, jemals in meinem Leben solch eine Erschöpfung in den Füßen gespürt zu haben.

Ich war deswegen sehr vorsichtig und erhöhte die Belastung und die Dauer des natürlichen Laufens langsam, graduell von der einen Woche auf die andere. Erst nach drei Monaten wagte ich, meine gewohnte Laufrunde entlang der Isar in den Barfußschuhen zu absolvieren, und hatte immer weniger Lust, meine alten, unterstützenden Laufschuhe zu tragen. Mit meinen Füßen muss etwas Gutes passiert sein; die Deformation durch bequeme Schuhe und Isolation verschwand langsam, meine Füße sahen deutlich gesünder und stärker aus! Das Barfußlaufen im Gelände fühlte sich mit jedem Tag besser und stabiler an, die Beine, meine Körperhaltung und die Lauftechnik passten sich an die neuen Impulse an. Früher mochte ich das Laufen nicht besonders gerne, heute bin ich ein Junkie!

Wenn du versuchst, eine kurze Strecke barfuß zu laufen, merkst du mit großer Wahrscheinlichkeit, dass du automatisch keine rollende Bewegung mehr mit deinem Fuß machst – wie das mit herkömmlichen Schuhen empfohlen wird –, sondern direkt auf dem Vorderfuß landest. Bedeutet dies eine erhöhte Belastung? Es kommt darauf an! Da die Fersen bei dieser Lauftechnik nie schlagartig mit dem Boden Kontakt aufnehmen, wird die Kraft einer Landung mehr durch die Waden abgeleitet. Damit ist die Beanspruchung der Waden und der Achillessehnen höher. Dies ist ein wichtiger Grund, warum du beim Vorderfuß- oder Barfußlaufen die Belastung graduell erhöhen sollst. Als ich plötzlich mehr lief als geplant, spürte ich eine leichte Zerrung in meinen Waden – dies war das Zeichen, dass die Belastung schon zu hoch war.

Auf der anderen Seite merkte ich, dass die Landung auf dem Vorderfuß deutlich weicher war, da das mechanische System zwischen Knien und Boden flexibler wurde. Somit gibt es keinen harten, plötzlichen Kontakt; du baust quasi eine zusätzliche Feder – das Sprunggelenk plus Wade – zwischen Körpermasse und Untergrund ein. Du kannst damit den Anschlag eines Tritts weit besser dämpfen als mit den am besten dämpfenden Schuhen. Dies gilt besonders für das Laufen im Gelände, hier kannst du nicht immer eine perfekte Lauftechnik verwenden, denn der Unterboden kann sich in jedem Moment verändern. Meine Erfahrung ist, dass die graduelle Einführung des

Barfußlaufens die Muskulatur verstärkt, die Fußgelenke durch mehr Anreiz stabilisiert, die Knie weniger belastet und für eine natürliche und optimale Körperhaltung sorgt. Richtungswechsel und Reaktionen auf kleine Unebenheiten werden schneller, effektiver und sicherer. Die legendären Läufer aus Nordmexiko, die Tarahumara, können mehrere Hundert Kilometer am Stück laufen, ohne sich zu verletzen. Sie verwenden die gleiche Technik, genau wie alle Naturvölker, die barfuß unterwegs sind. Menschen, die ohne Schuhe aufwachsen, zum Beispiel die Läufer aus Kenia, verwenden intuitiv die Vorderfuß-Technik.

Die gut geübte, langfristig und graduell aufgebaute Technik des Barfußlaufens ist nicht nur gesünder, sondern macht auch enorm viel Spaß. Sie gibt mir das Gefühl des Fliegens, dadurch komme ich in den

Der beste Schuh ist der, den du nicht anhast

fantastischen Fluss des Laufens. Meine Position wird aufrecht, und ich spüre, dass mein ganzer Körper voll in die Bewegung involviert ist. Anders geht es gar nicht! Nach ein paar Monaten wurde meine Lauftechnik von selbst viel effektiver als vorher; dies ist eindeutig der automatisch aktivierte menschliche Laufstil. Ich habe nicht bewusst darauf aufgepasst, er entwickelte sich von selbst. Und jedes Mal scheint es sehr unnatürlich zu sein, in robusten Laufschuhen unterwegs zu sein. Ich bin der Meinung, dass der beste Schuh der ist, den du nicht anhast! Seit dieser Erkenntnis versuche ich, so viel Zeit wie möglich barfuß in der Natur zu verbringen. Dies gibt mir ein sehr gutes Gefühl und trainiert meinen Körper noch effektiver.

Verbindung zwischen Mensch und Erde

Das Barfußlaufen oder -gehen ist nicht nur wegen der gesunden Fußmuskulatur und stabilen Körperhaltung spannend. Ich empfinde zum Beispiel auch das schöne Gefühl, endlich jeden kleinen Stein und alle Unebenheiten des Unterbodens direkt spüren zu können. Neben der freien Empfindung und dem guten Gefühl hat dies eine wichtige Funktion: Es liefert mechanische Impulse für unser Nervensystem durch die Fußsohle. Mal dumpf, mal scharf sind diese Einwirkungen, und die ganze untere Oberfläche unserer Füße ist davon betroffen. Dies ist die ursprüngliche und natürliche Fußreflexologie schlechthin! Das Gehen oder Laufen mit minimalem Schutz im freien Gelände oder auf dem Naturpfad gleicht einer Fußreflexzonen-Massage. Die Reflexzonen sind stark mit unserem Nervensystem und dadurch mit verschiedenen Organen verknüpft; dies ist ein deutliches Zeichen, dass wir die Verbindung mit Mutter Erde durch die Füße öfter wiederherstellen sollten. Schon ein kurzer Spaziergang kann viele nötige Impulse liefern, die zu der optimalen Funktion des Körpers beitragen können. Aber gewöhne dich eher langsam daran, es hat keinen Nutzen, wenn es wehtut! Auch in manchen öffentlichen Bädern wird eine kurze Strecke mit runden Steinen eingebaut, um die Füße ein bisschen trainieren zu können. Nutze diese Möglichkeiten aus!

Der Fuß stellt den urigsten und komplexesten Kontakt zu unserem Planeten dar, der auch eine unsichtbare und nicht spürbare Komponente hat; das Leiten der Elektrizität. Die Organe unseres Körpers und unser komplettes Nervensystem arbeiten mit elektrischen Signalen, Informationen werden ständig in Form von elektrischen Impulsen übermittelt. Allerdings ist unser Körper beispielsweise magnetischen Effekten und inneren chemischen Reaktionen – im Stoffwechsel beispielsweise – ausgesetzt, die unser elektrisches Potenzial erhöhen. Das heißt, unser Körper wird positiv aufgeladen, uns fehlen Elektronen. Dies passiert aber nur, wenn wir von der Erde elektrisch isoliert sind; wenn wir Schuhe mit Gummisohle tragen oder auf einem isolierenden, meist künstlichen Unterboden stehen. Es passiert in unserer modernen Gesellschaft sehr oft. Leider verbringen viele Menschen die meiste Zeit in diesem Zustand, obwohl die Menschheit für eine sehr lange Zeit einen direkten, leitenden Kontakt mit Mutter Erde hatte! Dieser Kontakt ist vorteilhaft, weil die Erde eine unglaublich hohe Anzahl an freien Elektronen hat und unseren Elektronenmangel sofort ausgleichen kann. Dass der Körper direkte Verbindung mit der Erde braucht, habe ich eine lange Zeit angezweifelt. Aber die Theorie und die Studien haben mich überzeugt; der Effekt der Erdung ist nachweisbar.

Dadurch, dass du barfuß im Sand, auf nassem Gras oder auf dem Waldboden stehst, machst du dein elektrisches Potenzial mit dem der Erde gleich und versorgst deinen Körper ständig mit den fehlenden Elektronen.

Der Physik-Nobelpreisträger Richard Feynman wies darauf hin, dass dieser elektrische Kontakt wie ein Schirm vor elektromagnetischen Strahlungen schützt, wir werden dadurch eine Erweiterung von Mutter Erde. Forscher fanden auch heraus, dass dieser Potenzialausgleich be-

> Die ursprüngliche Verbindung mit unserem Planeten ist kein Märchen: Sie ist physikalisch messbar

sonders effektiv helfen kann, das sympathische Nervensystem zu beruhigen, Schlafstörungen zu verhindern, die freien Radikale im Körper zu neutralisieren und chronischen Stress sowie chronische Entzündungen zu reduzieren. Die ursprüngliche Verbindung mit unserem Planeten ist kein Märchen: Sie ist physikalisch messbar. Die freien Elektronen der Erde – das negative Potenzial – hilft unseren Organen und unserem Nervensystem, eine stabile bioelektrische und biochemische Balance zu erreichen, die zu der normalen Funktion beiträgt. In den steinzeitlichen Zeiten liefen Menschen barfuß oder in einfachen Lederschuhen – die auch elektrisch leitend sind – und schliefen auf dem Boden auf Lederstücken oder Fellen, somit war die Verbindung zur Mutter Erde größtenteils gesichert. Probiere dies aus, verbringe mehr Zeit barfuß in der Natur, trainiere deine Fußmuskulatur, gib deinem Nervensystem die Druckimpulse und genieße den direkten Kontakt – es macht richtig viel Spaß und ist äußerst gesund.

Auch wenn es kalt wird – allerdings nicht bei Bodenfrost oder Schnee –, laufe ich in Barfußschuhen und bin öfters barfuß unterwegs. Ich habe mich völlig daran gewöhnt. Das Schmerzen und die Empfindlichkeit meiner Füße verschwanden, sie wurden deutlich widerstandsfähiger. Ich kann es kaum abwarten, bis ich im Frühling den ersten Barfuß-Spaziergang nach so viel Zeit in Skischuhen im Winter genießen kann. Die Füße und der Körper gewöhnen sich relativ schnell an diese Bedingungen – sie sind ganz natürlich und werden nur in unserer modernen Zivilisation für unbequem oder unangemessen, vielleicht sogar peinlich gehalten. Wenn es ums Thema Kälte geht, erinnere ich mich immer an die Bemerkung meiner Großmutter, ich hätte in ihrer Wohnung Hausschuhe anziehen sollen, um mich nicht zu erkälten. Ich dachte immer, was für ein Quatsch! Und heute weiß ich endlich aus eigener Erfahrung, dass ich recht hatte. Wir müssen uns nicht übervorsichtig, ängstlich vor den Elementen schützen, wir brauchen den

Anreiz – egal ob thermisch, elektrisch oder mechanisch. Diese Einwirkungen stellen den sehr wichtigen Kontakt zu unserer Erde wieder her.

Kältetraining
kurbelt Fettstoffwechsel an

Ich kann es nicht oft genug wiederholen: Wir Menschen lebten mehrere Hunderttausend Jahre lang unter den unterschiedlichsten Bedingungen und mussten sowohl mit Hitze wie auch Kälte klarkommen. Diese Eigenschaft bot uns eine höhere Überlebenschance und brachte dadurch evolutionäre Vorteile. Über diese langen Jahre entwickelte unser Körper für diesen Zweck eine interne Heizung: das braune Fettgewebe. Dieser Fetttyp ist besonders dicht mit Gefäßen vernetzt und verfügt über die Fähigkeit, in der sogenannten Thermogenese die im Körper gespeicherte Energie zu verbrennen und als Wärme freizusetzen.

Das braune Fettgewebe ist hinten entlang der Wirbelsäule, an den Schlüsselbeinen und im hinteren Nackenbereich zu finden. Es ist nicht immer aktiv. Wenn wir uns immer warm anziehen und im Winter eine hohe Raumtemperatur einstellen, werden keine Kalorien durch sie verbrannt. Aber wenn wir uns an ein wenig Kälte gewöhnen wollen, aktivieren sich diese Fettzellen automatisch und können zwei Fliegen auf einem Schlag erledigen: Sie geben Wärme ab und verwenden das weiße Körperfett als Brennstoff – wir verlieren Körperfett. Als ich das gehört und mich weiter informiert habe, fing ich an, meine Familie mit neuen Kälte-Trainingsmethoden zu schockieren; zum Beispiel Herbstläufe mit leicht bekleidetem Oberkörper, Schlafen im kühlen Raum, kürzere Spaziergänge im Winter ohne warme Jacke und Meditation draußen, jeweils morgens oder abends.

Man muss es nicht übertreiben, es kann auch reichen, die Raumtemperatur um ein paar Grad niedriger einzustellen und uns nicht allzu warm anzuziehen. Schon auf eine leichte Verminderung – zum Beispiel von zwanzig auf achtzehn Grad – reagiert unser Körper mit der Aktivierung dieser besonders effektiven Fett-Kraftwerke. Das Beste daran ist, dass man im Winter deutlich weniger friert.

Wir sind Freunde der Sonne

Um nicht nur über Kälte zu reden, möchte ich dir erklären, wie wichtig die Sonne für uns ist. Sie ist der Energiespender unserer Erde, ohne die wir sicherlich nicht existieren würden. Die Sonne strahlt eine hohe Menge Energie in Form von Licht ab, das sowohl sichtbar als auch unsichtbar ist. Während das sichtbare Licht unserer Orientierung und Vision dient, haben auch die unsichtbaren Komponenten wichtige Zwecke: Das infrarote Licht liefert zusätzliche Wärme, das ultraviolette Licht (genauer das UVB) fördert die Vitamin-D-Synthese in unserer Haut. Es gibt gute Gründe, warum wir viel Zeit in der Natur verbringen sollten. Bewegung unter freiem Himmel hat eine positive Auswirkung auf unseren Biorhythmus, und durch Sonneneinstrahlung bilden wir auch das wichtige Vitamin D. Aber nur, wenn wir uns nicht mit Sonnencreme einschmieren. Steinzeitmenschen hatten sicherlich keine Sonnencreme, und sie brauchten sie auch nicht. Der Mensch war an eine Lebensweise gewöhnt, in der er viel Zeit in der Natur verbrachte. Ich habe einen hellen Hauttyp und gehe in der stärksten Sonnenstrahlung etwa zwischen 11 bis 14 Uhr im Sommer nicht in die Sonne. Aber dagegen versuche ich, die milderen Strahlen am Nachmittag oder morgens zu genießen, und creme mich nur dann ein, wenn es mittags nicht anders – zum Beispiel durch schützende Kleidung – geht. So bekomme ich keinen Sonnenbrand, tanke aber gleichzeitig Vitamin D auf.

Viele Forscher meinen, dass das Hautkrebsrisiko nur dann hoch ist, wenn unsere Haut nicht schrittweise an das Sonnenlicht gewöhnt ist und wir uns plötzlich höheren Dosen und zu hoher Strahlung aussetzen. Ein Mensch, der häufig ein moderates Sonnenbad auf einer größeren

> Bewegung unter freiem Himmel hat eine positive Auswirkung auf unseren Biorhythmus

Körperfläche, etwa auf dem Oberkörper und den Armen nimmt, ist durch die höhere Vitamin-D-Synthese und den optimalen Vitamin-D-Spiegel besser vor Krebs geschützt als derjenige, der sich häufig eincremt und dadurch die natürliche Verbindung zur Sonne kappt. Diese Verbindung war für den Menschen zwei Millionen Jahre lang da, warum wäre es jetzt plötzlich gefährlich, zu den richtigen Zeitpunkten – also nicht in der stärksten Strahlung – in der Sonne ohne Creme zu sein? Ozonloch hin oder her – kein Naturmensch ist jemals freiwillig stundenlang in der prallen Sonne unterwegs gewesen.

Im Winter findet zwar keine Vitamin-D-Synthese in der Haut statt, aber trotzdem ist es für mich immer ein fantastisches Gefühl, auf einer schönen Skitour oder sogar bei einem entspannten Spaziergang die Sonnenstrahlen aufzutanken. Es tut nicht nur meinem Körper, sondern auch meiner Seele sehr gut! Solche Tage geben mir immer ein nachhaltig positives Gefühl – so bin ich auch in der Arbeit unter der Woche viel motivierter. Im Winter im Gebirge ist es durchaus sinnvoll, sich bei sonnigem Wetter einzucremen, da die hohe UV-Strahlung schnell zum Sonnenbrand führt, ohne dass eine Vitamin-D-Synthese stattfindet.

Abwechslung ist der natürliche Trainer

Nach meiner Ernährungsumstellung und der Verbesserung meiner Entzündung wurde ich wieder sportlich aktiv, aber statt viel Zeit in Fitnessstudios zu verbringen, suchte ich die natürlichen Wege; Krafttraining mit dem eigenen Körpergewicht draußen, viel Barfußgehen und -laufen, Radfahren, Tourenski und Klettern. Hauptsache, ich bewegte mich in der Natur. Mich hat es erstaunt, wie schnell ich mein Körperfett plötzlich verlor und wie effektiv meine Muskeln gekräftigt werden konnten. Ich konnte beliebig mein Körpergewicht optimieren und beschloss, ein für meine Lieblingssportarten optimales Gewicht zu erreichen. Dies bedeutete, dass ich von 96 Kilo wieder auf 80 runterwollte! Als ich von der einen Woche auf die andere weniger und weniger Heißhungerattacken und Zuckersucht hatte, als mein Körper lernte, das Nahrungs- und Körperfett effektiver zu verwenden, als ich ohne Kaffee oder Hilfsmittel den ganzen Tag lang aktiv wurde, begann es richtig Spaß zu machen. Ich merkte mit jedem neuen Tag, um wie viel leichter und schneller ich wurde und gleichzeitig eine schlanke Muskelmasse bekam.

Jäger-Sammler sind keine Fitness-Junkies. Sie bewegen sich meistens, um sich mit Nahrung zu versorgen. Das heißt, sie machen keine einseitigen Bewegungsmuster, das tägliche Pensum besteht aus längeren Ausdauereinheiten – Sammeln oder die Hetzjagd – und eventuell aus kürzeren Sprints, Klettern, Springen und anderen kurzen, aber intensiven, kräftezehrenden Aktivitäten. Der Mensch ist darauf eingestellt, diese unterschiedlichen Belastungen zu kombinieren. Die meisten Leistungssportler gehen auch nicht die ganze Zeit an das Limit: Eine gute Grundausdauer ist für die Spitzenleistung meistens essenziell. Aber: Obwohl die Aktivität im niedrigen Leistungsbereich sicherlich sehr vorteilhaft für den Körper ist, macht es durchaus Sinn, nicht nur die roten Muskelfasern (die für die Ausdauer sorgen) zu trainieren, sondern auch die weißen Muskelfasern, die für die hohe Kraft und Schnelle verantwortlich sind.

Alle unsere Bewegungsmuskeln bestehen aus diesen zwei Typen, und die Art der körperlichen Aktivität bestimmt, in welcher Proportion die weißen und die roten Fasern in den Muskeln entwickelt werden. Marathonläufer haben überwiegend rote Fasern, und Kraftsportler wie Gewichtheber entwickeln die weißen Fasern in größeren Mengen. Deren Stoffwechsel passt sich an die Leistung, die sie bringen müssen, an. Rote Muskelfasern können außer Glukose auch Lipide – also Fett – für ihre Energiegewinnung verwenden. Dafür sind sie für ausdauernde Bewegungen wie Spazieren, Radfahren im niedrigeren Leistungsbereich geeignet, und dadurch können wir Körperfett direkt verbrennen.

Das funktionelle Krafttraining dagegen zum Beispiel, das Sprinten oder Felsklettern – alles Aktivitäten, die einen hohen Krafteinsatz erfordern – verstärken die weißen schnellen Muskelfasern. Sie haben eine hohe Kapazität, Glukose zu lagern,

> Habe keine Angst vor intensiveren Belastungen, trainiere deine Kraft!

verbessern dadurch die Insulinsensitivität des Körpers und verringern das Risiko für die Entstehung von Diabetes Typ 2. Durch ihre Glykogenspeicher werden die Schwankungen des Blutzuckerspiegels besser ausgeglichen, und dies hilft, den Blutzucker nicht in Körperfett umwandeln zu müssen. Sie funktionieren als unsere Power-Akkus! Dies trägt zu einem effektiven Blutzuckerhaushalt bei und hilft dadurch auch beim Abnehmen.

Mein Tipp ist also, das ganze Spektrum an körperlicher Intensität auszunutzen. Die Natur hatte dies vorgesehen, und unser Körper braucht das. Habe keine Angst vor intensiveren Belastungen, trainiere deine Kraft! Der optimale Körperfettanteil ist auf diese Weise viel einfacher zu erreichen.

Neben ihrer besonders wichtigen Rolle im Energiehaushalt ist eine gut trainierte Muskulatur ein sehr wichtiger Bestandteil unseres Hormonsystems. Die Forschung beschäftigt sich damit noch nicht sehr lange, aber die Wichtigkeit dieses Themas ist sehr hoch. Aktive und häufig benutzte Muskeln produzieren hormonähnliche Botenstoffe, die im Körper die entzündlichen Prozesse hemmen und die Balance eines gesunden Hormonsystems wiederherstellen können. Sie haben einen positiven Effekt auf unsere kognitiven und Gehirnfunktionen und spielen eine wichtige Rolle, wenn es um unsere Stimmung geht. Die körperliche Bewegung gilt für unseren Organismus als nötiger Input, der für die optimale Funktion der Organe unverzichtbar ist.

Ich versuche, Sport möglichst viel in der Natur zu treiben, meinen Körper möglichst natürlich zu belasten. In der letzten Zeit verliebte ich mich in das Klettern; es ist eine fantastische Kombination von Kraft, Technik, Koordination und Konzentration. Hier kann ich meinen Körper in zwei Stunden locker so völlig erschöpfen, dass ich es während des Kletterns gar nicht merke. Die verschiedenen Routen entweder beim Bouldern oder an der Wand stellen Probleme dar, die oft nur mit der völligen Konzentration auf den Moment gelöst werden können. Die mentale Komponente hat hier einen bedeutenden Anteil. Wenn ich an der Wand bin, muss ich mir und meinem Kletterpartner völlig vertrauen. Es gibt keinen Platz für Gedanken, ich bin völlig im Jetzt.

Aus demselben Grund mag ich so sehr im Gelände Ski fahren und auf Skitouren gehen. Ich schalte beim Aufstieg völlig ab, genieße die Natur und die frische Luft, orientiere mich, suche die Aufstiegsroute und beobachte die fantastischen, winterlichen Ausblicke und auch die Spuren von Tieren. Ich muss die Schneelage und die Lawinengefahr kennen und das Risiko gut einschätzen – volle Konzentration und gute Beobachtungsfähigkeit sind hier gefragt! Es gibt selten eine Bergwacht vor Ort – ich muss mich um mich und meine Tourenpartner kümmern, es gibt sonst keine andere Hilfe. Wir sind meistens allein da. An der Spitze angekommen, ist die Tour noch gar nicht zu Ende, die Abfahrt ist die Krönung der ganzen sportlichen Arbeit, die man immer vorher leisten muss. Es sind nicht selten drei bis fünf Stunden zur Spitze, und ich merkte besonders in den letzten Jahren, dass mein optimierter Fettstoffwechsel mir enorm viel hilft, ohne Leistungseinbrüche während solcher Aufstiege. Ohne Liftunterstützung eine Abfahrt im freien Gelände, weit weg von zivilisierten Skigebieten, zu fahren ist eines der schönsten Erlebnisse, das ich beim Sport haben kann. Am Ende der Tour, auf dem Weg nach Hause, wundere ich mich: Wow, meine Gedanken waren ausgeschaltet, ich war völlig da, stark fokussiert und fühlte mich eins mit den Bergen und der Natur. Es bleibt immer eine schöne Erinnerung!

Der Körper als differenziert-feinsinniges Werkzeug

Skifahren hat eigentlich wenig mit Steinzeitmenschen zu tun – zumindest gibt es noch keine Funde, die etwas über eine steinzeitliche Skihochkultur verraten. Es ist aber ein gutes Beispiel dafür, über welche fantastischen Koordinationsfähigkeiten der

Mensch verfügt. Die höchst bewusst entwickelte und feinste Koordination ermöglicht uns Menschen, präzise, kontrolliert und sicher auf der Ski- und Rennstrecke und auch im freien Gelände mit hoher Geschwindigkeit unterwegs zu sein. Seitdem ich eine Skilehrer-Ausbildung während meines Studiums absolvierte, arbeite ich jedes Jahr fleißig und bewusst an meiner Abfahrtstechnik und nehme in jeder Saison an verschiedenen Weiterbildungen teil. Durch die vielen Übungen, die eine feine Koordination erfordern, lerne ich mehr und mehr über meinen Körper. Körperliche und motorische Limits, die im vorigen Jahr noch die Weiterentwicklung verhinderten, scheinen heute nicht mehr in Stein gemeißelt zu sein. Bewusst an der Fahrtechnik zu feilen macht mir richtig viel Spaß und stellt sicher, dass ich mich kontinuierlich weiterentwickeln kann. Mich motiviert es besonders, meine Kenntnisse und die Leidenschaft für den Sport auch meinen Freunden weitergeben zu können.

Es gibt viele moderne Formen, unsere Koordination auf das nächste höhere Niveau zu bringen. Es stellt eine Verbindung zwischen Körper und Geist dar, du lernst, welches unglaubliche Potenzial in deinem Körper und motorischen System steckt. Ein Potenzial, das Menschen heutzutage ganz selten ausnutzen – es gilt schon mal als sportlich, wenn es jemand ein paarmal unter der Woche ins Fitnessstudio schafft … Die Fähigkeit zur feinen Koordination entwickelte sich zusammen mit dem Menschen und ist Teil unseres inneren Paleo-Codes – du hast es auch in dir.

Die feine Koordination, die nicht nur im Sport, sondern auch zum Beispiel beim Musizieren gefordert ist, gehört genauso eng zum Menschen wie das Essen und die körperliche Aktivität. Wenn ich konzentriert klettere, eine Mountainbike-Abfahrt fahre oder Skiübungen durchführe, bin ich völlig im Fluss des

Lebens, im Jetzt. Wenn es steil und gefährlich wird, gibt es keine andere Option: Ich muss mich hundertprozentig der Tätigkeit widmen, sonst mache ich leicht einen Fehler – und das kann am Fels, beim Geländefahren, besonders schmerzhaft oder sogar tödlich sein.

Es sind nicht unbedingt die verschiedenen modernen Sportarten, die steinzeitlich sind, sondern das erforderliche, vor dem Sturz oder Tod schützende volle Da-

Das Kopfkino wird ausgeschaltet

sein. Der volle Einsatz der mentalen und körperlichen Fähigkeiten. Bei einer Aufgabe, die sowohl körperlich als auch mental sehr herausfordernd ist, verschwinden alltägliche Probleme, die Sorgen und Ängste bezüglich der Zukunft. Das Kopfkino wird ausgeschaltet. Ich brauche diese Aktivitäten nicht nur wegen des Adrenalins, sondern wegen des mentalen Effekts. Voll in der Tätigkeit drinnen zu sein – egal ob Kochen, Sport oder am Mountainbike schrauben – ist der Zustand des »Flows«, der Fluss des Lebens, der ursprüngliche, fokussierte Zustand. Kennst du ihn? Es ist das Leben pur, im jetzigen Moment.

Neben Kraft und Koordination sind auch die körperliche Flexibilität und Beweglichkeit Merkmale eines gut trainierten, ausbalancierten Körpers. Dynamisches Skifahren oder das Klettern machen mit flexiblen Gelenken, Muskeln und Bändern ganz viel Spaß. Das Leben in der Natur erfordert ein hohes Maß an körperlicher Anpassung – mit starren und festen Muskeln und Gelenken würden wir uns die Bewegung unter natürlichen Bedingungen erschweren. Seit meiner Umstellung auf Paleo fing ich an, Krafttraining immer mit Mobilitätsübungen zu kombinieren – so kann Kraft sicherer und vor allem effektiver aufgebaut werden. Das Körpergefühl eines starken und gleichzeitig flexiblen Körpers ist fantastisch; hier können das Dehnen, funktionelle Körperübungen, Klettern und natürlich auch Yoga unsere natürliche Kraft-Flexibilität-Balance wiederherstellen. Ich mache keine spezifischen, isolierten Kräftigungsübungen mehr; das Krafttraining wird bei mir nun mit mehr Spaß, Koordination und Beweglichkeit durchgeführt. Ich fühle mich dadurch deutlich besser in meinem Körper!

Wir brauchen einen gesunden Rhythmus

An der Universität hatte ich ziemlich oft Perioden, in denen ich spätabends noch studierte oder arbeitete. Eine Nachteule zu sein stellt allerdings den Hormonhaushalt und den natürlichen Biorhythmus auf den Kopf – abends konnte ich nicht mehr frühzeitig einschlafen und morgens musste ich mehrmals die Taste »Schlummern« auf dem Handy drücken. Ich konnte einfach nicht aufstehen! Unser Körper hat einen natürlichen Rhythmus, der im Einklang mit dem natürlichen Licht ist. Die künstliche Beleuchtung sowie Bildschirme von Computer und Smartphones und die späte physikalische oder mentale Arbeit zerstören die natürliche Balance unseres Organismus, der am liebsten frühzeitig ins Bett gehen – mit Einbruch der Dunkelheit – und morgens in der Frühe mit der Sonne aufstehen würde. Jedes Mal, wenn ich in der Nacht arbeite – beispielsweise an diesem Buch – oder spät im Internet surfe, merke ich am nächsten Tag, dass ich trotz theoretisch genügend Schlaf immer noch müde bin. Wenn ich gewohnt bin, früh einzuschlafen, wache ich meistens ohne Alarm nach sieben oder acht Stunden auf und bin sowohl körperlich als auch geistig aktiv.

Unser Hormonhaushalt, die Ausschüttung vom Stresshormon Cortisol werden
vom zerstörten Biorhythmus, zu viel
Stress – besonders am Abend – und zu
wenig Schlaf sehr stark beeinflusst. Wer
nicht genügend schläft, leistet nachweislich weniger, die körperlichen und Gehirnfunktionen und die Konzentrationsfähigkeit werden deutlich eingeschränkt. Wenn du spätabends
besonders aktiv bist und morgens schwer aufstehen kannst, ist
das ein Zeichen dafür, dass dein sogenannter circadianer Rhythmus, der oft die innere Uhr genannt wird, aus dem normalen
und gesunden Zustand geraten ist. Mit natürlichen Lichtverhältnissen können wir diesen Rhythmus wieder gesund programmieren: durch Schlafen in voller Dunkelheit, rechtzeitig
ins Bett gehen und ohne Wecker in der Früh aufstehen.

Das sichtbare Licht kann unterschiedliche Zusammensetzungen haben. Die Farben sind durch die entsprechenden Wellenlängen-Komponenten vertreten. Das künstliche Licht kann
vom natürlichen in der Zusammensetzung stark abweichen,
und unser Organismus wird sehr stark davon beeinflusst. Die
blaue Lichtkomponente, die abends von Bildschirmen und
Smartphones künstlich produziert wird, dient für uns Menschen im natürlichen Sonnenlicht normalerweise dafür, aktiv
zu werden, und unterdrückt das Schlafhormon Melatonin –
deswegen kann das späte Surfen im Internet oder eine Beleuchtung mit sparsamen LEDs den natürlichen Rhythmus zerstören
und das Einschlafen erschweren. Den besten und erholsamsten
Schlaf habe ich immer, wenn ich abends spätestens um acht
meinen Computer ausschalte, eine halbe Stunde vor dem Einschlafen meditiere und früh ins Bett gehe. Somit wache ich

> Mit natürlichen
> Lichtverhältnissen
> können wir
> diesen Rhythmus
> wieder gesund
> programmieren

wunderbar erfrischt auf, bereit für die Herausforderungen eines neuen Tages. Dies passiert mit mir sehr oft auf Skitouren mit Hüttenübernachtung, da hier sowieso ab zehn Uhr Hüttenruhe ist. Zwei solche Übernachtungen helfen mir schon, die natürliche Balance und den gesunden, erholsamen Rhythmus meines Körpers wiederherstellen zu können!

Ein gesunder Biorhythmus und genügend Schlaf helfen auch, den Körperfettanteil zu reduzieren oder das optimale Körpergewicht zu halten. Beim Schlafmangel wird das Sättigungshormon Leptin, das im Fettgewebe produziert wird, unterdrückt und die Produktion von Ghrelin, das für mehr Appetit zuständig ist, wird erhöht. Der Körper stuft den nicht ausreichenden Schlaf als Stresssituation ein und will damit mehr Energie haben. Durch konstanten chronischen Stress und wenig Schlaf gerät der Körper in einen ständigen, müden und hungrigen Zustand, der schnell zu Gewichtszunahme führt.

Also neben der richtigen Ernährung, passender körperlicher Aktivität und Temperaturbedingungen ist es auch enorm wichtig, dass wir uns richtig erholen und den Schlafmangel nicht akkumulieren lassen. Paleo oder nicht, unser Körper benötigt diese Lebensweise, um gut und gesund leben zu können und um uns, seinem Besitzer, Freude zu machen. Ernährung, Bewegung, Biorhythmus – die Verbindungen zu der natürlichen Umgebung haben eine synergetische Auswirkung auf uns, und es ist selten möglich, mit der Vernachlässigung eines dieser Aspekte ein ausgeglichenes Leben zu führen – im Einklang mit unseren ursprünglichen steinzeitlichen Bedürfnissen. Die Erdung des Körpers in der Nacht hilft, uns besser zu erholen und frischer aufzuwachen, was aber heute in den meisten Wohnungen schwierig hinzukriegen ist. Es gibt spezielle Schlafmatten, die dies ermöglichen.

Hormonhaushalt ausgleichen

Das wesentliche Ergebnis einer Lebensstil-Änderung sollte darin bestehen, dass man dadurch mehr Liebe, Leidenschaft und Motivation besitzt. Dass es keine kurzfristige Diät wird, sondern ein echter Wendepunkt im Leben – ein wahres »Aha-Erlebnis«. Durch das Verlieren der überflüssigen Kilos, einen attraktiveren und leistungsfähigen Körper, das Optimieren deines Energiehaushalts, das Wiederherstellen der hormonellen Balance durch Ernährung und Lebensstil wirst du merken: Wow, ich bin zu vielen Sachen fähig, woran ich bis heute nie glaubte!

Dein Leben verändert sich sicherlich in inigen Aspekten, vielleicht auch grundsätzlich. Die gute Ausdauer, der natürliche und gesunde Hormonhaushalt, die lang anhaltende Energie treiben auch den Sexualtrieb und das Erlebnis im Bett sehr hoch; gute Fitness und ein gesunder Körper lassen das Liebemachen auf das nächste Level steigern. Die körperliche und geistige Balance und ein größeres Selbstvertrauen erhöhen die Libido und die Lust auf Liebe. Wenn du einen Partner oder eine Partnerin hast, machst du die Umstellung am besten mit ihm oder ihr zusammen – es ist schön, nicht nur den Aufwand zu teilen, sondern auch die Erfolge und den Spaß daran gemeinsam auszukosten.

> Körperliche und geistige Balance und ein größeres Selbstvertrauen erhöhen die Libido

Paleo-Frauen in meinem Freundeskreis berichten von einer durch die Umstellung regelmäßig gewordenen Periode, die ebenfalls deutlich weniger schmerzhaft ist. Meine Freundin litt vor ihrer Umstellung jeden Monat unter sehr starken und lang andauernden Schmerzen, und es war recht schwierig, diese Zeiten ohne Streit zu überstehen. Heute berichtet sie, dass sie keine Stimmungsschwankungen mehr hat. Sie muss an solchen Tagen nicht mal Schmerztabletten nehmen und ist ausgeglichener denn je. Das freut mich riesig – Männer werden mich sicherlich verstehen …

Ihre ganze Familie fiebert bei Paleo mit und das noch mehr, seitdem die ältere Schwester ihr polyzistisches Ovarialsyndrom nicht mehr hat! Sie stellte sich auf Paleo um, und ihre Zysten verschwanden innerhalb von vier Monaten, und nach einer so langen Zeit, nach so viel Furcht und Zweifel wurde sie endlich schwanger! Da die Paleo-Ernährungs- und -lebensweise grundsätzlich entzündungshemmend wirkt – wie auch mein Beispiel zeigt —, den Hormonhaushalt ins Gleichgewicht bringt und Körper und Geist vitalisiert, trägt sie zur Fruchtbarkeit enorm viel bei – bei Frauen sowie bei Männern. Die Ernährungsweise nach unseren evolutionären Vorgaben, Spaß an Bewegung und am eigenen Körper, ausreichender und gut eingeteilter Schlaf, gutes Stressmanagement und viel Liebe machen unseren Körper bereit, das oberste Ziel der Evolution zu erreichen und Nachwuchs zu bekommen.

Alle diese Aspekte und meine Erfahrungen halfen mir zu verstehen, warum ich immer eine starke Verknüpfung zur Natur hatte. Meine Krankheit und die Paleo-Wegsuche zeigten mir, dass ich kein vereinzeltes Lebewesen bin, in meinem Herzen bin ich eins mit allem, was mich umfängt. Es geht nicht nur ums Barfußlaufen und das Training; die Verbindung zwischen Mensch und Erde geht darüber hinaus. Im nächsten Kapitel erzähle ich dir meine Erlebnisse, die mir die Spiritualität durch Paleo näherbrachten.

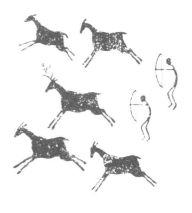

Der dritte Baustein: Verbundenheit – Paleo pur!

Die Ernährungsumstellung, der physikalische Kontakt zur Mutter Erde und das neue Wissen über meinen Körper brachten große Änderungen in meinem Leben. Und nicht nur die Heilung meiner Krankheit, bessere Fitness und das körperliche Wohlbefinden. Ich erkannte, dass in meinem Unterbewusstsein noch weitere Hindernisse steckten, die mich von einem glücklichen Leben trennten. Die geistigen Prozesse, die innere Auseinandersetzung mit meinem bisherigen Leben während der Entgiftung durch Paleo zeigten mir plötzlich, dass ich immer noch innere Konflikte habe, nicht offen genug mit Menschen sein kann und mir die Liebe und Leidenschaft für das Leben fehlten. Mein rationaler Verstand sagte mir die ganze Zeit immer noch: Du musst dies und das erreichen, du bist so und so ein Mensch, das und das machst du falsch, und die Liste läuft so fort.

Nach wesentlichen Veränderungen meines Lebensstils entwickelte sich bei mir der starke Wunsch, noch einen Schritt weiterzugehen und meinen mentalen Herausforderungen gegenüberzustehen. Denn eines Tages werde ich sterben, und ich wollte bis dahin mit einem offenen Herz leben; gesund, glücklich und mit innerem Frieden. Ich wollte endlich mich selbst lieben und dadurch mein Herz für die ganze Welt öffnen.

Innere Reise peruanischer Art

Durch meine Paleo-Recherchen interessierten mich die Naturvölker bereits seit einer geraumen Zeit. Ihr Lebensstil, aber besonders die traditionellen Zeremonien, Heilmethoden und Rituale waren für mich hochinteressant und mysteriös – warum praktizieren sie diese immer noch? Wie hilft ihnen das? Bereits in der Steinzeit hatten sie sich mit dem spirituellen Denken auseinandergesetzt – Malereien, die religiösen Funde wie in Göbekli Tepe verraten es eindeutig. Es muss einen Grund dafür geben.

> Eine Art
> inneren Kompass
> zu entwickeln,
> wo das Herz
> der Herr ist

Als ich mit diesem Buchprojekt anfing, wusste ich sofort, dass ich die traditionelle Medizin der peruanischen Indianer kennenlernen wollte, um dadurch meine Naturverbundenheit zu verinnerlichen. Ihre Heilzeremonien dienen dafür, sich mit sich selbst, mit der Natur, dem Universum und mit anderen Menschen zu verbinden. Mit sich selbst, mit Ängsten und wahren Gefühlen konfrontiert zu werden, um am Ende Frieden, mehr Liebe und Freude am eigenen, einfachen Leben zu haben. Eine Art inneren Kompass zu entwickeln, wo das Herz der Herr ist, nicht der Geist. Genau das wollte ich haben!

Diese Rituale sind seit mehreren Tausend Jahren Teil ihrer Kultur und helfen im Alltag, die menschliche Existenz besser zu verstehen und den Körper und die Beziehungen von den bösen Geistern zu befreien. Der Ruf der uralten Kulturen, der ewigen Heilpflanzen und Froschgifte aus dem tiefen Dschungel waren für mich einfach unwiderstehlich. Ich wusste nicht viel darüber, aber ich wollte sie unbedingt erforschen.

Ich wollte auch die moderne westliche Technologie ein wenig hinter mir lassen und einen kurzen, aber wirksamen Rückzug in die Natur und zurück zu mir machen. Ich dachte, ich kann dann die hohe Spannung zwischen meinem – körperlichen sowie inneren – Paleo-Code und der modernen, westlichen Welt auflösen und eine Brücke zwischen meinem technischen, rationellen Beruf und dem inneren Paleo-Menschen schaffen. Ich vermutete, dass in der Kultur dieser Völker – zum Beispiel der Indianer in Südamerika – sehr viele Geheimnisse des Menschen versteckt sind, wovon wir moderne Europäer schon lange nichts mehr wissen.

Ich entschied mich für ein achttägiges Heilcamp nach südamerikanischer, einheimischer Tradition, das in Holland mit erfahrenen Schamanen aus Peru stattfand. Mitten in der Natur, im versteckten Eck des Landes, von Großstädten und der Zivilisation entfernt, zusammen mit motivierten Menschen, die ähnliche Intentionen wie ich hatten. Ohne Handy, ohne Internet und jegliche Verbindung zu der Außenwelt. Es war vom Anfang an sehr interessant!

Im Camp erwartete mich der berühmte Ayahuasca-Tee, der aus Pflanzen aus dem peruanischen Dschungel zubereitet wird und als traditionelle Medizin der dort ansässigen Indianer gilt und eine halluzinogene Wirkung hat. Er ist bewusstseinserweiternd und bietet einen tiefen Einblick in unser Unterbewusstsein, das besonders stark unser Alltagsleben beeinflusst.

Für das meiste seelische Leiden ist das Unterbewusstsein verantwortlich

Wir merken die automatischen Programme und Reaktionen, die versteckt im Hintergrund laufen, oft gar nicht. Und deshalb finden wir den Grund manchmal nicht, warum wir in bestimmten Situationen immer wieder nach eingefahrenen Mustern reagieren und lästige Gedanken wie zum Beispiel Ängste haben oder bestimmte Gewohnheiten nicht loswerden können. Das Unterbewusstsein, das größtenteils in unserer Kindheit programmiert wird, dient unserem Überleben, kann aber sehr viele mentale Einschränkungen darstellen. Für das meiste seelische Leiden ist das Unterbewusstsein verantwortlich. Diese traditionelle Medizin hilft, dies zu erkennen, eine bessere Einsicht in unser Leben zu haben, aber wir bekommen keine fertige Lösung oder einen klaren Hinweis von ihr, sondern wir müssen unsere eigenen Entscheidungen treffen und die ersten Schritte selbst machen. Sie ist nichts anderes als ein klarer Spiegel, in dem wir uns und die Welt objektiv, ohne Vorurteile und Etiketten sehen können. Sie dient für eine klare Sicht.

Die Ayahuasca-Zeremonie findet in einer Gruppe statt, die Teilnehmer gehen mit dem Schamanen und den weiteren Helfern gemeinsam auf eine innere Reise. Es wird während der sechsstündigen Zeremonie nicht gesprochen. Dies ist für jeden Teilnehmer eine Reise in seine eigene innere Welt, ein Weg in das tiefe Unterbewusstsein. Der Schamane trommelt, spielt Musik, singt, bedient die Teilnehmer, wenn sie mehr Tee trinken möchten, und kümmert sich um diejenigen, die während der Zeremonie in eine besonders herausfordernde Situation geraten. Er ist für die Stimmung verantwortlich und führt die

Gruppe wie der Kapitän eines Schiffs durch das Unbekannte. Der Ayahuasca-Trip kann schön sein, mit bunten Bildern und Visionen, schönen Gefühlen und Erlebnissen. Manche berichten, den Spirit des Dschungels gespürt oder die Rolle eines Tieres oder Baumes gespielt zu haben. Aber das Erlebnis kann auch richtig hart sein; tiefe, über Jahre verdrängte und unbewusst niedergehaltene Gefühle können an die Oberfläche kommen, und die Zusammenhänge unseres Lebens können plötzlich sehr klar und besonders schmerzhaft hervortreten.

Aus jedem Erlebnis gibt es etwas zu lernen. Die Medizin der inneren Reise hilft uns, unser Selbst besser kennenzulernen. Mit diesem geringen Hintergrundwissen bin ich im Camp angekommen und fragte andere Teilnehmer, wie so eine Reise vor sich gehe. Mir sagten gleich alle, dass ich jegliche Erwartungen besser sofort fallen lassen sollte, um Raum zu schaffen für wirkliche Erfahrungen. Man kann es nie wissen, wie die nächste Reise aussehen wird – genau wie auf einer Schiffsreise auf dem unberechenbaren Ozean müsse man sich den Elementen des Unterbewusstseins mit völliger Offenheit anvertrauen.

Ich war anfangs ein wenig nervös, denn ich wusste nicht, was mich dort erwartete, und ich ahnte nicht, in welcher Weise dieses Zusammentreffen mit dem spirituellen Wissen einer uralten Indianerkultur mein Leben weiter verändern würde. Die anderen Teilnehmer waren größtenteils erfahrene Ayahuasca-Reisende, die schon mehrmals mit dem Pflanzenspirit gearbeitet hatten. Im Camp ging es darum, ein Team aus offenherzigen Menschen zu bilden und so wie Matrosen eines Schiffs durch die acht Tage über den Ozean zu kommen.

Als ich am ersten Tag ankam und die anderen kennenlernte, wurde mir bewusst, es gibt keine Rückkehr oder einen Ausstieg mehr. Die Crew des Schiffs machte sich bereit für die Reise ins

Unbekannte. Denn uns erwartete hier keine Urlaubsreise: Mutter Ayahuasca – wie die Schamanen sie nennen – kann richtig ehrlich, gemein und hart mit dir sein. Mir wurde gesagt, ich werde das bekommen und erleben, was ich genau für meine Weiterentwicklung brauche. »Wie in deinem echten Leben«, meinte jemand. Dies habe ich derzeit noch nicht ganz verstehen können.

In den acht Tagen wurde viel meditiert, morgens Yoga praktiziert, tagsüber gab es den Austausch mit anderen Menschen und als Höhepunkt die traditionellen Zeremonien. Sie gaben mir einen fantastischen Kick, der alles Vorherige, die vielen Erkenntnisse und Erfahrungen mit Paleo und der Natur in mir noch besser integriert hat. Mein Körperbewusstsein, meine Verbindung zur Welt und mein Wohlbefinden verbesserten sich weiter. Die einfache und naturbelassene Ernährung machte meine Verdauung und meine Gedanken noch leichter als zuvor. Sie bereitete mich für die innere und körperliche Arbeit perfekt vor. Denn solche Zeremonien erfordern volle Konzentration und Gegenwärtigkeit – hier machte das leichte Essen einen sehr großen Unterschied!

Ich bin während der drei Ayahuasca-Zeremonien gefühlt mehrmals gestorben und neugeboren worden. Ein Ayahuasca-Ritual dauert etwa sechs Stunden, und die Medizin zeigte mir jedes Mal ein anderes Gesicht. Der Tee, der Geist der Medizinpflanze, leistete harte Arbeit in mir; es ging dabei überhaupt nicht darum, mich gut zu fühlen und einen schönen Trip zu haben! Es war für mich ein purer Extrakt des Lebens. Vor mir breitete sich schonungslos das volle Spektrum an Fehlern und Zweifeln aus, wie zum Trost sah ich aber auch verheißungsvolle Möglichkeiten, Freude, Liebe und Spaß. Ich quälte mich in diesen Zeremonien manchmal so hart wie noch nie in meinem

Leben, sowohl körperlich als auch mental. Ich fühlte mich einmal plötzlich so einsam in der Welt, dass ich dachte, dieses Gefühl würde mich töten.

Es blieb manchmal keine andere Hoffnung, als tief und bewusst zu atmen und dadurch diese Perioden zu überleben. Dies ist die wichtigste Regel einer Ayahuasca-Zeremonie: immer zur eigenen Atmung in schwierigen Situationen zurückzukehren. Besonders wenn du spürst, du bist am Ende. Das kontrollierte Atmen symbolisiert das bewusste Denken und die wichtige Botschaft, dass ich in jeder, egal wie schwierigen Situation einen möglichst kühlen Kopf behalten soll, um diese Situation objektiv beurteilen zu können. Irgendetwas geht irgendwann immer zu Ende, und nach jedem Tief kommt ein Höhepunkt. Das ist eine der wichtigsten Lehren, die »Mutter Ayahuasca« dir geben kann. Wie ein Wellenreiten ist dieses Erlebnis, wechselhaft angstvoll und stark euphorisierend.

> Nach jedem Tief kommt ein Höhepunkt

Ein unglaublich schönes Gefühl war, diese magische Schifffahrt über den Ozean des Unbewussten zusammen in einem Team aus offenherzigen und ehrlichen Menschen zu unternehmen. Dieser Zusammenhalt erinnerte mich an die Zeiten meiner Jugend-Mountainbike-Karriere: Wir teilten sowohl schöne als auch sehr schwierige Erlebnisse miteinander – es war eine gemeinsame Reise.

Und wenn mal Höhepunkte kommen, fühlen sie sich fantastisch an! In dem Moment, als ich erlebte, dass »schlechte« Zustände, wie Schmerz, Angst und Panik nie ewig dauern, als ich das Erlebnis hatte, mit Geduld und Glauben immer eine Lösung und den Weg aus der Dunkelheit finden zu können, konnte ich plötzlich meine ganzen Ängste und schlechten Gefühle loslassen. Genau wie bei meiner Krankheit gab es immer eine neue Hoffnung, dass alles gerade auf dem guten Weg ist und ich einen erheblichen Einfluss auf den Verlauf meines Lebens habe.

Die Lehre aus allem, was ich in diesen acht Tagen der Bewusstseinsreisen nach dem uralten Ritus der Naturvölker als Krönung meiner Paleo-Transformation erlebte, ist, das Unveränderliche zu akzeptieren und den Mut zu haben, rechtzeitig Veränderungen zu wagen. Es war die Befreiung pur! Ich lernte, mehr Geduld zu haben, erkannte die unverschlüsselten Konfliktquellen in meinen Beziehungen und lernte, die Welt durch ein breiteres und schärferes Objektiv zu beobachten. Schon nach der zweiten Zeremonie spürte ich ein brennendes Gefühl in meiner Brust und empfand Liebe, Akzeptanz und Offenheit zu allen Menschen aus unserer Crew, zur Umwelt, allen Tieren und Pflanzen. Mir fiel danach ein kleines Lächeln, ein schöner Vogel, ein herrlicher Geruch deutlicher auf. Meine Wahrnehmung, welche das natürliche menschliche Objektiv auf die Welt und auf die Realität ist, wurde schärfer und breiter.

Das Gefühl von Tod und Geburt

Nach einer fantastischen Yogastunde frühmorgens in diesem Camp nahm ich an einer sehr interessanten und besonders erschöpfenden Zeremonie – diesmal nicht Ayahuasca – teil. Ein starkes Froschgift aus dem peruanischen Dschungel wird auf die an mehreren Punkten verbrannte Haut aufgetragen und übt seine Wirkung innerhalb von wenigen Sekunden aus, die dann von fünf Minuten bis zu einer halben Stunde dauern kann. Es aktiviert den Teil unseres Nervensystems, der in lebensgefährlichen – Kampf oder Flucht – Situationen unserem Überleben dient und im Körper entweder den Impuls zur Flucht auslöst oder ihm den Befehl gibt, stehen zu bleiben und um sein Überleben zu kämpfen, was dann geschieht, wenn sich eine Flucht als unmöglich herausstellt.

Es ist empfehlenswert, für diese Zeremonie eine Intention (ein Thema oder Vorhaben) zu wählen, denn die Medizin hilft dabei, an diesem Vorhaben innerlich zu arbeiten. Ich wollte meine inneren Ängste und Blockaden, meine Furcht vor Erfolglosigkeit und Unbeliebtheit auflösen, um dadurch meine Energien ohne Einschränkungen in der diesseitigen Welt nutzen zu können. Dies stand im Einklang mit meinem Wunsch, dieses Buch zu schreiben und dir meine Geschichte und die Wegsuche zu erzählen und die Botschaft des Paleo mit Leidenschaft und Offenheit weiterzugeben. Die erfahrenen Teilnehmer hatten mich gewarnt, dass der Effekt der Medizin besonders überwältigend sein würde, und so versuchte ich, mich mit einer halben Stunde stiller Meditation mental vorzubereiten, indem ich stark an mein Vorhaben dachte und mir visuell vorstellte, wie ich die Wände all meiner Blockaden zerstören würde. Und ich bereitete mich auch auf das Schlimmste vor – den Tod zu erleben!

Nachdem ich meine Dosis bekam – sie war besonders hoch gesetzt –, war es gleich von Anfang an unglaublich erschreckend. Ein Kribbelgefühl begann in

Die Wände all meiner Blockaden zerstören

meinen Füßen, das sich dann durch meinen ganzen Körper nach oben zog, bis es meinen Kopf erreichte. Ich fühlte mich plötzlich wie von Wasser überflutet – nur schwimmen konnte ich nicht, denn ich fühlte mich bombenschwer. Und genau dann fing es richtig an. Die Froschgift-Medizin arbeitete so hart, dass ich dachte, ich würde gleich sterben. Ich zitterte wie verrückt, sah vollkommen fertig aus, sodass man hätte meinen können, ich sei Alkoholiker. Eine gefühlte Haaresbreite trennte mich vom Tod, vom Verlust meines Bewusstseins, und es gab nirgendwo einen Ort der Zuflucht. Wenn ich doch die Kraft dafür gehabt hätte … aber keine Chance. Obwohl es mir schien, als könne ich nicht mehr atmen und würde gleich ersticken, erinnerte ich mich jede Sekunde an meine Intention, atmete tief und bewusst und akzeptierte, dass es gerade die schwierige Phase ist – und noch niemand von dieser Medizin gestorben ist.

In dieser Phase spürte ich, dass gerade an meinen Blockaden gearbeitet wurde. Immer mehr schienen die Ängste der fernen, realen Welt kleiner und bedeutungsloser. Mit diesem Gefühl, mit viel Selbstakzeptanz – und manchmal mit der Erinnerung

> Die Blockaden wurden mit jeder Minute kleiner und schwächer

an die schwierigsten Anstiege aus dem Mountainbike-Rennsport, wo ich ebenso wenig Luft hatte – konnte ich langsam das Leiden in eine schöne Entwicklung umwandeln. Die Blockaden wurden mit jeder Minute kleiner und schwächer, und als das Sterbegefühl langsam verschwand und in einen tiefen, meditativen Zustand überging, spürte ich keinen Frust, nur Frieden, Glück und eine starke Motivation, mit Menschen wie auch dir offen und ehrlich zu sein!

Plötzlich bemerkte ich die anderen Teilnehmer im halbdunklen Zimmer und konnte kaum abwarten, mich mit ihnen auszutauschen und sie zu umarmen. Die Rückkehr aus dem Todeszustand fühlte sich wie eine neue Geburt an – eine neue Chance im Leben, die Möglichkeit, egal mit welcher Vergangenheit, allem einen neuen Anfang geben zu können. Die ganze restliche Woche danach fühlte sich so an, alle Körperzellen, den ganzen Körper ausgetauscht bekommen zu haben.

Wenn ich es gewusst hätte, wie überwältigend die Wirkung dieser Medizin ist, hätte ich sie trotz des fantastischen Gefühls danach sicherlich nicht ausprobiert. Es war so hart, dass sie mir alle meine Kräfte entzog. Ich fragte mich danach: Warum wollen das die Leute machen? Warum will jemand »auf sichere Weise« sterben, um sich neugeboren zu fühlen?

Die Antwort ist meiner Meinung nach ganz einfach. Nachdem ich dieses Gefühl, gleich zu sterben, durch die Medizin erlebte, spürte ich plötzlich das pure, fließende Leben in meinem Körper. Ich verstand das »Jetzt«, ich begriff, dass mein Leben ein fantastisches Geschenk der Natur ist, dass keine Zukunft, nur der aktuelle Moment existiert. Alles andere ist Spekulation. Ich verstand, dass ich überhaupt nichts in meinem Leben zu verlieren habe. Ich habe keine Angst vor dem Tod mehr und fand dadurch endlich den Weg in mein Leben zurück. Das erleben die lokalen Indianer in Peru oder im Amazonasdelta ganz oft, um sich zu erinnern: Das Leben ist nicht unendlich lang, und wir können für jeden Moment dankbar sein. Und genau dort habe ich es verstanden: Sie brauchen dieses Erlebnis, um sich immer wieder diese Wahrheit ins Gedächtnis zu rufen!

Genau so fühlte ich mich, und dies hat mich sehr stark verändert. Die traditionellen Rituale der Naturvölker dienen oft dafür, das volle Spektrum des Lebens in ein paar Stunden zu bündeln und die Höhen und Tiefen zu erleben. Die acht Tage waren das pure Leben in hochkonzentrierter Form. Heute bin ich gleichzeitig mutig und ruhig. Ich meditiere immer noch regelmäßig, um in diesem psychischen Zustand zu bleiben. Ich

> Das Leben ist nicht unendlich lang, und wir können für jeden Moment dankbar sein

kann den natürlichen, ausgeglichenen Zustand mit Bewusstsein, mit bewussten Techniken, vor allem mit Meditation beibehalten. Dazu kommen noch die Paleo-Ernährung, ein gesundes Maß an vielseitiger Körperbewegung und das bewusste Training meines Geistes durch Beobachtung.

Beobachtung
als ursprüngliche Meditation

Während des Heilcamps, als wir in der freien, unberührten Natur Spaziergänge machten, fiel mir auf, dass ich plötzlich alles schärfer wahrnehmen konnte als vorher. Farben, Stimmen, Gerüche, auch Insekten und ganz kleine Details in meiner Umgebung waren deutlicher präsent, das Spektrum meiner Wahrnehmung wurde ganz breit. So breit, dass es mich gleich an meine Kindheit erinnerte – auch damals existierte nur der Spaß am Hier und Jetzt, und die Welt war eine bunte Mischung aus den interessantesten Dingen, wo ich immer und überall etwas Neues erfahren konnte. Während dieser Wanderungen waren meine Sinne – hören, sehen, riechen, tasten – viel empfindlicher als gewohnt. Ich konnte alles sehr objektiv und ohne anschließenden Gedanken beobachten. Ich war einfach präsent. Ich konnte mich voll der Tätigkeit – dem Wandern in der Natur – und der Wahrnehmung widmen, mein Kopf war klar, und es blieb Platz für die Signale, die alle meine Sinne lieferten.

Die visuelle Beobachtung ist ganz offensichtlich; die meisten Inputs bekommt der moderne, zivilisierte Alltagsmensch durch den Gesichtssinn. Wir konzentrieren uns ganz auf die Zeitung, das Smartphone, auf das Autofahren, auf unsere Arbeit auf dem Bildschirm und nutzen die volle Fähigkeiten unseres kompletten steinzeitlichen Wahrnehmungsapparats ganz selten aus.

Dies stellte ich fest, als ich im Camp in der Natur war – plötzlich nahm ich das Mehrfache an Inputs auf als an einem normalen Arbeitstag in der Stadt.

Dies erinnerte mich an die schönen Morgen, als ich im Sommer am Plattensee in der Früh Wildschweine im Naturpark beobachtete. Ich ging fast jeden Morgen in den Wald auf einem schönen Pfad laufen und wurde oft auf diese wundervollen Tiere aufmerksam – sie befanden sich jeden Morgen am gleichen Ort. Aus dem Impuls eines plötzlich hervorbrechenden Jagdtriebes beschloss ich, mich heimlich anzuschleichen, bis ich sie vielleicht berühren könnte. Die ersten Male war ich nicht gut. Ich spürte zwar ihren Geruch, hörte ihr Gegrunze und konnte ihre Position immer besser ermitteln. Aber zu Gesicht bekam ich sie nie. Dann begann ich, mich entgegen der Windrichtung anzupirschen. Jetzt kam ich mit jedem Versuch näher und näher. Ich versuchte, jedes Mal zu erraten, wie viele Tiere es waren. Und jedes Mal packte mich wieder dieses archaische Spiel der Spannung. Eines Tages fand ich einen schönen Fels, wo ich manchmal mehr als eine Stunde verbrachte, um bei günstiger Windrichtung – Wildschweine sehen kaum, aber riechen und hören unglaublich gut – die Tiere ausgiebig studieren zu können. Ganz ungestört beobachtete ich die völlig arglosen Tiere während des Grabens und Herumlaufens. Dieses Erlebnis hat mich so bewegt, dass ich gar nicht merkte, wie die Zeit vergangen war. Nachdem ich den Ort verlassen hatte, stand ich noch mehrere Stunden unter dem Eindruck meiner Entdeckungen. Es waren fantastische Tage, die mich mit Energie aufluden!

In diesem Zusammenhang wurde mir im Camp plötzlich klar, dass die Beobachtung, die Verbesserung meiner Wahrnehmung von diesem Moment an ein wichtiges Werkzeug ist, um glücklich zu werden. Ich stellte auch fest, dass, wenn ich mich voll auf die Beobachtung der Natur konzentriere, wenn ich mehr Düfte und Stimmen wahrnehme, wenn ich auf den Geschmack meines Essens besser achte, manchmal alle Gedanken verschwinden. Gedanken, die allerdings ständig meinen Geist beschäftigten und manchmal so belastend sein können, denn sie sind oft Stimmen der Unzufriedenheit und Unglücks. Im Wald zu spazieren, Spuren der Tiere oder menschliche Fußabdrücke zu erkennen, sämtliche natürlichen Laute wahrzunehmen – das schaltet das Denken aus und erlaubt die volle Konzentration auf etwas, wonach ich schon ewig lang suchte: den Fluss des Lebens, der ebenfalls das pure Jetzt ist. Es ist die reine und ursprüngliche Meditation!

In Japan spricht man sogar vom Waldbaden – japanisch Shinrin Yoku –, das immer öfter in Form einer Naturtherapie in der Praxis eingesetzt wird. Wissenschaftliche Untersuchungen belegen, dass das regelmäßige Waldbaden – Spaziergänge im Grünen – unsere Laune positiv beeinflusst, Depressionen deutlich vermindert und sogar unser Immunsystem besonders gut stärkt. Es ist die beste und natürliche Medizin für das moderne Natur-Defizit-Syndrom!

> Unsere Sinne zu öffnen, die Signale der Welt wahrzunehmen und unser Dasein zu spüren

Seit dem Anfang meiner Paleo-Entdeckungsreise 2011 beschäftigte ich mich zusätzlich auch mit Meditation. Meditation heißt nicht, Gedanken zu manipulieren oder zu unterdrücken. Man kann auf sehr viele Weisen meditieren, und wir können grundsätzlich zwei große Gruppen unter den Meditationstechniken differenzieren. Bei der konzentrativen Meditation richtest du deine Aufmerksamkeit sehr stark auf deine Atmung, bestimmte Gedanken oder Gegenstände. Es ist also ein starker Fokus. Bei der nondirektiven Meditation hingegen üben wir keine gezielte Konzentration aus, die Aufgabe ist nur, unsere Sinne zu öffnen, die Signale der Welt wahrzunehmen und unser Dasein zu spüren. Dies kann der Druck des Bodens auf unsere Füße oder auf den Po, Musik, Geräusche, eine schöne Landschaft oder Düfte sein. Alles, was du rund um dich wahrnehmen kannst. Wichtig dabei ist, dass wir nicht an unseren Gedanken festhalten, sondern sie loslassen können. Dazu gehört auch, Gedanken zu beobachten und möglichst mit Leichtigkeit kommen und wieder gehen zu lassen – und dabei den Moment zu genießen!

Die Auswirkung der zwei Techniken auf unser Gehirn wurde in einer norwegischen Studie untersucht, und es stellte sich heraus, dass die nondirektive Meditation – die quasi einem stillen, aufmerksamen Beobachten ähnelt – besonders stark die Region unseres Gehirns aktiviert, die selbstbezogene Gedanken und Gefühle verarbeitet. Es muss einen Grund geben, warum dies während unserer Evolution sich so entwickelte!

Wenn wir ein wenig nachdenken, wurden die zwei unterschiedlichen Meditationstechniken bereits von Steinzeitmenschen verwendet. Aber wie genau? Beispielsweise eine Jagd, das Bauen neuer Werkzeuge oder Kunst brauchen volle Konzentration, in der der Steinzeit- oder Naturmensch alles andere aus seinem Bewusstsein ausschließt, was nicht der Tätigkeit dient. Ein starker Fokus ist in diesen Situationen erforderlich – dies ist der konzentrativen Meditation sehr ähnlich.

Die nondirektive, beobachtende Meditation ist der Situation ähnlich, wenn der Naturmensch im Urwald unterwegs ist, wo beispielsweise gefährliche Tiere umherstreifen. Hier braucht er seinen Geruchssinn, den Hörsinn und den Gesichtssinn gleichzeitig, um die Gefahr rechtzeitig erkennen zu können. Oder wenn er Nahrung sucht, muss er seine Aufmerksamkeit auf essbare Beeren oder Pilze richten. Dies sind Zustände der feinsten Aufmerksamkeit, einer sehr breiten Wahrnehmung, eine besondere Bereitschaft und Abstimmung der menschlichen Sinne, die über Hunderttausend Jahre lang unserem Überleben in der Wildnis dienten.

Die Falle in der heutigen, modernen und bequemen Welt ist, dass wir ohne Aufmerksamkeit, ohne starken Fokus und auch ohne gute Wahrnehmung überleben können – dank technischer und sozialer Errungenschaften. Dies wäre in der Steinzeit nicht möglich gewesen – wir wären sofort den tödlichen Raubtieren ausgesetzt. Eine mögliche Antwort – oder aus evolutionärer Sicht: Anpassung – ist das bewusste Üben der Meditation und die Durchführung meditativer Tätigkeiten. Sie bedeutet einfach einen tief konzentrierten mentalen Zustand, eine scharfe Wahrnehmung vom »Jetzt« durch unsere Sinne oder die Wahrnehmung unserer Gedanken – ohne die Letzteren zu beurteilen.

> In sehr vielen Tätigkeiten steckt die Möglichkeit, unsere Sinne zu schärfen

Ich dachte vor ein paar Jahren, Meditation müsste man in bestimmten seltsamen Positionen – wie etwa im Lotussitz – ausüben und es sei eine schwierige Übung, da ich anfangs nur ganz selten meine Gedanken komplett abschalten konnte. Heute sehe ich das ganz anders: In sehr vielen Tätigkeiten steckt die Möglichkeit, unsere Sinne zu schärfen und die Wahrnehmung zu trainieren. Das Essen ist auch keine Ausnahme!

Essen als Meditation

Die Zubereitung von Gerichten und selbst das Essen sind wunderbare meditative Tätigkeiten. Du brauchst Konzentration für das Zubereiten, und wenn du dein Essen genießt, nimmst du an einer Entdeckungsreise in verschiedene Geschmackswelten teil! Kannst du das Essen mit diesen Augen sehen?

In dem Heilcamp wurde mir bewusst, dass ich früher so wenig Aufmerksamkeit den unterschiedlichen Geschmacksnoten schenkte, da ich ständig über irgendwas nachdachte. Während des Essens lief so oft das Kopfkino: noch dies und das erledigen zu müssen, Aufgaben etc. Und sehr selten nahm ich die Zeit und die Aufmerksamkeit dafür, was vor mir gerade auf dem Teller lag. Dadurch geht genau das verloren, was jahrtausendelang eine der besten Belohnungen war: der Genuss vom leckeren Essen! Kennst auch du das?

Die einfache und zugleich achtsame Zubereitung des Essens während dieser Woche lieferte mir plötzlich unglaublich viele geschmackliche Impulse, als hätte ich viel feinere und sensiblere Geschmacksnerven bekommen. Ich konnte mich voll auf das Essen konzentrieren und die verschiedenen Gewürze und Gemüse rausschmecken. Ich war verdutzt, weil ich merkte, wie selten ich dies früher schaffte, wie selten ich auf diese wahren Geschmacksnuancen aufmerksam geworden bin – selbst bei den leckersten Kreationen. Das Essen im Camp war ganz ohne Schnickschnack: meistens viel Gemüse, Früchte, ab und zu Eier und keine starken Gewürze. Und trotzdem lief mir bei jeder Mahlzeit das Wasser im Mund zusammen, und ich genoss das Essen, wie ich das in einem Sternerestaurant tun würde.

Es ist sehr wichtig, welche Energie und Baustoffe wir unserem Körper zuführen. Es sind aber nicht nur die enthaltenen

Nährstoffe von hoher Bedeutung, sondern zum Beispiel auch die Zubereitungsart und wo die Zutaten herkommen und wie sie hergestellt werden. Auch die Weise, wie wir unser Essen behandeln, wie wir es genießen, welche Aufmerksamkeit wir ihm schenken und welche Gefühle wir zu ihm haben, beeinflusst den Verdauungsprozess und die Auswirkung der Nahrung auf unseren Körper und Geist.

Wir sind keine digitalen Maschinen mit Input-Output-Funktion, sondern die feinsinnigsten und differenziertesten Lebewesen auf unserem Planeten. Die selbst gemachte, sorgfältig zubereitete Ernährung macht unglaublich viel Spaß und trägt einen hohen Wert für uns selbst – im Gegensatz zu dem industriell zubereiteten Essen, das wir leicht und schnell überall bekommen. Auch wenn es vielleicht ganz seltsam klingt, bin ich dankbar und spüre Faszination für die rohen Zutaten – zum Beispiel schöne Zucchini, Pilze oder Markknochen –, wenn sie vor mir auf dem Küchentisch liegen.

Schmecke genau, was du isst, schenke ihm Aufmerksamkeit!

Mit der Essen-Meditation kannst du ganz einfach anfangen. Jedes Mal, nachdem du dir Essen zubereitet hast oder wenn du in der Kantine isst, setze dich hin, atme tief ein und komm zur Ruhe. Stell dir vor, du wärst ein Naturmensch, der gerade seine verdiente Beute verzehrt, und konzentriere dich während des Essens voll auf die Nahrung. Sei dankbar, dass es sie gibt, und genieße es – egal ob es nicht perfekt ist oder nicht wie gewohnt zubereitet wurde! Schmecke genau, was du isst, schenke ihm Aufmerksamkeit!

Es ist auch eine großartige Möglichkeit, an einem stressigen Arbeitstag auf diese Weise abzuschalten. Wenn du dich voll auf den Geruch und den Geschmack konzentrierst, verschwinden übergangsweise Alltagsprobleme, und der Druck lässt nach. Vielleicht findest du sogar neue Lösungen für deine beruflichen Herausforderungen nach so einem »Essen-Ritual«! Mache eine Gewohnheit daraus und du wirst merken, dass das Essen dir mehr Spaß als je zuvor machen wird!

Die Mittagspause kannst du so als eine ruhige Insel im Meer der alltäglichen Pflichten und Aufgaben nutzen. Das hat einen doppelten Wert: Neben dem Abschalten wirst du auch ruhiger und besser verdauen können. Blende für einen Moment jeden Stress aus, genieße das Essen, unabhängig von den Bedingungen. Am besten trinkst du keinen Kaffee gleich nach dem Essen, sondern gehst eine kleine Runde spazieren oder gönnst dir ein paar ruhige Minuten, nachdem du mit dem Essen fertig bist – und setz dich nicht gleich wieder unter Druck. So kommen dein Nerven- und Verdauungssystem ins Gleichgewicht. Erlaube dir ein wenig Entspannung, dies wird im Rest des Tages mehrfach belohnt!

Den Alltag aus einer neuen Perspektive betrachten

Während der acht Tage in diesem Camp bin ich in einen erweiterten Bewusstseinszustand geraten, obwohl ich am Ende sicherlich nicht mehr unter der Wirkung der traditionellen Medizin stand. Deren direkter und intensiver Effekt verschwand, das entspannte Gefühl und die objektive Wahrnehmung blieben. Ich war sehr gespannt, wie die Rückkehr in die Zivilisation, zurück in die Stadt, gelingen wird. Ich war sehr neugierig, wie ich die »Außenwelt« empfinden werde, ob ich sie mit anderen Augen sehen und etwas Neues entdecken würde.

Die Antwort bekam ich gleich, als ich wieder am Bahnhof während der Heimreise stand. Am gleichen Bahnhof wie auf der Hinreise, aber die Perspektive war völlig anders. Und nicht nur, weil ich auf der anderen Seite der Gleise saß, während ich auf den Zug wartete. Die Menschen, die Landschaft, die Gebäude schienen mir nicht mehr fremd zu sein. Statt dass mein Gehirn sich kontinuierlich mit Gedanken beschäftigte, beobachtete und spürte ich den frischen Fluss des Lebens am kleinen Bahnhof viel besser als auf der Hinreise: wie die Menschen und die Züge kamen und gingen. Die Düfte der kleinen Stadt, das Rauschen des Windes zwischen den Baumblättern, das Geräusch von Schritten auf dem Straßenpflaster, rollende Koffer, frohe, gleichgültige und auch traurige Gesichter.

Das Gefühl, plötzlich alles viel besser wahrnehmen zu können, erinnerte mich an den Moment, wenn ich meine Brille aufsetze oder die Kontaktlinsen einsetze und plötzlich alles klarer sehen kann. Die Szenen des Lebens blieben die gleichen, bloß mit viel mehr Details. Sie wurden bunter, frischer, lebhafter. Nichts war schlechter oder besser – einfach nur interessanter. Ich schaute sehr gern in die Augen anderer Menschen und erlebte jeden Moment als einzigartig. Ich hatte keinen engen Tunnelblick mehr, ich war nicht mehr tief in meinen Gedanken verloren. Ich hatte das Gefühl, als wäre ich ein gerade aus dem Gefängnis entlassener Häftling. Mein Wahrnehmungsspektrum, mein Objektiv auf die Welt, weitete sich deutlich aus.

Neue Erlebnisse warteten auf mich im Wald, in Cafés, in einsamen Momenten, aber auch an den am meisten überfüllten Plätzen. Statt oft Gleichgültigkeit zu fühlen, spürte ich grenzenlose Offenheit und Neugierde. Die so bekannte, früher langweilige Umgebung in der Stadt, der gewohnte Pfad im Wald boten neue Impulse – dies war eindeutig das Resultat meiner